Annette Leo | Christian König

Die »Wunschkindpille«

Annette Leo | Christian König

Die »Wunschkindpille«

Weibliche Erfahrung und
staatliche Geburtenpolitik in der DDR

WALLSTEIN VERLAG

Bibliografische Information der Deutschen Nationalbibliothek
Die Deutsche Nationalbibliothek verzeichnet
diese Publikation in der Deutschen Nationalbibliografie;
detaillierte bibliografische Daten sind im Internet
über http://dnb.d-nb.de abrufbar.

© Wallstein Verlag, Göttingen 2015
www.wallstein-verlag.de
Vom Verlag gesetzt aus der Adobe Garamond
Umschlag: Susanne Gerhards, Düsseldorf
unter Verwendung eines Fotos aus »Deine Gesundheit« (Nr. 2/1978)
Druck und Verarbeitung: Hubert & Co, Göttingen
ISBN 978-3-8353-1655-3

Inhalt

Den Staat mit im Bett?

Als der volkseigene Betrieb Jenapharm das neue Präparat »Ovosiston« auf der Leipziger Frühjahrsmesse im März 1965 präsentierte und dafür mit einer Goldmedaille ausgezeichnet wurde, war die Bezeichnung »Wunschkindpille« noch unbekannt. Der Rostocker Professor für Sozialhygiene, Karl-Heinz Mehlan, prägte diesen Begriff erst vier Jahre später. In seinem populären Buch mit dem Titel »Wunschkinder?« pries er den Gebrauch des hormonellen Verhütungsmittels als die sicherste und beste Methode der Familienplanung – ohne Verzicht auf Sexualität. In deutlicher und bewusster Abgrenzung von der »Anti-Baby-Pille« im Westen hatte er eine »positive« Bezeichnung gewählt, eine Bezeichnung, in der gleichsam die Essenz der DDR-Familienpolitik jener Jahre enthalten war. Diese Politik lässt sich als eine Art Spagat beschreiben: Förderung von Geburten bei gleichzeitiger Integration der Frauen in den Arbeitsprozess. Die Möglichkeit, den Zeitpunkt für die Geburten von Kindern bestimmen zu können, erleichtere es den Frauen, so Mehlan, ihre familiären und beruflichen Ambitionen miteinander zu vereinbaren.[1]

Mit der Einführung von Ovosiston schloss der ostdeutsche Staat nur fünf Jahre nach der Erstzulassung der Pille in den USA und vier Jahre nach der Bundesrepublik an die internationale Entwicklung an und nahm damit eine Zwischenstellung ein zwischen dem Westen und den sozialistischen Staaten, in denen bis dahin vorwiegend mittels legaler Abtreibung verhütet wurde.

Doch anders als im Westen, wo der Staat sich weitgehend heraushielt und sich lediglich für die Zulassung des neuen Präparats auf dem Markt zuständig fühlte, war die »Wunschkindpille« in der DDR nicht nur eine Angelegenheit privater Entscheidung der Paare beziehungsweise der Frauen, sondern sie war Teil der staatssozialistischen Politik im Rahmen eines ehrgeizigen Modernisierungsprogramms nach dem Mauerbau 1961. Das Titelbild auf dem Cover dieses Bandes stammt aus der populären Medizinzeitschrift *Deine Gesundheit* vom Februar 1978. Das inszenierte Foto, auf dem ein Anzugträger im Ehebett zwischen einem Mann und einer Frau sitzt, und dem

---

[1] Vgl. Karl-Heinz Mehlan: Wunschkinder? Familienplanung, Antikonzeption und Abortbekämpfung in unserer Zeit, Rudolstadt 1969.

offenbar nur mäßig interessierten Paar mit aufgeschlagenem Buch und erhobenem Zeigefinger etwas vorträgt, diente unter der Überschrift: »Gut beraten« seinerzeit als Aufmacher für einen Beitrag, der von der Tätigkeit der Ehe- und Sexualberatungsstellen handelte. Die Fotos und Collagen aus dieser Zeitschrift, von denen wir noch weitere Beispiele in der vorliegenden Publikation abdrucken, zeichneten sich dadurch aus, dass sie über die reine Illustration des Textes hinaus bisweilen eine komplexere, widersprüchlichere Botschaft vermittelten. So könnte der Funktionär mit dem erhobenen Zeigefinger für das Bestreben des Staates stehen, mit seiner autoritär-fürsorglichen Familienpolitik bis in die Intimsphäre seiner Bürger vorzudringen. Die genervt verdrehten Augen des Ehemannes, seine über der Brust verschränkten Arme und der leicht ironische Blick der Frau sind auch als stumme Verweigerung gegenüber einem solchen Eingriff lesbar.

Die Entdeckung und massenhafte Verbreitung eines Mittels, mit dessen Hilfe es möglich wurde, Sexualität und Fortpflanzung voneinander abzukoppeln, fielen in eine Zeit, in der Fortschrittsglaube und die Vorstellung grenzenloser Machbarkeit in den Industriegesellschaften Konjunktur hatten. In den sechziger Jahren schickte die Sowjetunion den ersten Menschen in den Weltraum, in Südafrika glückte erstmalig die Transplantation eines menschlichen Herzens, erste Versuche mit der In-vitro-Fertilisation sorgten für Diskussionen, die Lehre von der Regelung und Steuerung von Systemen – die Kybernetik – hielt Einzug in das Denken. All dies bestärkte eine Weltsicht – in Ost und West unterschiedlich ideologisch besetzt –, wonach alles im Leben steuerbar sei und die Natur dem menschlichen Willen unterworfen werden könne.

Die Pille versprach, die jahrtausendealte Abhängigkeit vom natürlichen Zyklus der Fruchtbarkeit zu lösen. Dabei ist das Bemühen um Empfängnisverhütung und Geburtenbeschränkung so alt wie die Menschheit selbst. Es erlebte Aufschwünge und Rückschläge, die nicht allein dem Stand des Wissens um die Geheimnisse des Lebens entsprachen, sondern auch ein Abbild der Machtverhältnisse zwischen den Geschlechtern und der Interessenlage in den jeweiligen Gesellschaften waren. Beim Blick auf die unmittelbare Vorgeschichte des Pillen-Zeitalters fällt auf, dass die Zahl der Geburten in Deutschland bereits seit Beginn des 20. Jahrhunderts in allen Bevölkerungsschichten kontinuierlich sank. Zweifellos bekam das jahrhundertelang funktionierende patriarchalische System bereits in dieser Zeit erste Risse. Im Zentrum des Systems befand sich die bürgerliche Ehe mit ihrer klaren Arbeitsteilung zwischen den Geschlechtern. Voreheliche Sexualität (vor allem von Mädchen und Frauen) und uneheliche Geburten waren stigmatisiert. Moralische Normen und Tabus sollten eine hohe Geburtenrate, die männliche Erbfolge und den Fortbestand weiblicher Abhängigkeit sichern. Bei der schleichenden Erosion der traditionellen Verhältnisse spielten viele Faktoren eine Rolle: die Industrialisierung und Urbanisierung und damit verbunden die zunehmende Erwerbstätigkeit von Frauen, aber auch eine erste Welle der Frauenbewegung gegen Mitte/ Ende des 19. Jahrhunderts. In den Jahren der Weimarer Republik erlebten die Aktivitäten zur Aufklärung über Verhütungsmethoden in den zumeist von kommunistischen und sozialdemokratischen Ärzten eingerichteten Sexualberatungsstellen einen vorläufigen Höhepunkt. Die Machtübernahme der Nationalsozialisten bedeutete den Abbruch der sexualreformerischen Bestrebungen, an die erst in den sechziger/siebziger Jahren wieder angeknüpft werden sollte, doch der Trend zu zwei, allenfalls drei Kindern pro Familie war offenbar weder durch die pronatalistischen Fördermaßnahmen des NS-Regimes noch durch das Verbot von Verhütungsmitteln im Jahr 1941 aufzuhalten. Auf die rassistische Bevölkerungspolitik im Dritten Reich, die, wie Dagmar Herzog schreibt, keineswegs durchgängig restriktiv war, sondern den Mitgliedern der »Volksgemeinschaft« auch einige sexuelle Freiheiten brachte, kann hier nicht näher eingegangen werden.[2] Im Nachkriegsdeutschland schlugen die beiden Teilstaaten nach den Erschütterungen und Verwerfungen des Krieges familienpolitisch unterschiedliche Richtungen ein. Während in der Bundesrepublik der fünfziger Jahre der Versuch unternommen wurde, die Gesellschaft mittels der Rückkehr zum traditionellen Familienmodell und zur christlichen Sexualmoral zu stabilisieren,[3] forcierte das DDR-Regime die Integration von Frauen in den Arbeitsprozess und verankerte die Gleichberechtigung der Geschlechter in der Verfassung. Die auseinanderstrebenden Gesellschaften blieben allerdings aufeinander bezogen, und das nicht nur, weil moralische Normen sich langsamer ändern als die Bedingungen, unter denen sie

2 Vgl. Dagmar Herzog: Die Politisierung der Lust. Sexualität in der Geschichte des 20. Jahrhunderts, München 2005, S. 36 ff.
3 Vgl. Sybille Steinbacher: Wie der Sex nach Deutschland kam. Der Kampf um Sittlichkeit und Anstand in der frühen Bundesrepublik, München 2011.

entstehen. In beiden Staaten blieben die restriktiven Sexualparagraphen des bürgerlichen Strafgesetzbuches – »Kuppelei«-Verbot, Verbot der Homosexualität – zunächst weiterhin gültig. Nach einem liberalen Zwischenspiel während der unmittelbaren Nachkriegsjahre wurde 1950 in der DDR auch das Abtreibungsverbot wieder eingeführt. Ausgesprochen und unausgesprochen befanden sich beide Gesellschaften in einem ständigen Vergleichs- und Konkurrenzverhältnis, wobei jede Seite die höhere Moral und den größeren Fortschritt für sich reklamierte. Der Stand der sexuellen Aufklärung und die Verhütungsmethoden dürften sich damals jedoch weniger zwischen Ost und West, sondern eher nach Generationen und sozialen Schichten unterschieden haben. Mit Hilfe mechanischer oder chemischer Mittel zur Empfängnisverhütung, häufig in Kombination mit der Kalender-Methode sowie dem »coitus interruptus«, gelang es vielen Paaren, die Zahl ihrer Kinder zu begrenzen. Diese Verhütungspraktiken waren mit Einschränkungen in Bezug auf die Sexualität verbunden, und sie boten überdies keinen vollkommenen Schutz vor unerwünschten Schwangerschaften. Die Abtreibung als letzte Möglichkeit – als lebensgefährlicher illegaler Eingriff oder als »Abtreibungstourismus« nach Polen oder in die Niederlande – war dabei stets im Hintergrund präsent.

Mit dem Präparat, das in der Lage war, dauerhaft den weiblichen Eisprung zu unterdrücken, begann ein neues Kapitel in der Geschichte der Empfängnisverhütung. Mit weitreichenden Folgen. Die sexuelle Revolution wäre ohne die Pille undenkbar gewesen, und auch bei der unaufhaltsamen Veränderung der Machtverhältnisse zwischen den Geschlechtern spielten die kleinen Dragees eine Rolle. Solche Befunde beziehen sich zunächst und vor allem auf die Entwicklung in den westlichen Industrieländern, wo Feministinnen öffentlich ihre Büstenhalter verbrannten, wo Schülerinnen und Schüler mit der Forderung nach Sexualkundeunterricht in den Streik traten und junge Frauen bewusst auf Kinder verzichteten, um ihre Unabhängigkeit und berufliche Karriere zu sichern. Zur Geschichte der Antibabypille in der Bundesrepublik, in Westeuropa und den USA liegen mittlerweile zahlreiche sozial- und kulturhistorische Untersuchungen vor.[4] Hervorgehoben werden soll hier die generations-

4 Vgl. u. a.: Ralf Dose: Die Durchsetzung der chemisch-hormonellen Kontrazeption in der Bundesrepublik Deutschland, Wissenschaftszentrum für Sozialforschung,

und erfahrungsgeschichtliche Untersuchung für die Bundesrepublik von Eva-Maria Silies, die eindrücklich beschreibt, wie die Auseinandersetzungen um Sexualmoral und Geschlechterrollen öffentlich in den Medien und auf der Straße ausgetragen wurden und auf welche Weise sich die ›Achtundsechzigerinnen‹ mit der Pille ihr sexuelles Selbstbestimmungsrecht erstritten.[5]

Die Parallel-Entwicklung in der DDR blieb dagegen bisher weitgehend unbeachtet. Wie ähnlich und wie anders die Geschichte der »Wunschkindpille« verlief, soll in der vorliegenden Publikation näher beleuchtet werden. In Ostdeutschland bildete die staatssozialistische Diktatur mit ihrer gelenkten Öffentlichkeit den politischen Rahmen des Geschehens. Die Pille musste nicht erkämpft werden, sie wurde den Frauen auf dem Tablett serviert, versehen mit einer unübersehbaren Gebrauchsanleitung, einer bevölkerungspolitischen Botschaft. Die Akteure, die an den Schalthebeln der Macht und als Experten in der zweiten Reihe auf die hormonelle Verhütung setzten, kamen aus unterschiedlichen Bereichen und waren von unterschiedlichen Motiven angetrieben. Während die Entscheidungsträger im Politbüro und im Wirtschaftsministerium möglichst viele Frauen in den Arbeitsprozess bringen wollten, bei gleichzeitiger Beibehaltung einer hohen Geburtenrate, erhofften sich die Verantwortlichen im VEB Jenapharm, wo die Pille entwickelt bzw. »nachgebaut« wurde, neben der Erfüllung der staatlichen Planvorgaben auch devisenträchtige Exporterfolge. Die Mediziner wiederum sahen darin vor allem ein Mittel zur Eindämmung der illegalen Abtreibungen, die viele Frauen damals die Gesundheit und sogar das Leben kosteten. Für die Mitglieder der Frauenkommission des SED-Politbüros bot die Pille eine Möglichkeit zur Durchsetzung der Ideen von Selbstverwirklichung und Gleichberechtigung der Frauen, wie sie in dem neuen Familiengesetz von 1965 niedergelegt waren. Die SexualforscherInnen und SexualberaterInnen schließlich starteten eine wahre Aufklärungsoffensive, nicht nur, um das neue Verhütungs-

Berlin 1989; Gisela Staupe/Lisa Vieth (Hg.): Die Pille. Von der Lust und von der Liebe, Berlin 1996; Elizabeth Siegel Watkins: On the Pill. A Social History of Oral Contraceptives 1950-1970, Baltimore/London 1998; Bernard Asbell: Die Pille und wie sie die Welt veränderte, Frankfurt/M. 1998; Lara V. Marks: Sexual Chemistry. A History of the Contraceptive Pill, New Haven/London 2001; Robert Jütte: Lust ohne Last. Geschichte der Empfängnisverhütung, München 2003.

5 Eva-Maria Silies: Liebe, Lust und Last. Die Pille als weibliche Generationserfahrung in der Bundesrepublik 1960-1980, Göttingen 2010.

mittel zu popularisieren, sondern auch um das Thema Sexualität aus der Tabu-Zone zu holen und sexuelle Lust und Erfüllung (gestützt auf Marx- und Engels-Zitate) zu einem wichtigen Bestandteil des »Glücks im Sozialismus« zu erklären.

Insofern war »die Wunschkindpille« ein Wort- und Sinnkonstrukt, das mit vielen Bedeutungen und Erwartungen aufgeladen war, die auf den ersten Blick einander zu widersprechen schienen. Denn sowohl die Pille als auch die spätere Liberalisierung der Abtreibung 1972 lieferten ja zunächst einmal optimale Möglichkeiten, um Geburten zu verhindern. Die Idee von den »Wunschkindern« banden ihre Propagandisten ganz eng an das Ideal-Bild einer Gesellschaft, in der Kinder, und zwar viele Kinder, gewünscht werden sollten. Die Entscheidung für oder gegen ein Kind war demnach nicht mehr nur eine Angelegenheit der künftigen Eltern, sondern auch ein Gradmesser für die Attraktivität und Qualität des sozialistischen Systems.

Unsere Arbeitsgruppe (bestehend aus zwei Frauen und einem Mann) beschäftigte sich seit 2010 in einem von der DFG geförderten Forschungsprojekt mit der »Wunschkindpille« in der DDR. Sie nähert sich dem Gegenstand der Untersuchung von zwei Seiten. Während Annette Leo und Kathrin Pöge-Alder[6] nahezu fünfzig Frauen und einige Männer nach ihren Lebensgeschichten befragten, suchte Christian König nach den Spuren der Pille in den schriftlichen Überlieferungen des SED-Politbüros, der Frauenkommission, des Gesundheitsministeriums, der pharmazeutischen Forschung und der Industrie. Sogar das Ministerium für Staatssicherheit leistete, soll man den Akten glauben, einen Beitrag zur Einführung der hormonellen Empfängnisverhütung. Der so entstandene doppelte Blick will die Ebenen der politischen und ökonomischen Strategien und Entscheidungen und die der Alltagserfahrung der AdressatInnen dieser Politik miteinander verschränken und aufeinander beziehen. Besonders interessiert uns dabei die Frage nach dem öffentlichen, dem halböffentlichen und dem stummen Dialog zwischen »oben« und »unten«, nach den Prozessen der Aushandlung von Interessen in einer diktatorisch verfassten Gesellschaft auf einem nicht unmittelbar machtrelevanten Terrain.

---

6 Kathrin Pöge-Alder hat die Projektgruppe nach dem Abschluss der Interview-Phase verlassen.

Befragt wurden Frauen dreier verschiedener Jahrgangsschwellen, bei denen wir einen jeweils anderen lebensgeschichtlichen Zugang zu dem Hormonpräparat voraussetzten. In Anlehnung an das Verfahren der »Grounded Theory« haben wir kleine Untersuchungsgruppen nach dem Prinzip des »maximalen Unterschieds« ausgewählt.[7] Die 1935-1938 geborenen Frauen (die »Kriegskinder«) waren zum Zeitpunkt der Pilleneinführung meist schon verheiratet und hatten zwei oder drei Kinder geboren. Sie waren noch jung genug, um ein Interesse an der Verhütung weiterer Schwangerschaften zu haben. Viele der 1948-1950 geborenen Frauen (wir nennen sie die »Kinder des Aufbaus«) machten 1967/68 gerade ihre ersten sexuellen Erfahrungen, als die Verschreibung der Pille keinen Einschränkungen mehr unterlag. Für diese Frauen stand das Präparat – theoretisch – von Anfang an zur Verfügung. Die jüngste Gruppe, die etwa zwischen 1962 und 1965 Geborenen (die neuerdings die »Babyboomerinnen« genannt werden) kannten nichts anderes als die hormonelle Verhütung. Sie wurden häufig von ihren pillen-erfahrenen Müttern zum Gynäkologen geschickt, um sich dort prophylaktisch, bevor etwas passierte, ein Rezept zu holen.

Unsere Interviewpartnerinnen haben wir nicht nach dem Kriterium ausgewählt, wie früh oder wie lange sie hormonell verhütet haben, sondern es stellte sich erst im Verlauf der lebensgeschichtlich angelegten Interviews heraus, wie sie mit dieser Möglichkeit umgegangen sind. Stattdessen suchten wir in den betreffenden Jahrgangsgruppen nach einem bestimmten Schlüssel nach auskunftsbereiten Frauen, die studiert bzw. nicht studiert hatten, die in der Großstadt, der Kleinstadt oder auf dem Lande lebten – zumindest in der Zeit bis 1990, um die es uns vor allem ging. Als besondere Gruppe haben wir Frauen aus den beiden katholischen Enklaven der DDR befragt. Im Eichsfeld und in der Oberlausitz, wo die Geburtenzahlen deutlich höher lagen als im Rest des Landes, wog die päpstliche Enzyklika »humanae vitae« vermutlich schwerer, als die staatliche Empfehlung, die Pille zu nehmen.

Die Gewinnung von Gesprächspartnerinnen erwies sich unerwartet als mühsam. Auf einen Aufruf in den Medien kam keine Reaktion,

---

7 Barney G. Glaser/Anselm L. Strauss: Grounded Theory. Strategien qualitativer Forschung, Bern 1998 (engl. 1967), sowie Jörg Strübing: Grounded Theory. Zur sozialtheoretischen und epistemologischen Fundierung des Verfahrens der empirisch begründeten Theoriebildung, Wiesbaden 2004, S. 13f.

und im Gegensatz zu unseren früheren Erfahrungen mit lebensgeschichtlichen Interviews funktionierte das sogenannte Schneeball-
system in diesem Fall eher schleppend. Nur selten vermittelte uns
eine Gesprächspartnerin aus dem eigenen Bekanntenkreis an ihre
Freundinnen, Bekannten oder Kolleginnen weiter. Eine naheliegen-
de Erklärung hierfür könnte der intime Gegenstand der Untersuchung sein. Vielen Interviewpartnerinnen wurde wohl erst im
Verlauf des Gesprächs bewusst, dass es neben den medizinisch-tech-
nischen Abläufen des Pillen-Gebrauchs auch um die Prägung in den
jeweiligen Elternhäusern, um anerzogene und erworbene moralische
Einstellungen und das Verhältnis zum eigenen Körper ging. Die Erzählungen berührten ebenso die Geschichte ihrer Partnerschaft(en),
ihre Sexualität, ihre Familienplanung, die Geburten von Kindern bis
hin zu Fehlgeburten und Schwangerschaftsabbrüchen. Obwohl sich
letztlich viele Frauen auf unsere Fragen einließen, wollten sie diese
spezielle Gesprächssituation in ihrem Umfeld offenbar nicht gern
weiterempfehlen. Bei der Suche nach Interviewpartnerinnen griffen
wir deshalb auf die Vermittlung von Vereinen, Frauenhäusern und
Beratungsstellen zurück. Auch die Mitarbeiterinnen eines Pflege-
dienstes warben unter ihren Klientinnen für unser Projekt. In einigen Interviews also, dies wird in den Zitaten deutlich, duzen sich
Interviewerinnen und Interviewte, weil sie einander gut kennen,
während in anderen Fällen das »Sie« benutzt wird.

Als besonders heikel erwies sich das Sprechen über Sexualität.
Zwar ist Sex in unserem Alltag – in Filmen, Büchern, Talkshows, in
der Werbung, auch in allen möglichen pornografischen Varianten –
ständig präsent, gleichzeitig jedoch ist die eigene sexuelle Praxis ein
Gegenstand, über den eher selten geredet wird, noch dazu mit einer
fremden Person, die die Absicht hat, ein Buch darüber zu veröffentlichen. Eine Anonymisierung der Namen hatten wir von Anfang an
zugesichert. Trotzdem wurden viele der Gesprächspartnerinnen
wortkarg und beschränkten sich gern auf knappe, zusammenfassende
Auskünfte, wenn wir etwa nach den Auswirkungen der Pille auf ihre
sexuellen Beziehungen fragten. Manche dieser Interview-Passagen
waren für uns Balance-Akte zwischen offensivem Nachfragen und
vorsichtiger Zurückhaltung. Einige der Frauen jedoch »beschenkten«
uns mit offenen und lebendigen, bisweilen auch humorvollen Erzählungen über ihre ersten sexuellen Begegnungen. Sie teilten uns mit,
was Sexualität für sie bis heute bedeutet, oder auch nicht bedeutet.

»Oral History« ist eine Methode, bei der die ForscherInnen an der Produktion ihrer Quellen selbst beteiligt sind. Die Frage nach der eigenen Haltung zum Untersuchungsgegenstand, nach subjektiven Erfahrungen, Vorurteilen oder Hemmungen, die sich in verbalen und nonverbalen Signalen während des Gesprächs ausdrücken können, ist deshalb ein wesentlicher Bestandteil der Quellenanalyse. Wenn wir gemeinsam die Interviews anschauten, sprachen wir also auch über unsere unterschiedlichen familiären und moralischen Prägungen und darüber, welche Rolle die Pille in unserem Leben gespielt hat oder spielt. Für den 1980 geborenen Christian König ist die DDR-Pille nur noch Geschichte, aber natürlich ist er in seiner Paarbeziehung heute ebenfalls mit den Fragen von Verhütung und Geburtenplanung konfrontiert. Während der Projektlaufzeit wurde er zum ersten Mal Vater – eines »Wunschkindes«. Kathrin Pöge-Alder (Jg. 1965) teilt ihre individuellen Erfahrungen mit der Gruppe der »Babyboomerinnen«, für die die Nutzung der Pille von Anfang an selbstverständlich war. Ihre Kinder wurden erst nach dem Bruch von 1989/90 geboren, als die bis dahin gewohnten Voraussetzungen, um familiäre und berufliche Pflichten miteinander zu vereinbaren, wieder zur Disposition standen. Annette Leo (Jg. 1948), die im Alter der von uns befragten »Kinder des Aufbaus« ist, besorgte sich 1969 zögernd das erste Pillenrezept. Die Packung blieb jedoch zunächst unangerührt. Sie war bereits schwanger mit ihrem ersten Sohn, der sie fortan durch ihr Geschichtsstudium begleitete.

Aus dem Studium der Archivdokumente, den Aussagen der Experten und Expertinnen und aus den erzählten Lebensgeschichten entsteht ein Bild der DDR, das Privates und Politisches miteinander in Beziehung setzt. Das Thema Pille wird hier gleichsam als Sonde benutzt, um in die verschiedensten Lebensbereiche hineinzuschauen. Erstaunliches trat dabei zutage: Ein Spion des MfS wurde ausgezeichnet, weil er das Pillenrezept der Firma Schering konspirativ nach Ostberlin übermittelte, und das obwohl »Ovosiston« eigentlich ein Nachbau des Präparats der Firma Merck war. Mitarbeiter des VEB Jenapharm starteten aus eigener Initiative 1968 die Aktion »Klimmzug«, einen Werbefeldzug durch die Apotheken des Landes, um den Absatz des neuen Verhütungsmittels zu steigern. Und wer hätte gedacht, dass ausgerechnet die katholischen Bischöfe in der DDR als Antwort auf die Pille und die Freigabe der Abtreibung ihren Gemeindemitgliedern in den achtziger Jahren die »Natürliche

Familienplanung« (NFP) empfahlen und Schulungen organisierten, bei denen die Frauen mittels intensiver Körperbeobachtung ihren Eisprung zu erfühlen lernten?

Die Pille war und ist ein Angebot der Moderne an Frauen und Männer. Es verheißt die Loslösung aus traditionellen Abhängigkeiten und die Möglichkeit eines selbstbestimmten Lebens. Unter den Bedingungen der staatssozialistischen Diktatur öffnete sich hier ein Freiraum zumindest im Hinblick auf die private Lebensplanung. Die hier vorgestellten Geschichten gehen in dieser Dichotomie allerdings nicht auf. Die Erzählungen über individuelle Lebensverläufe, Konflikte, Entscheidungen und Wertvorstellungen ergeben ein widersprüchlicheres und komplexeres Bild, bei dem der Einfluss des Erfahrungstransfers über mehr als nur eine Generation, die asymmetrische Entwicklung des Verhältnisses zwischen den Geschlechtern und auch die Skepsis vieler Frauen gegenüber einem Eingriff in ihren natürlichen Zyklus und dessen Nebenwirkungen eine Rolle spielen.

Ursula Erksen, Jahrgang 1950, bekam ihr erstes Kind während des Studiums. Danach verschrieb der Frauenarzt ihr die Pille, die sie nach einem halben Jahr wegen unangenehmer Nebenwirkungen wieder absetzte. In den folgenden Jahren brachte Frau Erksen vier weitere Kinder zur Welt und zog sich aus dem ungeliebten Schuldienst in die traditionelle Frauen- und Mutterrolle zurück, während der Vater und Ehemann das Geld verdiente. Für sie sei das die »Befreiung« gewesen, meint sie. In Opposition zur staatlich verordneten Familienpolitik hätten sie sich eine »Gegenwelt« geschaffen.

Elisabeth Ammer (Jg. 1963) nahm auf Betreiben ihrer Mutter seit ihrem siebzehnten Lebensjahr die Pille, ohne zu wissen, was sie da eigentlich schluckte. Bis sie ihren ersten Freund kennenlernte, hatte sie kaum ausgehen dürfen und ein Jahr zuvor noch geglaubt, dass man vom Küssen Kinder bekäme. Sie wuchs in einem Haushalt mit Mutter und Großmutter auf, die beide – das erfuhr sie erst später – mit siebzehn ungewollt schwanger geworden waren und dem Mädchen dieses Schicksal ersparen wollten.

Die zwei Jahre ältere Nina Ahrend wurde bereits mit sechzehn von ihrer Mutter zur Frauenärztin geschickt, um sich ein Pillenrezept zu holen. Den Vater ihres ersten Kindes informierte sie einige Jahre später lediglich, dass sie das Präparat abgesetzt habe, weil sie nun ein Baby wolle. Ein Mitspracherecht räumte sie ihm nicht ein. Sie war darauf gefasst, ihr Kind gegebenenfalls allein großzuziehen. Die Bedingungen in der DDR, so sagt sie, seien sehr günstig dafür gewesen.

In der Mehrzahl blicken unsere Interviewpartnerinnen stolz auf ihre beruflichen Erfolge und die damit verbundene wirtschaftliche Unabhängigkeit. Sie betrachten sich den Männern als gleichberechtigt. Dass sie meist weiterhin die Hauptlast der Sorge um die Kinder und der Hausarbeit trugen bzw. tragen, erscheint ihnen in diesem Zusammenhang nicht nur als weniger wichtig, einige gründen darauf sogar die Feststellung, sie seien in der Paarbeziehung der dominante Teil. In jedem Fall fühlen sie sich emanzipierter als ihre westdeutschen Schwestern, die – so der Ausspruch einer Frau – »alle zu Hause« seien.

Die Veränderungen im Verhältnis zwischen den Geschlechtern in der DDR kamen auf leisen Sohlen daher und verliefen eher unspektakulär. Sie passten nicht immer in das offizielle »Wunschkind-Konzept«, erwiesen sich aber offenkundig als beständiger als der politische Rahmen, in dem sie ursprünglich angestoßen worden waren. Die Historikerin Dagmar Herzog spricht von der »volkseigene[n] Schöpfung« einer besonderen Sexualkultur.[8] Das Beispiel der ostdeutschen berufstätigen Mütter, die ihre Kinder, die sie in jungen Jahren bekamen, in Krippe, Kindergarten und Schulhort ablieferten, scheint seit einiger Zeit an Anziehungskraft zu gewinnen.[9] »Heute könnte es eine sehr gute Idee sein, ein Kind mit Anfang zwanzig zu bekommen. Oder auch zwei. Vor allem für angehende Akademikerinnen«, war 2012 im *Spiegel* zu lesen.[10] Auch die jüngsten Diskussionen um den Rechtsanspruch jedes Kindes auf einen ganztägigen Betreuungsplatz ab dem zweiten Lebensjahr knüpfen an eine zuvor wenig beachtete, wenn nicht gar gescholtene Praxis in der DDR an.

Gleichzeitig jedoch läuft die Entwicklung weiterhin in eine andere Richtung. Während in den ärmsten Ländern dieser Welt nach wie vor sehr viele Kinder zur Welt kommen, die in sozial prekären Verhältnissen aufwachsen, verwandelt die Langzeitwirkung der Pille die Industrieländer mehr und mehr in »geriatrische« Gesellschaften. So formulierte es Carl Djerassi, einer der Erfinder der Pille, 2014 in

8 Dagmar Herzog: Die Politisierung der Lust, S. 317.
9 Die Falle. Karrierefrau? Zuverdienerin? Vollzeitmutter? In: Berliner Zeitung, 2./3. März 2014.
10 Claudia Vogt: Frauen können alles haben, in: Der Spiegel, Nr. 34/2012.

einem Radiointerview.[11] Immer weniger Kinder werden von immer älteren Müttern geboren. Dieser Trend ist auch in den neuen Bundesländern angekommen, obwohl dort weiterhin einige Besonderheiten in Bezug auf Kinderzahl, Erstgeburtsalter und die Versorgung mit Kita-Plätzen fortbestehen.

Mittlerweile ist es sogar möglich, dass Frauen die viel zitierte biologische Uhr anhalten und noch bis ins großmütterliche Alter schwanger werden können. »Social Freezing« heißt die Methode, die ursprünglich entwickelt wurde, um jungen Krebspatientinnen die Chance einer Mutterschaft nach der Chemotherapie zu bewahren und die gerade dabei ist, zu einem gewinnträchtigen Lifestyle-Produkt zu werden. Frauen, die in jungen Jahren unbefruchtete Eizellen einfrieren lassen, können sich damit auch jenseits der vierzig ihren Kinderwunsch erfüllen, wenn sie z. B. ihre beruflichen Ziele erreicht und/oder endlich den passenden Partner gefunden haben. Nur eine ausgeflippte Idee oder ein Blick in die Zukunft? Kürzlich haben die Unternehmen Facebook und Apple für Aufsehen gesorgt, als sie ihren jungen Mitarbeiterinnen anboten, die Kosten für ein solches Verfahren zu übernehmen, wenn sie vorerst auf Kinder verzichten und ihre ganze Kraft in die Arbeit stecken.

Bei dieser Art von »Selbstoptimierung«, so der Autor Jens Jessen in der *Zeit,* gehe es nicht mehr um eine Veränderung der sozialen Bedingungen, sondern nur um den »prometheischen Zugriff« auf die menschliche Natur selbst.[12] Wurde diese Entwicklung mit der Erfindung der Pille begonnen? Überschreitet sie gerade neue Grenzen, ist sie überhaupt noch aufzuhalten? Vermutlich erweist sich der Wert der Natur – sei es unsere Umwelt, seien es die grundlegenden Gesetze, denen unser Leben unterworfen ist – erst dann, wenn wir ihr nicht mehr ausgeliefert sind, wenn wir dabei sind, sie zu verlieren.

11 Carl Djerassi im Gespräch mit Gisela Steinhauer, Deutschlandradio Kultur, 24.9.2014.

12 Jens Jessen: Der neue Mensch. Befreit von allen Fesseln der Natur: Ein Jahresrückblick auf die Debatten um Social Freezing, Gendertheorie und Sterbehilfe, in: Die Zeit, Nr. 52/2014.

1 Das Leben vor der Pille

1.1 Drei biografische Erzählungen

Keine Schmetterlinge im Bauch

GERDA EHLERS, geboren 1935, Schneiderin/Kindergärtnerin, lebt mit ihrem Mann in einem kleinen Dorf im Oderbruch. Vor einigen Jahren ist sie erblindet.[1]

Ich bin 1935 in Czernowitz geboren. Czernowitz ist ja heute die Ukraine praktisch. Und da bin ich geboren. Meine Eltern – Mutter ist 1906 geboren, Vater ist 1909 geboren, auch da in Rumänien/Czernowitz, und da hab ich bis zum 5. Oktober 1940 gelebt. Mit den Eltern und drei…, wir waren drei Kinder da, dreie waren gestorben und dreie waren wir noch…, sind wir nach Deutschland gekommen. 1940 hat Hitler da irgendwie die Umsiedlung von allen Deutschstämmigen veranlasst. Meine Mutter ist Rumänin, aber die Familie meines Vaters stammt aus Österreich. Und da haben wir denn zwei Jahre von 40 bis 42 in verschiedenen Lagern in Polen gelebt, bis wir 1942 in Bug bei Posen ansässig wurden. Und zwar hat man da eine polnische Familie aus ihrem Haus rausgeworfen und uns da reingesetzt. War ja Krieg, und da gab's ja…, da verlief das alles so.

1942, muss ick sagen, habe ich die erste…, hab ich erfahren, dass meine Mutter wieder schwanger war. Als Kind, und da hab ich ein Drama förmlich erlebt. Die war so verrückt, dat sie noch Kinder gebären sollte und hat meinen Vater und die ganze Wohnung bald zerschlagen. Dass sie wieder schwanger wurde. So…, das war eine negative Sache, die ich über das Sexualleben so gar nicht…, mir war das damals nicht bewusst. Ick wusste nur, dass Kinderkriegen nicht erwünscht war bei uns. Und denn sind die Zwillinge geboren, und 1945 mussten wir wieder den Ort verlassen und sind von Bug bei Posen bis Potsdam gekommen. Und in Potsdam waren wir…, haben wir anderthalb Jahre gewohnt. Da hab ick den schweren Bombenangriff miterlebt, der in ein paar Stunden ganz Potsdam zerschlagen hat. Da sind wir *[seufzt]* grade so noch mit dem Leben davongekommen.

[1] Auf Einzelnachweise der Zitate wurde verzichtet. Für Angaben zu den Interviews und den Interviewpartnerinnen und -partnern siehe Anhang.

Und dann kam der Russe rein, paar Monate später, und da haben wir denn diese Nieder…, eben dass Potsdam gefallen war und Deutschland gefallen war, da haben wir das alles erlebt. Da hat ein Panzer unser Haus – wir haben am Heiligen See gewohnt […], da haben wir den Untergang von Deutschland praktisch mitgekriegt. Wir haben die Soldaten…, die Deutschen haben auf den Bäumen gesessen und die Russen haben schon im Haus vorher gesessen und haben geschossen. Wir haben erlebt, wie sie die Deutschen erschossen haben, gesehen, wie die auch 'nen Russen erschossen haben, ehe der Russe denn Übermacht über die Deutschen hatte. Also, wir haben ganz viel Leid erlebt. Und det war eine Prägung in mein…, in meinem Inneren. Det werd ick nie vergessen. […]

Mein Bruder war ein Casanova. Der ist jedes Wochenende auf Pirsch gegangen, und am Montag war Treffen, da kamen die ganzen Freunde und dann hat er erzählt, was er mit die Mädels anstellt. Und das hab ich dann gehört, noch dazu schon zu den anderen negativen Erscheinungen, wat alles zum Sex gehört – und da hab ick geschworen: Dir passiert das nicht.

1946 zog die Familie von Potsdam in ein Dorf im Oderbruch. Die Eltern bekamen im Zuge der Bodenreform zwei Morgen Land zugesprochen und richteten sich ein kleines baufälliges Häuschen her. In der Schule hatte Gerda anfangs Probleme.

Wenn Sie 'ne Mutter haben, die nicht lesen und nicht schreiben kann, und Sie wollen Hausaufgaben machen, und Sie haben da schon nicht viel mitgekriegt, wir wollen ehrlich sein… Meine Mutter war ein Arbeitstier, die hat nur ihr Land gesehen und nur mit der Hand Wäsche gewaschen für so viele Kinder. Die hatte keine Zeit, sich mit uns zu beschäftigen und sie hatte es auch selbst nicht so erlebt, sie stammt ja aus ganz armen Verhältnissen. Also, ich hab durch meine Freundinnen, die ich hatte, zwei Stück, da habe ich mich emporgearbeitet, indem ich denn auch gelernt habe und versucht habe, mit allen Mitteln, die Freundschaft zu erhalten. Ick muss sagen, ich hab die ersten zwei Jahre so schwer gelernt. Ja, aber wie sollte ich lernen, wenn ich keine Hilfe hatte? Und ich hab nachher…, meine Geschwister, die jüngeren, konnt' ich dann ein bisschen helfen, weil ich ja schon ein bisschen mehr wusste. Und so hab ich mich eigentlich schulisch gut entwickelt, ich hatte nachher alles »gut« und »im Ganzen gut«. Das hat alles denn gestimmt. Ich hatte einen starken Willen. Diesen starken Willen hab ich…, ich musste schon beizeiten, wie die Zwillinge geboren wurden, musst ick ja auch immer mich um die Kinder kümmern. Ich war die Zweitälteste. Und in Potsdam war ich die Hauptkraft. Mutter konnte nicht lesen, ich musste überall hin, musste alles machen. Mein Bruder hat sich für sowas nicht interessiert. Ich musste das alles machen, und ich war sozusagen für meine Geschwister die zweite Mutter.

Das ist erst mal so der Werdegang. Ein leichtes Leben hab ich nicht gehabt. Wir waren die Ärmsten der Armen, kann ich sagen.

Es hat schon an hygienischen Sachen bei uns ganz viel gefehlt. Dadurch dass meine Mutter aus Rumänien stammt, und die haben, ich weiß det, die haben keine Unterwäsche getragen. Det war alles so …, man wurde nicht aufgeklärt. Zum Beispiel, wenn ich das erste Mal meine Regel gekriegt habe, mit fünfzehneinhalb Jahr, wusste ich nicht, was passiert ist. Überhaupt nicht! Ick bin mit Fahrrad nach Seelow gefahren mit meiner Freundin, um mir ein paar Schuhe zu kaufen, weil's hier keine gab, und bin vom Fahrrad abgestiegen und hatte mein weißes Firmungskleid an, und da sagt meine Freundin zu mir: Gerda wie siehst Du aus – das ganze Kleid ist rot. Und denn mit einer Angst nach Hause zurück, fünfzehn Kilometer zurückgefahren mit Rad. Keene Schuhe gekauft, mit so einem Kleid konnte ich da nirgends hin. Gleich wieder auf's Rad und nach Hause. Unsere Mutter hat uns einfach nicht aufgeklärt. Denn hat sie gesagt: Na ja, das ist weiter nicht schlimm, das kriegste jetzt jeden Monat und damit war es erledigt.

Und denn möcht ich Ihnen auch noch sagen, wat ick so …, weil es ja jetzt auch darum geht, um diese Sex-Sache. Ich musste mit meinen Eltern, wie wir von Potsdam hierher zogen immer in einem Raum schlafen. Da hab ick fast jede Woche een, zweemal die Nacht immer Terror gehört. Sie wollte nicht, weil sie hatte Angst vorm Kinderkriegen, und er wollte – und det war so 'ne negative Sache für mich, also damit ick eigentlich auf Männer, nachher wie ick größer wurde, mit fünfzehn/sechzehn, kein Interesse hatte. Also da konnte man mich nicht ranlocken, dass ich mich da mit Männer abgegeben habe.

Erst als ick siebzehn war und Werner kennengelernt habe … Werner, mein Mann, der hat mit meinem Vater zusammen gearbeitet als Maurer, und der kam ja dann öfter. Ja, das erste halbe Jahr war alles noch Friede, Freude, Eierkuchen. Aber dann ging schon die Sache anders los, denn er hat es ernst gemeint und er wollte mehr. Ja, und ich konnte nicht mehr geben. Ich konnte ihm schon deswegen nicht mehr geben, weil ich ja erst mal Angst hatte. Wo sollte ich, wenn …, ich habs ja auch wortwörtlich immer gesagt: Wo soll ich, wenn ich ein Kind kriege, mit dem Kind hin? In einen Raum, wo sieben Personen liegen, wo nicht mal …, wo gar nischt ist. Wir hätten gar nicht gewusst, wo wir ein Kinderbett aufstellen sollen. Also war da nischt. Ick hatte überhaupt nicht det Verlangen, mich mit 'nem Mann einzulassen. Aber einen Freund wollt ick ooch haben. Ja, aber nur einen Freund, nicht einen Geliebten.

Dann haben wir uns getrennt – erstmal – und dann hat mein Vater nachher mal gesagt: Der kommt immer, frägt immer, ob du schon wieder een hast, der ist doch nicht schlecht und der meint es wirklich ehrlich mit dir. Und ick hab immer gesagt: Mensch, Papa, wat soll ick machen? Ick kann nicht. Ick habe Angst, es kommt 'n Kind.

Sie sind ja nu jünger, aber in unserem Alter, das ganze Dorf, da mussten sie alle heiraten, weil sie ein Kind gekriegt haben. Und da gab es nichts anderes: Entweder du fährst nach Berlin und lässt dir das abnehmen, irgendwo, und manche sind ja auch hier gestorben, die Frauen, oder du nimmst das Kind und die mussten alle …, meine ganzen Freundinnen, und wenn ich hier die Nachbarinnen sehe, die mussten alle heiraten und det wollt ick nicht. Ich wollte meine Lehre beenden als Schneiderin. Das wär doch alles gar nicht gegangen.

Jedenfalls haben wir uns so anderthalb Jahre mehr oder weniger bekriegt, anstatt uns zu … erfreuen und denn nachher hab ick gesagt: Ick muss die Lehre beenden und denn wird es schon weitergehen. Er hat sich denn natürlich umgeguckt, um zu verhüten. Als er denn ein Mittel gefunden hat …, wir haben keene Bücher gehabt und ick habe keine Mutter gehabt, die mir gesagt hat, wie das alles verläuft, ich wusste nicht … mit die Mädels haben wir auch nicht drüber gesprochen. Ich wusste nicht, wie der Zyklus ist, und wat alles da …, wie man det berechnet, dazu war ick zu blöde, bin ich ehrlich. Und denn haben wir einfach nachher, wie er sich Kondome besorgt hat, dann haben wir erstmal *[zögert]* ebend vollziehen können, wat wir eigentlich …, Werner hat immer gesagt, ick hab ihn nie geliebt, sonst hätt ick ihm nicht so lange warten lassen.

Nach Beendigung ihrer Schneiderinnenlehre heirateten sie und zogen in ein Häuschen in der Nachbarschaft der Eltern. Werner war während der Woche auswärts auf Montage. Nicht lange nach der Hochzeit hörte Gerda

DAS LEBEN VOR DER PILLE

Ehlers auf zu arbeiten. Sie habe Magenprobleme bekommen, sagt sie. Aber vor allem wünschte Werner, dass sie zu Hause blieb. Er wollte der Ernährer der Familie sein.

Unser Kind, unser erstes Kind, das war auch unser Wunschkind, ist dann 57 geboren. Ein Junge war's. Und der ist leider 1978 mit 21 Jahren tödlich verunglückt. Das war unser Wunschkind. Monika ist ja dann nachher später geboren, vier Jahre später.

Aber ick muss Ihnen sagen, wenn ick so höre oder gehört habe, wie die junge Frauen im Kino…, und ooch gesehen habe, wenn sie sagen, sie haben »Schmetterlinge im Bauch« gehabt, wie sie jung waren, det hab ick nie erlebt. Hab ick erst erlebt, wie ich die Totaloperation hatte, da war ick denn frei von Angst und allem, da hab ick denn gemerkt, dass es sowas gibt… Aber bevor det nicht war, hat ick det nich. Ick konnt' mir det gar nicht vorstellen, wenn sie gesagt haben: Mann, du kannst dich vergessen. Ick konnt' mich nicht vergessen.

Den Mann »lieben gelernt«

JOHANNA GRIES, Jahrgang 1935, Krankenschwester/Krippenleiterin/Altenpflegerin, drei Kinder, lebt nach dem Tod ihres Mannes allein in Hoyerswerda.

Ich bin ein Zittauer Kind, ich bin in der Lausitz geboren. Bin das einzige Kind meiner Eltern, waren ganz einfache Leute. Meine Mutter war Ausnäherin, mein Vater war Weber in der Textilbranche und die Großeltern…, das war eine richtig große Familie, aber ich bin das einzige Kind geblieben, und das ist der Tatsache geschuldet, dass der Krieg war. Ich ging in die Schule, da ging mein Vater in den Krieg und ich kam aus der Schule und da kam er aus der Gefangenschaft. Und da war natürlich nicht mehr daran zu denken, noch ein zweites Kind anzuschaffen.

Ich war ja mit meiner Mutter alleine in dieser ganzen Zeit. Am Kriegsende…, wir wohnten nahe am Westpark, und dort lagen die Russen…, das war ein Kapitän oder ein Major, irgendwie hatten die sich bei uns in der Wohnung einquartiert. Meine Mutter musste mit mir in der Küche kampieren und sie hatten das Schlafzimmer für sich. Diese hohen Offiziere, die sich also bei den Familien einquartiert haben, die haben uns natürlich dazu verholfen, dass wir auch immer gut versorgt waren. Aber es gab vorher, bevor die Russen kamen, gab es natürlich auch solche Einschnitte, dass…, ich weiß gar nicht welcher…, hätte beinahe Volksstamm gesagt…, was waren denn das für welche, die *[Pause]*, also die ritten hier gleich mit den Pferden auf den Hof, banden die Pferde an die Bäume und dann suchten die die Frauen. Die Mongolen![2] Also, das war eine schlimme Zeit. Wir wurden eingekleidet mit Kopftuch und auf den Boden und mussten uns verstecken. Das waren Erlebnisse, die waren auch für mich sehr prägend. Aber es gab eben auch solche Erlebnisse, dass wir als Kinder in den Westpark gegangen sind, und hatten unser Kochgeschirr mit und dann kriegten wir eben von den Russen auch mal einen großen Kanten Brot. Glauben Sie, dass ich das, wenn ich mich daran erinnere, dieses Brot noch schmecken kann? Das ist mir so gegenwärtig. Das war immer so ein bisschen feucht und auch geschmacklich sehr gut. Dann kriegten wir ein bisschen Kohl in das Essgeschirr und dann haben wir uns so gefreut, obwohl es die Mutter nicht wollte, weil sie ja auch Angst um uns hatte. Aber wir sind da immer wieder…, und es ist uns auch überhaupt nischt passiert. […]

Johanna Gries verließ ihr Elternhaus schon mit vierzehn Jahren. Erst absolvierte sie ein Haushaltsjahr und dann die Schwesternschule in Görlitz. Nach einem Praktikumsjahr an der Ostsee kam sie 1957 nach Hoyerswerda.

Das war damals so, dass mit einer Zeitschrift Schwestern gesucht wurden, weil ja alles im Aufbruch begriffen war und hab dann in Hoyerswerda im Krankenhaus angefangen zu arbeiten, wohnte erst am Bahnhofsvorplatz mit noch einer Schwester. Und wenn ich so daran denke, die ersten Jahre mit Ofenheizung…, und 1959 sind wir dann nach WK I[3] gezogen in den ersten geziegelten… Plattenbau war noch gar nicht, bei uns war noch Ziegelbau. In dem ganzen Wohnblock waren alles Schwestern und Ärzte drin. Es war eine sehr, sehr schöne Atmosphäre, ich hab auch viele Stationen durchlaufen und bin dann, als mein erstes Kind geboren wurde, 1962, aus der Poliklinik ausgeschieden, wo ich als Schwester gearbeitet hab, um eigentlich dort zu sein, wo ich mein Kind abgeben musste, nämlich in der Kinderkrippe. Ich konnte mir das gar nicht vorstellen, mein Kind irgendwohin zu bringen. Und hab dann in der Krippe angefangen.

2 Viele Soldaten der Roten Armee stammten aus dem asiatischen Teil der Sowjetunion und wurden von den Deutschen damals pauschal als »Mongolen« bezeichnet.
3 WK = Wohnkomplex, Bezeichnung für die einzelnen Stadtviertel von Hoyerswerda-Neustadt.

Dort hab ich mich hochgearbeitet bis zur Krippenerzieherin. Ich hab den Fachschulabschluss noch gemacht. Dann war ich Gruppenleiterin, dann wurde ich Krippenleiterin und dann hab ich 1964 einen Jungen geboren und [bin] hier in die Wohnung gezogen. Er war vier Wochen alt, da sind wir hier in diese Wohnung gezogen. 1964. Es war also ein Erstbezug. Es war hervorragend, mit Balkon..., also das war einmalig schön.

Johanna Gries wurde von ihren Eltern sehr streng erzogen. Das väterliche Ausgehverbot hielt sie auch noch ein, als sie schon im Internat der Schwesternschule lebte.

Ich durfte in kein Kino gehen, ich durfte gar nischt. Und ich bin einmal mit meinem Vater im Volkshaus in Zittau zum Tanz gewesen. Ein einziges Mal. Tanzen gelernt hat mir meine Mutter zu Hause. Das konnte ich dann auch anderen beibringen. Aber ich bin nie...

Und dadurch, dass meine Eltern das so streng gehandhabt haben, hab ich eigentlich auch gar niemanden kennenlernen können. Und eigentlich im Grunde genommen auch gar nicht gewollt. Als wir dann hier [in Hoyerswerda – A.L.] waren, da sind wir zum Fasching gegangen und auch tanzen gegangen in den Kastanienhof, das war ja damals alles noch ganz modern. Das Haus, wo ich zuerst gewohnt hab, am Bahnhofsvorplatz, das gehörte zum Krankenhaus. Unten war eine Männerstation und oben eine Frauenstation, und ganz oben wohnten wir Schwestern. Da war unten noch ein Einlassdienst, eine Pförtnerin, da hätte man gar keinen Mann mitbringen können. Nee, also hatte sich das auch erübrigt. Und dann hab ich meinen Mann kennengelernt. Mit zweiundzwanzig bin ich hergekommen und mit vierundzwanzig hab ich meinen Mann kennengelernt.

A.L.: Sie hatten vorher keinen Freund, keine kleine Verliebtheit?

Nee, gar nichts. Das ist mir abgegangen. Das hab ich versäumt oder auch nicht, wie man's nimmt. Ich hab eigentlich in meinem Leben damit auch nichts..., nee, denk ich... manchmal denk ich, manche Frau oder mancher Mann, der viele Partnerinnen oder viele Partner hatte, müsste doch irgendwann mal im Leben auch ein bisschen was bereuen. Manches müsste doch leidtun, es hängen doch immer Menschen dran, wenn so Partnerschaften dann auseinandergehen.

Ich hab das ja an meinen Töchtern erlebt, alle beide sind geschieden. [...]

Mein Mann war Krankenfahrer, war erst in Lauta im Alu-Werk als Fahrer und dann in Hoyerswerda beim DRK,[4] und ich bin als Beifahrer manchmal mitgefahren. So haben wir uns kennengelernt. Und ich war für meinen Mann auch die erste und einzige Frau.

Es war so, dass wir dann mal ins Kino gegangen sind, also, es war alles so..., und wir waren ganz lange, ganz lange per Sie. Ich hatte ganz schlimme Hände, ich hatte so 'n Ausschlag, als Kind schon, von meinem Vater eine Erbanlage. Ich wollte nicht heiraten, ich wollte keine Kinder, weil ich gedacht hab, das kriegen meine Kinder auch. Und mein Mann... also, der hat zu mir gehalten. War ein ganz stiller – dort steht sein Bild – er war ein ganz stiller Mensch und hat eigentlich nur seiner Familie und seiner Mutter gelebt. Das war übrigens eine ganz kritische Zeit, als er mich kennengelernt hat, der Mutter klarzumachen, dass er eine Freundin hat.

Für mich war *[weint]*, ich weiß nicht, wie ich es ausdrücken soll, aber das war für mich Erfüllung, das war Vollendung, das war eigentlich..., der ist auch nie mit seinen Kollegen nach der Schicht noch ein Bier trinken gegangen. Da hat der gesagt: Meine Frau weiß nicht, wo ich bin, ich kann ja ein andermal mitgehen, aber der ist nie mitgegangen. Er war ein ganz liebenswerter Mensch und war eigentlich auch immer bescheiden. [...]

Und er hat immer zu mir gesagt, Johanna, du brauchst mir nur sagen, was ich machen soll. Ich mach alles. Du brauchst das nur sagen. Also ich musste praktisch immer Zettel in der Hand haben. Ich war die Dominante. Das hat sich einfach so ergeben. Und das war auch gar kein Makel. Also ich muss natürlich sagen, wenn ich meinen Mann nicht so wahnsinnig gut gefunden hätte und dann auch so lieben gelernt..., als ich die ersten Briefe von ihm kriegte und seine Rechtschreibung gesehen hab, hab ich gedacht: mit dem Mann kannst du nicht... *[flüstert]*, das geht nicht. Das war gespickt voller Fehler. Durch den Umbruch, da musste er ja zweimal die siebte Klasse machen. Die sind von Niesky[5] dann hierher gekommen. Da hat er die achte Klasse nachgemacht, der hat [später – A. L.] die zehnte Klasse nachgemacht. Der hat die Abschlüsse gemacht –

---

4 DRK = Deutsches Rotes Kreuz.
5 Niesky – Kleinstadt in der Oberlausitz (Sachsen).

als Vater. Hat Russisch gelernt. Der hat gesagt, wenn ich nicht die Familie hätte, hätt ich sicher auch noch Abitur machen können. Das war mein Mann. […]

A.L.: Wie sind Sie beide einander nähergekommen?

Also das müssen Sie sich so vorstellen, dass ich aufgrund meiner schlimmen Hände einmal nicht aus der Badewanne raus kam, weil ich mich nicht mehr abstützen konnte. Und mein Mann war auf Besuch gekommen, der war zu zeitig gekommen und der saß in meinem Zimmer und wartete. Da hab ich dann gerufen: Können Sie mir nicht mal helfen? Aber es hat mich Überwindung gekostet, das Wasser war schon kalt, ich musste ja irgendwie raus. Er hat mir aus der Wanne geholfen und da hab ich dann im Zimmer zu ihm gesagt, na wissen Sie, jetzt könnten wir eigentlich »du« sagen. Das war unser Anfang. Na ja, dann haben wir uns umarmt, und dann hab ich geweint, weil ich traurig war, und dann hat er mich mit dem Motorroller zu meinen Eltern gefahren. Weil – ich hätte nicht mal 'ne Klinke im Zug anfassen können. Und als er wieder…, der ist ja an dem gleichen Tag wieder nach Hause gefahren mit seinem Motorroller, da hat mein Vater zu mir gesagt, Mäuzel, das war mein Spitzname bei meinem Vater, hat er gesagt, Mäuzel, das wird dein Mann. Das war für mich überhaupt nicht relevant. Er hat mich ja nur nach Hause gebracht. Das wollt ich alles gar nicht wahrhaben. Aber im Inneren hab ich schon, schon irgendwie so das Gefühl gehabt. […]

Und wie hat sich das zwischen uns weiterentwickelt. Über eine ganz lange Strecke, bestimmt ein Dreivierteljahr, wo wir mal spazieren gegangen, mal ins Kino gegangen sind. Da wurde ich [seiner Mutter – A.L.] nicht vorgestellt, ach wo, gar nicht. Das war dann nach einer Feier, wo er mich mit nach Hause genommen hatte. Und dann hat er gesagt: Du musst ganz ruhig sein, du darfst jetzt nicht mehr singen, du musst jetzt ganz ruhig sein, damit dich wirklich die Mutter nicht hört. Da hab ich also einmal bei ihm übernachtet. Seine Mutter wollte auch nicht, dass er bei mir bleibt […] und dann hatten wir einen Theaterbesuch, ja, wir waren im Theater in Cottbus und wir sind mit der Gruppe wieder nach Hause gefahren und da hab ich gesagt: Na, du wirst doch jetzt nicht nach Tornow fahren. Eine Nacht können wir doch beide in einem Bett liegen, und die eine Nacht war eben für uns entscheidend, dass wir zusammengefunden haben. Und da weiß ich sogar das Datum noch. So ist das mitunter. Das war genau ein Jahr und elf Tage, dass wir das erste Mal zusammen geschlafen haben.

Keusch, naiv und ungeküsst

HELGA BRINKMANN, Jahrgang 1934, von Beruf Sekretärin/Abteilungsleite-rin, zwei Söhne. Sie lebt allein in ihrer Wohnung in Berlin-Marzahn. Einige Monate vor unserem Gespräch war ihr Mann an Krebs erkrankt und daran sehr schnell gestorben.

Also, ich bin 77 Jahre, 78, Entschuldigung, bin ja ein Jahr älter, und bin die dritte von fünf Töchtern. Wir kommen aus einem ... wie soll ich sagen, Haushalt ... mein Vater war Feuerwehrmann und meine Mutti Hausfrau. Aber von Beruf war sie gelernte Gebrauchsmalerin. Und wir waren fünf Kinder, meine Mutti hat nie gearbeitet. Wir hatten eine ..., ja eine schöne Kindheit. Wir haben ..., wir kommen aus Ostpreußen. Ich bin die letzte, die in Ostpreußen geboren ist, und dann kamen die beiden Jüngeren, die sind dann in Berlin gebo-ren. Und wir fünf Schwestern sind heute noch sehr eng zusammen. Für meine Mutti war det 'ne ganz schwere Zeit, weil wir drei Großen alle dreizehn Monate auseinander sind. Ja, das waren früher so die Freuden des kleinen Mannes *[schmunzelt]*.

Wir haben dann alle einen Beruf erlernt. Drei von uns den Beruf, damals hieß das »Facharbeiter für Schreibtechnik«, unsere Zweite, die war Kindergärtnerin und unsere Jüngste, die konnte studieren, Pharmazie in Bratislava. Und ich war Facharbeiter für Schreibtech-nik und dann Sekretärin und dann nachher Sachbearbeiterin, wie das hieß und dann Abteilungsleiter im größten Fremdsprachen-dienst der ganzen großen DDR. »Intertext« hieß das. Kennen Sie? Da hab ich 22 Jahre gearbeitet. Bis die Wende kam. Da mussten wir ..., wir hatten das Alter, wir mussten alle in Vorruhestand gehen. Wir sind da im Prinzip in ein tiefes Loch gefallen. Bloß, im Nach-hinein war das die beste Lösung. Wir Schwestern sind alle froh ..., nein wir vier Schwestern – eine arbeitet ja noch –, dass wir uns auf diesem Arbeitsmarkt nicht mehr zu bewähren brauchten.

So, das wäre kurz dazu. Ich habe 1959 geheiratet und, wie gesagt, wir waren 52 Jahre verheiratet. Wir haben zwei Söhne, die heutzu-tage Arbeit haben, das ist viel wert und ich hab ein geschiedenes Enkelkind und ein angeheiratetes Enkelkind.

Ende der dreißiger Jahre, noch vor Kriegsausbruch, zog Helga Brinkmanns Familie von Ostpreußen nach Berlin. Infolge der Bombenangriffe kehrte die Mutter mit den Töchtern später aber wieder in den alten Heimatort zurück, während der Vater als Feuerwehrmann in Berlin blieb.

Wir sind zu unseren Verwandten nach Ostpreußen. Und dann sind wir mit der Armee …, also vor der Armee geflohen und sind denn aus Ostpreußen mit dem Pferdewagen, wissen Sie, wie dieser Film »Die Flucht«, bloß nicht aus der Sicht einer Adeligen, sondern aus unserer Sicht. Und unsere Mutti mit fünf Kindern alleine. Das war hart. Haben wir uns hinterher überlegt. Wir haben 'ne Weile in Schlesien gewohnt, in Liegnitz, und mussten uns aber teilen, weil niemand eine Frau mit fünf Kindern aufgenommen hat, meine Schwester und ich, wir mussten zu einem Bauern, aber der hat uns nachher auch Platz auf dem Pferdewagen zur Flucht gegeben, und det war Winter, und det war janz schön. Von Liegnitz aus sind wir nach Dresden, und da haben wir diesen Bombenangriff mitgemacht. Vor drei Jahren waren wir alle fünf anlässlich des Frauentages *[schmunzelt]* – feiern wir immer noch –, waren wir alle in Dresden und haben so 'ne Erinnerungstour gemacht. Wir haben auf der Chaussee, also auf den Elbwiesen gelegen und unsere Mutter hatte uns zugedeckt, die hatte noch 'ne Decke mit, hat uns zugedeckt und sich raufgelegt, damit – wenn … wir alle weg sind. Uns ist aber nischt passiert, aber wissen Sie …, ich war elf und diese Eindrücke, diese Bilder werde ich nicht mehr los. Wenn Sie da so …, wir haben über die Elbe geguckt, und da war die Frauenklinik, und die brannte lichterloh. Und wie die Menschen sich da vorbeischlängelten, weil das 'ne Chaussee war und dahinter war das Feuer, und die Menschen schlängelten sich da vorbei, um auf die andere Seite zu kommen. Es war ganz schlimm. Und dann haben wir unsere kleene Schwester verloren, und denn haben wir sie aber trotzdem wiedergefunden. Wir hatten immer ein bisschen Glück.

Ja und denn sind wir nach …, mit so 'nem kleenen Handwagen immer Schritt für Schritt von Dresden nach Berlin gelaufen, und in Berlin waren dann in unserer Wohnung äh die Verwandten aus Ostpreußen, die uns vorher in Ostpreußen nicht haben wollten. Wir hatten eine Zweieinhalb-Zimmer-Wohnung, wir waren da neun Personen. Det wäre heute so asozial. Neun Personen in drei Räumen! Wir hatten allerdings 'ne verhältnismäßig große Küche und ein großes Bad. […]

Das war die Flucht. Wir sind am 26. Juni nach Hause gekommen und Vater am 27. Unser Vater war in Moabit bei der Feuerwehr und wurde von den Amerikanern gefangen genommen. Und der kam ..., ick seh' den noch so kommen bei uns am Müllhaus. Wir haben am nächsten Tag unten schon wieder gespielt. Kinder haben das alles schnell ..., ich weiß auch nicht ... Und wir haben uns so gefreut, dass unser Vater kam. Der wurde irgendwo ins Land verschleppt von den Amerikanern und musste auch nach Hause tippeln. Und hat natürlich nischt zu essen und nischt zu trinken gehabt. Denn haben wir ..., hab ich mich gewundert, warum ist unsere Mutti so böse mit unserem Vater. Ja, er sah gut aus, der war braungebrannt und Männer waren knapp, und da hat er sich immer bei Bäuerinnen eingemietet, hat ein paar Tage dort gearbeitet und auch noch was anderes gemacht *[schmunzelt]*. Und dass unsere Mutti so böse war, hab ich erst mit zunehmendem Alter verstanden. Ich wusste nur, dass Mutti gesagt hat: Na ja, unser Vater, der hat's ja immer mit den Bäuerinnen oder so. Und dann waren wir alle wieder zusammen und Vater ging weiter zur Feuerwehr. Und unsere Mutti war immer zu Hause. Unsere Mutti hat aus Dreck Zwerge gebacken, haben wir immer gesagt, weil sie alles genäht hat, und kochen konnte sie ..., also, unwahrscheinlich. Ja.

A.L.: Sind Sie von Ihrer Mutter sexuell aufgeklärt worden?

Nee. Nee *[lacht]*, nee. Und ich muss ganz ehrlich sagen, wie keusch, naiv und ungeküsst wir waren, also det war ja schon nicht mehr ..., wenn ick die heutige Jugend sehe.

Vater durfte nicht mal im Nachthemd über den Flur gehen. Sagt Mutti, du verlierst deine ganze Autorität. Und dann kam meine Schwester an mit 'nem unehelichen Kind.

A.L.: Die Ältere?

Nee, die nach mir. Und da hat Vater mit ihr die ganze Zeit nicht gesprochen, und dann kriegte sie aber so 'ne Sturzgeburt. Ach, und da ist unser lieber Vater gerannt, ah nee. Wir saßen alle – die Großen am großen Tisch, die Kleinen am kleinen Tisch – ich war noch klein, zählte zu den Kleinen, es war 'ne Platzfrage. Und Ulla [die Älteste – A.L.] hatte dann Probleme, bei Vater zu sitzen mit lackierten Fingernägeln. Wir konnten das denn nachher alles schon machen. Da war er schon dran gewöhnt.

A.L.: Durften Sie abends ausgehen?

Wir mussten unsere Zeit einhalten. Ich weeß nicht mehr, wann die Zeit war. Wir haben unserer Mutter, wenn wir nach Hause gekommen sind, haben wir unserer Mutter gerne erzählt. Sie lag denn im Bett und wir standen denn oder saßen um sie rum, und denn haben wir ihr erzählt, was wir erlebt haben. Nee, nee, so streng wurden wir nicht erzogen, aber ich kann mich entsinnen, ich lernte meinen Mann kennen, und dann haben wir, wenn ich mal bei ihm geblieben bin, dann hab ich bloß angerufen, ich bleibe bei Grandkes, oder wir bleiben da, oder wir bleiben da. Denn war die Moral gesichert. Wir mussten immer…, wenn unsere Männer – unsere Freunde, noch nicht unsere Männer – bei uns übernachten durften, denn mussten wir alle Türen auflassen. Das war eben so. Und ich meine, fünf Mädchen zu hüten ist auch nicht ganz einfach. Wir haben ja keinen auf den Ofen gesetzt, wir haben alle nach der Reihe geheiratet – genau so.

A.L.: War denn Ihr Mann Ihr erster Freund?

Nö, nee, nee, nee! *[lacht]* Ich hatte, ich hatte ein paar Freunde, ach ja, hatt ich 'ne ganze Menge.

A.L.: Hatten Sie mit denen Sex?

Klar. Aber nicht so wie heute, wissen Sie, gleich nach dem ersten Mal oder so. Det war so nicht. Det war erst langsam. Aber, ja, wir sind ja auch tanzen gegangen und so. Doch. Wir hatten einen schönen Vater und ganz hässlich waren wir nicht *[lacht]*. […]

Willi, ihren späteren Ehemann, lernte Frau Brinkmann im Tanzlokal »Stadtmitte« kennen.

Der war Polizist, aber als ich ihn kennenlernte, war er beim Verlag. Er ist nach Berlin gekommen, als Polizist bei der Kripo. Davor hatte ich einen, der hieß Hans-Otto, aber det war nicht so mein…, mit dem konnt' ich machen, was ich wollte, und mit Willi konnt' ich nicht machen, was ich wollte. Und Gefühle waren natürlich auch dabei. Ja, er war 'ne Zeitlang auf 'ner Schule und hat wunderschöne Briefe geschrieben. Er fand det schön bei uns zu Hause, weil er war selbst ein Einzelkind. Ich mochte ihn, er hatte sehr viel Humor. Er hat zum Beispiel, wenn wir uns verabredet haben, denn hat er schnell mal aus der nächstgelegenen Telefonzelle angerufen und hat gesagt: Das wird heute nichts. Und denn stand er zwei Minuten später vor der Haustür, und alles so was.

Ich hab's auch nie bereut. Natürlich war nicht alles eitel Sonnenschein, das ist doch ganz klar, aber ich hatte mir bei Willi nischt auszusteh'n. Er war immer…, zum Schluss hat er ein bisschen gemeckert, er war immer ein bisschen eifersüchtig auf meine Schwestern. Er sagt, er kann das nicht verstehen, was wir jeden Tag zu reden haben. […]

A.L.: Wie viele Kinder wollten Sie haben, was hatten Sie für Vorstellungen?

Also ich weiß ganz genau, fünf Kinder auf keinen Fall. Aber zwei waren gedanklich immer so im petto, also, da haben wir auch… Und dann war ich vierzig und kriegte die Antibabypille, weil sie festgestellt haben, dass ich schon in den Wechseljahren war, mit vierzig. Ich hatte Unregelmäßigkeiten. Man hat mir gesagt, das sind die Anfänge der Wechseljahre. Ich hab gedacht, na das kann doch wohl nicht sein. Aber wissen Sie, ich hab mir keine Gedanken weiter drüber gemacht. Ich hab dann die Antibabypille gekriegt und, eh…, wurde schwanger. Und habe, ich weiß ganz genau, und habe das Kind abtreiben lassen. Ich wäre zweiundvierzig gewesen, wenn das Kind geboren worden wäre. Und wir wollten keine Kinder mehr – und da war das ja denn freigegeben, dass wir abtreiben können. Ich weiß noch, da war ich in Buch und da haben wir abtreiben lassen. […]

Ich hatte ja zwei Kinder. Und meine Schwestern, die haben alle zwei, außer Renate, die hat drei.

A.L.: Vorher wollten Sie keine Pille nehmen?

Nee. Aber warum ich keine genommen habe…, weiß ich nicht. Wir haben aufgepasst.

A.L.: Sie haben gerechnet?

Genau.

A.L.: Und das hat immer gut geklappt?

Na ja, bis auf die Kinderei hat es immer gut geklappt. Das heißt, wir haben's bei den ersten beiden, haben wir es drauf ankommen lassen, da war das…, und bei Heiko ging das auch noch. Aber dann war's nicht…, da hatt ich doch dazwischen eine Totgeburt. Stefan ist 60 geboren und Heiko ist 64, und dazwischen war das. Immer so im Zweijahresabstand. Das [totgeborene Kind – A. L.] war ein Mädchen, und ich hätte so gerne ein Mädchen gehabt, aber es war nicht drin und *[Pause]*, aber wissen Sie, wir haben gearbeitet, und ich hatte gar nicht viel Zeit zu trauern, oder irgendso.

A.L.: Sie haben ja eine tolle Entwicklung genommen von der »Schreibfacharbeiterin« zur Abteilungsleiterin bei »Intertext«.

Ich war Abteilungsleiter Weiterbildung – und hatte von Tuten und Blasen keene Ahnung. Ich habe Lehrgänge gemacht, Weiterbildungslehrgänge, und da brauchte ich nicht …, das ging um ganz normale Sachen, um politische Sachen, um sachbezogene. Und das Fachliche, das wurde von den Fachleuten eben gemacht. Ich hab sie zur Weiterbildung ins Ausland geschickt und alles so was.

A.L.: Waren Sie Mitglied der SED?

Ja, war ich.

A.L.: Wann sind Sie denn eingetreten?

Wann bin ich denn eingetreten? Als ich noch bei der Sportvereinigung »Wissenschaft« war. Warten Sie mal, ich bin …, angefangen zu arbeiten habe ich im Elektroamt, das war beim Magistrat, und dann bin ich von da aus zur Sportvereinigung gegangen, ach war det 'ne schöne Zeit!, und war da Sekretärin. Und dann, von dort aus bin ich …, war ich beim Bundesvorstand des FDGB? Warten Sie mal, und bei der Sportvereinigung »Wissenschaft« bin ich in die Partei eingetreten, weil ich so einen guten Chef hatte, der mich so überzeugt hat *[lacht]*, der hat an mir gearbeitet wie ein …, ja, dass ich in die SED eintrete. Ja. Das war aber nur, weil er so beispielgebend war. Und dann wurde ich gefragt, warum ich nicht sozialistisch geheiratet habe *[zündet sich die dritte oder vierte Zigarette an]*, ja, das war damals so. Sozialistische Namensgebung …, ja, aber das hat man sich ausgewählt, das musste nicht sein.

A.L.: Haben Sie kirchlich geheiratet?

Nee. Nö, nö, nö, nö. Nur Standesamt. Aber ich musste kein …, doch, die sozialistische Namensgebung hab ich gemacht. Da gab's ja 50 Mark als Sparbuch für das Kind. Aber sozialistische Heirat hier, hab ick nicht gemacht.

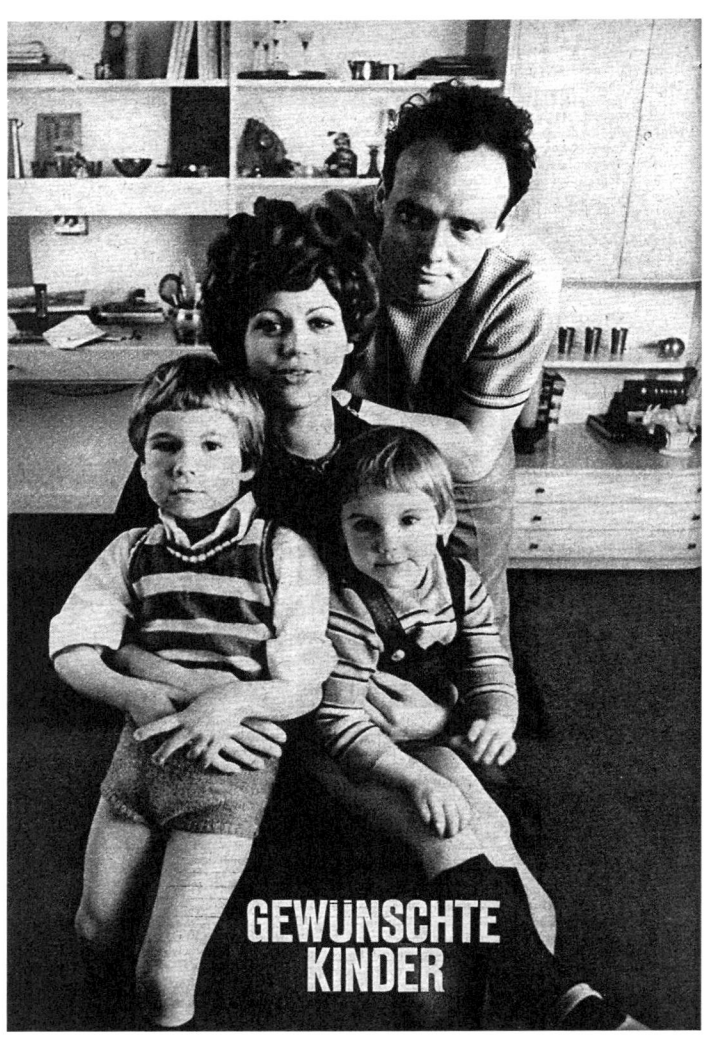

GEWÜNSCHTE KINDER

Die ideale DDR-Familie. Illustration aus: »Deine Gesundheit«, Nr. 6/1972.

1.2 Die »Kriegskinder« – ein Generationenbild

Durch die Lebensgeschichten unserer ältesten Interviewpartnerinnen, wie unterschiedlich sie auch sein mögen, zieht sich ein Grundton; bestimmte Motive wiederholen sich, weil die Jahre des Kriegs und des Nachkriegs, in denen diese Frauen Kinder und Jugendliche waren, den Rahmen für einen Großteil an gemeinsamer Erfahrung bilden: Bombennächte, Flucht und Vertreibung, die Abwesenheit der Väter, die Überlebenskünste der Mütter, die Allgegenwart drohender Vergewaltigung seitens der sowjetischen Befreier. Die Mädchen erlebten traumatische Szenen, verloren Geschwister, sahen Menschen in unmittelbarer Nähe sterben. Viele von ihnen haben jahrzehntelang versucht, diese Erinnerungen zurückzudrängen. Die Erwachsenen kümmerten sich selten um die seelischen Verletzungen ihrer Kinder. Sie waren mit dem eigenen Überleben beschäftigt und waren außerdem der Ansicht, die Kinder seien noch zu klein gewesen, um überhaupt zu verstehen.

Die Mädchen wuchsen nach 1945 in einer Welt auf, deren Werte zerbrochen waren, deren Regeln im Begriff waren, sich radikal zu ändern. Manche Väter kamen als überzeugte Kommunisten aus der sowjetischen Kriegsgefangenschaft zurück und engagierten sich beim Aufbau einer neuen Gesellschaft. In diesem Klima von Zusammenbruch und Neubeginn erlebten die Kinder bzw. Jugendlichen Not und Hunger – gleichzeitig eröffneten sich ihnen bisher nicht gekannte Bildungs- und berufliche Entwicklungschancen. Im familiären Bereich jedoch hielten vor allem die heimgekehrten Väter oder die neuen Partner der Mütter an den traditionellen Moralvorstellungen fest und suchten die Töchter mittels strenger Verbote vom anderen Geschlecht fernzuhalten. Für die frühe Phase ihres Erwachsenwerdens und der Familiengründung bilden die Erzählungen dieser Frauen für uns die allgemeine Situation vor der Pille ab, eine Zeit, in der Verhütung eine unsichere Sache war und Abtreibung weitgehend verboten. Sex vor der Ehe galt als Verletzung eines Tabu. Und wenn die Grenze doch überschritten worden war, musste spätestens dann geheiratet werden, wenn das Kind unterwegs war. Die britisch-ägyptische Journalistin Shereen el Feki schreibt, die Jugend ihrer Mutter im ländlichen Wales der 1930er/40er Jahre vor Augen, diese strengen Regeln seien »ebenso sehr eine Frage der praktischen Durchführbarkeit wie der Moral«[6] gewesen. Die Angst vor einer unehelichen Schwangerschaft beherrschte das Handeln und versperrte viele Möglichkeiten einer unbefangenen Annäherung zwischen Mädchen und Jungen, zwischen jungen Frauen und jungen Männern.

Erzählungen vom Krieg

Es fällt auf, dass Erzählungen über den Alltag im Nationalsozialismus, über die noch als relativ friedlich erlebte Zeit vor dem Chaos des Kriegsendes, entweder ganz fehlen oder im Kontext des damaligen kindlichen Blickwinkels verbleiben und kaum von späteren politischen Deutungen gefärbt sind. Katharina Merker spricht von einer unbeschwerten Kindheit, von dem geschlachteten Zicklein, das sie nicht essen mochte, weil sie mit ihm vorher gespielt hatte. Bei ihnen hätten »Polen, Russen und Franzosen gewohnt«, sagt sie. Dass diese Männer nicht einfach auf dem Bauernhof »gewohnt« und ihren Eltern »geholfen« haben, sondern dass sie Zwangsarbeiter waren, die aus ihren Heimatländern verschleppt wurden, hat auch fast siebzig Jahre später ihrer Wortwahl nichts anhaben können. Für Gerda Ehlers endete das normale, unhinterfragte Leben bereits 1940, als ihre Familie aus Rumänien ausgesiedelt und in Bug bei Posen in einem Bauernhof einquartiert wurde, von dem zuvor eine polnische Familie vertrieben worden war. »War ja Krieg«, kommentiert sie den Vorgang, »und da gab's ja …, da verlief das alles so.« Gudrun Gerstner wuchs auf einem großen Bauernhof in Ostpreußen auf. Ihre Lebenserzählung setzt überhaupt erst an dem Tag im Januar 1945 ein, als Soldaten der Roten Armee auf dem Hof erschienen, einen Bruder ihres Vaters sofort erschossen und zwei weitere Brüder mitnahmen. »Man hat es als Kind auch nicht verstanden, was da passierte.« Einige Wochen später kamen erneut Soldaten auf den Hof. Diesmal machten sie Jagd auf Frauen und zerrten einige auf einen LKW, unter ihnen Frau Gerstners Mutter.

> Wir haben uns angeklammert an meine Mutti, am Mantel, und dann wurden wir mit dem Gewehrkolben weggeschlagen. Eigent-

---

6 Shereen el Feki: Sex und die Zitadelle. Liebesleben in der sich wandelnden arabischen Welt, Berlin 2013, S. 36. In der Einleitung ihres Buches vergleicht die Autorin die aktuelle Situation in der arabischen Welt mit der in Europa vor 70 Jahren und findet viele Gemeinsamkeiten.

lich ist meine Kindheit da vorbei. Ich hab nie mehr gespielt, weder mit Puppen noch mit irgendwas, sondern das war irgendwie vorbei.

Drei Monate später kam die Mutter zurück, sie hatte während des Transports in ein sowjetisches Arbeitslager fliehen können.

Auch für andere Interviewpartnerinnen beginnen die drastischen, die plastischen Erinnerungen erst am Ende des Krieges, als ihre scheinbar heile Welt zerbrach, die Wohnung zerbombt wurde, als sie den Heimatort verlassen mussten, als die fremden Soldaten kamen und Angst verbreiteten. Helga Brinkmann wird die Bilder der brennenden Stadt Dresden im Februar 1945 nicht mehr los. Für Gerda Ehlers sind die letzten Kriegstage, die sie in Potsdam erlebte, »eine Prägung in mein…, in meinem Inneren«. Gabriele Igel sah an der Müncheberger Straße, »dass da lauter Leute an de Bäume gehangen haben«.

Die sieben- bis zehnjährigen Mädchen, die mit ansahen, wie ihre älteren Schwestern, Mütter oder Tanten sich vor den sowjetischen Soldaten versteckten, erfuhren auf diese Weise eine Art gewaltsamer sexueller Aufklärung. Gudrun Gerstner allerdings sagt, sie habe in der Situation nicht begriffen, was da überhaupt vor sich ging. »Ich wusste immer als Kind nicht, warum laufen die weg, ich hab ja nicht gewusst, was da passiert.« Brigitte Rösler erinnert sich, dass ihre sechzehnjährige Schwester wie ein kleines Mädchen zurechtgemacht wurde, »mit solchen Zöpfen, mit so 'nem Kopftuch wie Kohlhiesels Töchter«. Die zehnjährige Johanna Gries berichtet, dass auch sie auf dem Boden versteckt wurde, als die »Mongolen« in ihr Haus kamen. Gabriele Igel, deren Mutter plötzlich verschwunden war, sollte zu ihrer Oma »Mutti« sagen. Katharina Merker schildert, wie ihre Mutter die Soldaten ablenkte, damit die drei älteren Töchter aus dem Fenster in den Garten entfliehen konnten. Keine der dramatischen Szenen thematisiert explizit die tatsächliche Vergewaltigung. Brigitte Rösler ist die einzige, die ein Mädchen in ihrer Umgebung erwähnt, von dem es hieß, es sei vergewaltigt worden.

»Das wird jetzt jeden Monat kommen«

Sexuelle Aufklärung, Vorbereitung auf die erste Menstruation, Informationen über Verhütung erhielten die Mädchen dieser Altersgruppe von den Erwachsenen nur in Ausnahmefällen. Eltern wie

Lehrer sahen sich dazu weder in der Pflicht noch in der Lage. Diejenigen, die sehr früh geschlechtsreif wurden und das Phänomen nicht schon bei Freundinnen oder älteren Schwestern miterlebt hatten, erlebten deshalb die erste Monatsblutung häufig als einen Schock. Paula Ernst spricht von einem »Chaos«, für sie brach an diesem Tag »die Welt zusammen«. Ihre Mutter, die sie als »sehr spröde« bezeichnet, habe darauf nur gesagt, sie solle sich vor den Jungens hüten, denn jetzt sei sie eine werdende Frau: »… aber warum, weshalb, wie, was das Ganze, das wurde eben gar nicht …«. Katharina Merker war elfeinhalb Jahre alt, als sie während des Musikunterrichts in Ohnmacht fiel und von Mitschülerinnen nach Hause gebracht wurde. Die Mutter habe dann »die Bescherung in meinem Rock gesehen«. Das war 1946, die Familie lebte noch auf ihrem Hof bei Breslau.

> »Ja, mein Kind, jetzt musst du aufpassen vor den Russen«, das war alles, was meine Mutter mir gesagt hat. […] Wir waren ja mit elf Jahren naiv, heute wissen die alles schon. Denk ich, warum soll ich mich jetzt vor den Russen in Acht nehmen, warum? Det hab ich nicht begriffen, hab dann dreimal meine Mutter gefragt. »Das kann ich dir auch nicht so erklären.« Sie wurden nicht aufgeklärt, also konnten sie es auch nicht.

Henriette Elvers bekam zum ersten Mal ihre Periode während der Konfirmationsfeier des Patenjungen ihres Vaters. Sie war gerade elf Jahre alt und vertraute sich verstört dem Vater an. Der beruhigte sie mit beinahe den gleichen Worten wie die Mutter von Gerda Ehlers: »Reg dich nicht auf, das wird jetzt jeden Monat kommen, und ich fahr dich jetzt nach Hause.« Er gab dem Mädchen eine handgestrickte Binde und einen Bindengürtel aus dem Vorrat ihrer Mutter.

In dieser Atmosphäre des Schweigens bzw. der allerknappsten Informationen über die Welt der Geschlechtlichkeit spielten die Freundinnen, Mitschülerinnen und die älteren Schwestern eine entscheidende Rolle. Johanna Gries wurde von den Mädchen ihrer Klasse regelrecht bedrängt, ob sie denn schon Bescheid wisse:

> In der Schule wurde gesagt: Da wirschte *[sächselt]* dann mal rot unten rum. So wurde das hingestellt und so hatte ich das in Erinnerung, und dann hab ich meine Mutter gefragt. Hab ich gesagt, du in der Schule haben die gesagt, man wird da unten rot …

Johannas Mutter, die so prüde war, dass sie sich vor ihrer Tochter niemals nackt zeigte – sie war entsetzt, als sie einmal vergessen hatte, die Küchenvorhänge zuzuziehen und das Mädchen sie im Spiegel der Fensterscheibe sehen konnte –, überwand sich und erklärte, was dieser Ausspruch bedeutete. Aber mehr erfuhr Johanna Gries nicht. Informationen über die weibliche und männliche Anatomie sowie die Fortpflanzung erhielt sie erst später im Rahmen ihrer Ausbildung zur Krankenschwester.

> Und dann kriegt ich das erste Mal von meiner Mutter *[schmunzelt]* eine gestrickte Binde, eine gestrickte. Die hatte links und rechts ein Loch und im Schlüpper wurde vorn und hinten ein Knopp angenäht und da wurde das eingelegt. [...] Früher war es so, das wurde ja noch auf dem Wäscheplatz zum Bleichen ausgelegt mit der Wäsche, und dann musste man ja gießen. [...] Da hat sich auch gar keine Frau irgendwo gestört, das da hinzulegen und der Sonne auszusetzen.

Helga Brinkmann bekam erst im Alter von sechzehn Jahren ihre Periode, da wusste sie zweifellos schon von ihren älteren Schwestern, was sie erwartete. Weitere Einführungen in das Erwachsenenleben bezog sie von den älteren Mädchen im Hof des Mietshauses:

> Wo wir wohnten, da gab's ja die zwei Blöcke, und da gab's ja auch viele Mädchen in unserem Alter und auch Jungens. Und da haben wir Räuber und Gendarm gespielt mit den Jungens und alles so was. Da gab es ja immer ein paar aufgeklärte Mädchen, die uns informierten, die mit uns rauchten hinterm Busch. [...] Und wissen Sie, früher waren ja die Schulen, also die Einrichtungen, wenn ich daran noch denke, die Toiletten, ja, die waren fürchterlich, und die waren ja auch dermaßen beschmutzt, das heißt, beschmutzt mit Zeichnungen, mit Schriftzeichen, mit ..., sodass ich gesagt habe: Na, sowas machen meine Eltern nicht!

»Bring mir bloß kein Kind nach Hause!«

Je weniger Aufklärung, desto strenger die moralischen Regeln, desto strikter die Überwachung der Kontakte zwischen den Geschlechtern. Die Koedukation, also gemeinsame Schulklassen für Mädchen und Jungen, wurde in der sowjetischen Besatzungszone zwar 1945 bereits beschlossen, doch erst im Verlaufe der fünfziger Jahre durch-gesetzt, der »Kuppel«-Paragraph[7] erst mit der Strafrechtsreform 1968 abgeschafft. Ausgehverbote für die Mädchen, die die dörflichen Tanzveranstaltungen allenfalls mit Begleitpersonen besuchen durf-ten, sollten voreheliche Sexualität und vor allem uneheliche Schwan-gerschaften verhindern. »Bring mir bloß kein Kind nach Hause!«, das war oftmals die einzige Verhaltensregel, die die Töchter von ihren Eltern hörten. Henriette Elvers, die in einem thüringischen Pfarrhaus aufwuchs, hörte diesen Satz von ihrer Mutter, verbunden mit der Drohung: »Dann sind wir geschiedene Leute.« Nachdem sie als Achtzehnjährige an einem Faschingsumzug in ihrem Dorf teil-genommen hatte, machte ihr Vater ihr Vorwürfe, sie habe sich mit einem Jungen »herumgetrieben«.

Gerade die behüteten Mädchen aus den Dörfern und Kleinstäd-ten jedoch mussten oftmals schon als Vierzehn- bzw. Sechzehnjäh-rige ihre Elternhäuser verlassen, um in einer größeren Stadt einen Beruf zu erlernen. Wenn sie in Lehrlingsinternate oder Schwestern-heime wechselten, übernahmen Heimleiter, Pförtner, auch private Vermieterinnen die Rolle der wachsamen Eltern. Männerbesuch war natürlich verboten – dafür aber lieferten erfahrenere Zimmergenos-sinnen Basisinformationen über das Tabu-Thema Sex und eröffne-ten Ausblicke auf ein Leben jenseits der elterlichen Verbote. Johanna Gries wurde von ihren Mitschülerinnen auf einen Faschingsball »geschleppt«, wie sie sagt. Nach einem frustrierenden Zusammen-stoß mit einem betrunkenen Tanzpartner wagte sie jedoch zunächst keine weiteren Ausflüge auf dieses Terrain.

Katharina Merker, der der Vater ebenfalls das Ausgehen verboten hatte, verdankte ausgerechnet der Initiative einer Ordensschwester im katholischen Theresienheim in Berlin die erste Begegnung mit ihrem späteren Ehemann. Im Alter von achtzehn Jahren begann sie ihre Ausbildung zur Kinderschwester und zog in ein staatliches Schwesternheim um.

> Da wurd' ich veräppelt. Also von den anderen Schülerinnen. Wir waren drei, die noch keinen Sex hatten. Und det konnten die anderen nicht verstehen: »Na sag mal, du hast 'nen Freund, das kannst du mir doch nicht erzählen.« Sag ich, na klar küssen wir

---

7 »Kuppelei« wurde die Förderung bzw. Tolerierung von »Unzucht«, d. h. voreheli-chem Geschlechtsverkehr, durch Dritte genannt.

uns. – »Na ja und, passiert da nicht mehr?« – Sag ich, nee, da passiert nicht mehr. – »Na, fühlst du nichts?« – Sag ich, klar, aber das muss aber nicht sein.

Zweifellos hielt Katharina Merker sich an die von den Eltern – und von der katholischen Kirche – formulierten Regeln, deutet ihr Verhalten jedoch eher als eine lustvolle Selbstbeschränkung. Gerda Ehlers, Paula Ernst und auch Johanna Gries betonen im Interview stolz, dass sie nicht heiraten »mussten«. Diesen in ihren Augen respektablen Status hatten sie durch Lustverzicht erworben. Auf diese oder andere Weise fand der Kontakt mit dem anderen Geschlecht relativ spät statt. Häufig heirateten unsere Interviewpartnerinnen den ersten Mann, dem sie dann schließlich näherkamen. Verliebtsein, Zärtlichkeit und Begehren kommen in ihren Erzählungen selten vor. Die Wahl der Partner und die Entscheidung zur Heirat werden eher sachlich begründet: Sie gaben dem Drängen des Freundes schließlich nach oder sie wollten das Elternhaus verlassen.

Gerda Ehlers schildert ausführlich, warum und wie lange sie ihren Werner warten ließ. Dabei waren ihre Kindheit und Jugend weniger von Strenge und Verbot als von Armut und Vernachlässigung geprägt. Sie setzte sich ihre Normen selbst, weil sie diesen Verhältnissen entfliehen wollte, weil sie auf keinen Fall so leben wollte wie ihre Mutter.

Paula Ernst, die noch als Achtzehnjährige nicht allein ausgehen durfte, schrieb ihrem Verlobten, der weit entfernt in der Lausitz lebte, fünf Jahre lang Briefe, ehe es zur Eheschließung und zur Gründung eines gemeinsamen Hausstandes kam. Warum sie nicht früher versuchte, der Kontrolle des Stiefvaters zu entkommen, geht aus ihrer Erzählung nicht hervor. Einiges deutet darauf hin, dass sie die Verbote verinnerlicht hatte, und dass Sicherheit und geregelte Verhältnisse für sie wichtiger waren als die spontane Nähe zu ihrem Freund.

Bei Johanna Gries hatten prüde und strenge Erziehung plus ein unglückliches Verhältnis zum eigenen Körper wegen ihrer Hautkrankheit einen Flirt oder eine Liebschaft in der Jugendzeit gar nicht erst entstehen lassen. Dazu kamen die äußeren, die gesellschaftlichen Schranken: Das väterliche Ausgehverbot, das strenge Regelwerk im Schwesternheim mit einer wachsamen Pförtnerin, die quasi als verlängerter Arm der Eltern agierte. Die Haltung ihrer Eltern erklärt sich wiederum aus deren Beziehungsgeschichte: Eine Nacht lang, so erzählt Frau Gries, habe ihre Mutter auf Geheiß des Vaters auf einem eisernen Abtreter vor der Haustür knien müssen, weil sie als Katholikin sich nicht mit einem Protestanten hätte einlassen dürfen. Erst als das Paar entschlossen ein weiteres Tabu brach und das Mädchen schwanger wurde, durfte/musste schließlich geheiratet werden.

Es ist wohl kein Zufall, dass einzig Helga Brinkmann und Brigitte Rösler, die beiden Berlinerinnen unter den Interviewpartnerinnen dieser Altersgruppe, von Freunden berichten, die sie vor ihren Ehemännern hatten, und von vorehelichem Sex. Die größeren Freiheiten, die ihre Eltern ihnen einräumten, befreiten diese indes nicht von der Sorge, die Mädchen könnten frühzeitig schwanger werden. Bei Brinkmanns blieb die Zimmertür offen, wenn eine der Schwestern einen Freund über Nacht mitbrachte. Die Mutter von Brigitte Rösler ging nicht eher zu Bett, bevor ihre Tochter, die mit siebzehn/achtzehn ihre erste Beziehung hatte, wieder zu Hause war:

> Meine Mutter hatte dann schon immer gewartet, dass ich auch nach Hause komme und so weiter, sie fand das nicht so gut *[lacht]*.

> A.L.: *Weil Sie noch so jung waren?*

> Ja, oder weil sie Angst hatte, dass man ein Kind kriegt. Weil ich ja gerade angefangen hatte zu arbeiten. Also sie fand das nicht so gut. Aber große Erfahrungen hatten wir nicht. Man wusste bloß, dass man aufpassen muss und mehr nicht.

»Wir haben uns vorgesehen«

Wenn die Mädchen verheiratet waren, war der Moral Genüge getan. Sex war jetzt nicht mehr verboten, sondern gehörte zu den ehelichen Pflichten. Nun ging es um Verhütung, denn die Vorstellungen, wie viele Kinder sie haben wollten, hatten sich in ihrer Generation bereits gewandelt. Zweifellos hatte dies damit zu tun, dass sie fast alle berufstätig waren, entweder aus wirtschaftlicher Notwendigkeit, oder weil sie Ambitionen hatten sich weiterzubilden, weiterzuentwickeln. Auch der Wunsch nach bescheidenem Wohlstand konnte ein Motiv sein, die Kinderzahl zu beschränken.

Das trifft nicht auf alle unsere Interviewpartnerinnen zu. Für die überzeugte Katholikin Sigrid Ihme war es »normal«, sechs Kinder zu haben und für etliche Jahre ihren Beruf aufzugeben. Sie selbst kam aus einer Familie mit vielen Kindern. Dass Frau Ihme die Pille nicht vertrug und sich später für die von der katholischen Kirche favorisierte Natürliche Familienplanung (NFP) engagierte, wird später noch eine Rolle spielen.[8] Die Medizinerin Henriette Elvers zog mit ihrem Ehemann in den sechziger Jahren aus politischen Gründen in das grenznahe Eichsfeld, weil sie nach einer Fluchtmöglichkeit in den Westen suchten. In der katholisch dominierten Region waren Familien mit fünf, sechs Kindern keine Ausnahme. Doch allein wegen der beruflichen Belastung seien zwei Kinder für sie eigentlich genug gewesen, sagt sie. Es seien aber letztlich fünf geworden, weil Frau Elvers die Pille nicht vertrug, und ihr Ehemann, von dem sie zum Zeitpunkt des Interviews längst geschieden war, sich um Verhütung nicht kümmerte.

> Mein Mann hat sehr viele Kinder in die Welt gesetzt, mit sehr vielen Frauen, und der hat immer gesagt, die Frauen sind selber daran schuld. Wenn sie mit einem Mann ins Bett gehen, müssen sie sich über das Risiko im Klaren sein, dass sie auch schwanger werden können.

Gerda und Werner Ehlers kamen beide aus kinderreichen Familien und waren in bedrückender Armut aufgewachsen. Er wollte eigentlich nur ein Kind, die Verhütung, mit Kondomen, fiel in seine Zuständigkeit. Gerda Ehlers:

> Das war ja alles seine Arbeit. Er hat seine Methode da gehabt. Um das feucht zu halten, damit das…, das ist ja Gummi…, da brauchte ich mich nicht drum kümmern. Aber es war ja nun nicht hundertprozentig. Unsere Monika ist ja, weil der Kondom geplatzt ist, ist sie geboren worden.

> *A.L.: War sie also kein Wunschkind?*

> Ja, von mir ja, aber nicht von ihm. Ich habe das ja gemerkt und ich hätte sagen können, wir müssen anhalten, aber ick wollte ja. Aber Werner hat gesagt, eins und nicht mehr. Und denn nachher ist das passiert, und da hab ick nischt gesagt. Und Werner war ja so 'n Typ. Wie er das dann wusste, dann hat er auf der Couch gelegen und tagelang auf die Decke gestarrt.

8 Vgl. Kapitel 4.4: Exkurs: »Natürliche Familienplanung«.

Helga Brinkmann wollte auf keinen Fall fünf Kinder wie ihre Mutter haben. Zwei seien »gedanklich immer so im petto« gewesen. Sie und ihr Mann hatten sich einen bescheidenen Wohlstand erarbeitet. Beruflich war ihr ein beeindruckender Aufstieg von der Stenotypistin bis zur Abteilungsleiterin in der staatlichen Übersetzungsagentur »Intertext« gelungen. Katharina Merker, die ebenfalls aus einer Familie mit fünf Kindern stammt, äußert sich nicht dezidiert zur Frage der Kinderzahl, lässt aber dann doch durchblicken, zwei Kinder hätten eigentlich genügt. Nach dem dritten Kind, einem Sohn, den sie noch »in Kauf genommen« hätten, sei »der Laden dicht« gewesen. Dann aber wurde einige Jahre später noch ein Mädchen geboren – das vierte Kind, das eigentlich nicht mehr kommen sollte, und das sie bei der Aufzählung ihrer Geburten im Interview beinahe vergessen hätte.

> Wir haben's nach den Rechnungen gemacht, wenn's geklappt hat, war's in Ordnung. Wenn's mal schiefgegangen ist …, den Sohn haben wir noch in Kauf genommen. Und danach klappte es eigentlich ganz gut – bis zur Tochter.

Ihre lakonische Erzählung verweist auf die Selbstverständlichkeit, mit der in der Zeit unsicherer Verhütung Schwangerschaften und Geburten letztlich angenommen wurden.

Kondome scheinen bei unseren Interviewpartnerinnen eher unbeliebt gewesen zu sein, und »Rechnen« – damit ist wohl eine Kombination von Knaus-Ogino und *coitus interruptus* gemeint – blieb Glückssache. Ihr Freund und später auch ihr Ehemann hätten »aufgepasst«, sagt Brigitte Rösler. Meine Frage, ob sie Kondome benutzt hätten, verneint sie. »Das war schon ohne …« Als ich den Begriff »Kalendermethode« erwähne, nickt sie nur. Selbst aussprechen mag sie solche Worte offenbar nicht.

Im Gespräch mit Helga Brinkmann kommt es aufgrund dieser Scheu zu einer kleinen Verwirrung:

A. L.: Vor der Ehe, haben Sie verhütet?

> Wir haben uns vorgesehen, ja. Wir haben nicht verhütet, nee, wir haben uns vorgesehen.

A. L.: Ist das nicht das Gleiche?

> Nee, verhütet, denn hätten wir so, so 'n, na wie sagt man denn …

A.L.: Kondom?

Ja. Haben wir nicht gemacht. Kannten wir ga…, also ick kannte det gar nicht. Also, ich kannte das, natürlich …

A.L.: Das wollten Sie nicht?

Nee.

A.L.: Sie haben sich immer die sicheren Zeiten ausgerechnet?

Ja, und auch so vorgesehen ebend.

Am rätselhaftesten bleibt die Aussage von Paula Ernst. Sie sei sich doch ihrer Sache »immer sicher« gewesen, sagt sie, als sie ihre Bestürzung über die dritte ungewollte Schwangerschaft beschreibt:

Ich hab mir auch nie 'nen Kopp gemacht, ehrlich. Ich war mir meiner Sache so sicher, aber …, na ja gut, ist halt doch mal schiefgegangen. Aber ich bin froh, dass ich das Kind habe …

A.L.: Wieso waren Sie Ihrer Sache so sicher?

Das weiß ich selbst nicht … Das war meine Natur so, ich bin nicht so …

A.L.: Haben Sie sich nach dem Kalender gerichtet?

Gar nicht, gar nicht. Durch, dass wir auch …, wir waren ja immer berufstätig und Schichten arbeiten, da war das auch irgendwie mit dem Zyklus ganz anders mal gekommen. Ich hatt eben Glück die Jahre. Der Körper verändert sich ja alle sieben Jahre, oder wie. Und das war eben vielleicht mein verrücktes siebtes Jahr.

Den Zugang zur Pille bekamen die Frauen dieser Altersgruppe, als sie schon über dreißig und meist längst verheiratet waren sowie bereits zwei bis drei Kinder geboren hatten.

1.3 EXKURS: Hormonforschung und frühe Familien-
politik in der DDR

Die Vorgeschichte der hormonellen Kontrazeption in der DDR begann bereits in den ersten Nachkriegsjahren mit einer wissenschaftlichen Entdeckung durch den jungen Chemiker Alfred Schubert – freilich ohne dass in jenen Tagen an ein Mittel zur Empfängnisverhütung gedacht worden wäre. Schubert hatte 1939 seine Promotion abgelegt und forschte als wissenschaftlicher Mitarbeiter am Chemischen Institut der im Herbst 1945 wiedereröffneten Friedrich-Schiller-Universität zu Jena an der Herstellung dringend benötigter Arzneiwirkstoffe. Es gelang Schubert, in seinem Labor ein neuartiges Verfahren zur Herstellung von Vitamin D2 zu entwickeln. Dieses Vitaminpräparat versprach einen hohen therapeutischen Nutzen in der vorbeugenden Behandlung von kindlichen Mangelerkrankungen wie der damals häufig auftretenden Rachitis.[9] Mit seiner Entdeckung weckte Schubert das Interesse der wirtschaftspolitischen Zentralverwaltung in der Sowjetischen Besatzungszone. Zum 1. April 1950 wechselte Schubert von der Universität zum neu gegründeten VEB Jenapharm.[10] Seine wissenschaftlichen Arbeiten sollten den Grundstein dafür legen, dass Jenapharm in den folgenden Jahren zum Zentrum der Antibiotika-, Vitamin- sowie Hormonforschung[11] und -produktion innerhalb der DDR-Arzneimittelindustrie werden konnte.[12] In den 1950er Jahren begann die zielgerichtete For-

9   Rachitis: Mineralisierungs- und Wachstumsstörung der Knochen, hervorgerufen durch einen gestörten Calcium-Phosphat-Stoffwechsel aufgrund Vitamin-D-Mangel.

10 Vgl. Bruno Schönecker: Die Entwicklung der Steroidchemie in Jena, in: Peter Hallpap (Hg.): Geschichte der Chemie in Jena im 20. Jahrhundert, Jena 2005, S. 82; siehe auch abweichende Zeitangabe in: Betriebsparteiorganisation der SED: Drei Jahrzehnte VEB Jenapharm, Berlin 1981, S. 69. Zur Firmengeschichte von Jenapharm: Jenapharm GmbH & Co. KG: 50 Jahre Jenapharm 1950-2000. Kompetenz schafft Vertrauen, Jena 2000.

11 1953 wurde mit der Ausgliederung der mikrobiologischen Forschungsabteilung und der Gründung eines Instituts für Mikrobiologie und experimentelle Therapie (IMET) unter Leitung von Dr. Hans Knöll neben der pharmazeutischen Produktion ein eigenständiges wissenschaftliches Forschungszentrum in Jena etabliert, das vor allem Grundlagenforschung im Bereich der Antibiotika und Steroide betrieb.

12 Das von Schubert entwickelte Syntheseverfahren für Vitamin D2 war nicht nur für die Produktion von Vitaminpräparaten von Bedeutung, sondern auch für die Hormonforschung. Das Vitamin D2-Molekül zählt chemisch zu den Steroiden – eine molekulare Grundstruktur, die auch den (Sexual-)Hormonen zu eigen ist, die der VEB Jenapharm später herstellen sollte.

schung zur Herstellung hochwirksamer entzündungshemmender Hormonpräparate wie etwa Cortison. Ein neuartiges Syntheseverfahren auf der Basis von Schweinegalle ermöglichte die Produktion von Hormonen, ohne dass die dafür benötigten Grundstoffe gegen Devisen importiert werden mussten.[13] Damit wurden letztlich die Weichen gestellt für die spätere Entwicklung und Herstellung der DDR-eigenen Antibabypillen.

Etwa zur gleichen Zeit, als Alfred Schubert seine ersten Synthese-Entdeckungen machte, veröffentlichte die Gynäkologin und Frauenrechtlerin Anne-Marie Durand-Wever eine Schrift, in der sie hellsichtig die Möglichkeit hormoneller Verhütung vorwegnahm. Durand-Wever war zur Zeit der Weimarer Republik in der Frauen- und Sexualaufklärungsbewegung aktiv und hatte 1928 in Berlin eine »Vertrauensstelle für Eheleute und Verlobte« gegründet. In der NS-Zeit waren einige ihrer Schriften zur »unerwünschten Literatur« erklärt und verboten worden. Während der gesamtdeutschen und überparteilichen Episode von 1947 bis 1948 war die parteilose Medizinerin Vorsitzende des Bundesvorstands des neu gegründeten Demokratischen Frauenbundes Deutschlands (DFD). In den Jahren 1948 und 1949 fungierte sie noch als Ehrenvorsitzende, zog sich aus dieser Funktion aber mehr und mehr zurück und trat schließlich 1950 aus dem DFD aus. 1952 gehörte Durand-Wever zu den Mitbegründerinnen der Deutschen Gesellschaft für Ehe und Familie (Pro Familia) in der Bundesrepublik Deutschland; darüber hinaus engagierte sie sich in der International Planned Parenthood Federation (IPPF).

In ihrem Traktat von 1948 über »Bewusste Mutterschaft durch Geburtenregelung« bezeichnete Anne-Marie Durand-Wever die Mutterschaft als eine der Frau von der Natur anvertraute Aufgabe; gleichzeitig befürwortete sie im Interesse der Frau, der Familie und der Gesellschaft einen steuernden Eingriff in die Fruchtbarkeit.[14] Sie

13 Vgl. Dieter Onken: Steroidforschung und -produktion aus Jena (1). Von der Schweinegalle zur Wunschkindpille, in: Jenapharm-Spiegel 55 (2006), H. 3, S. 9; Ders.: Zur Entwicklung der Steroidchemie bei Jenapharm unter besonderer Berücksichtigung der hormonalen Kontrazeptiva, in: Klaus Krug/Hans-Wilhelm Marquart (Hg.): Zeitzeugenberichte Chemische Industrie. Tagung »Industriekreis« der GDCh-Fachgruppe Geschichte der Chemie, 20. bis 22. November 1996 in Merseburg (GDCh-Monographie, Bd. 10), Frankfurt/M. 1998, S. 105 ff.

14 Vgl. Anne-Marie Durand-Wever: Bewußte Mutterschaft durch Geburtenregelung (Das aktuelle Traktat. Schriften zum geistigen Fortschritt, H. 3), mit 12 Abbildungen, Rudolstadt 1948, S. 3.

vertrat die Ansicht, dass ein in die Hand der Frau gelegtes, jederzeit und willkürlich anzuwendendes Mittel die beste Lösung wäre. In diesem Zusammenhang verwies Durand-Wever auf die Forschungen des österreichischen Physiologen Ludwig Haberlandt, der in den 1920er Jahren im Tierversuch eine reversible Sterilisierung durch Hormone nachweisen konnte. »Damals waren die Resultate noch nicht so weit, daß man sie am Menschen anwendete«, schrieb Durand-Wever und fuhr fort: »Die Methode hätte etwas Ideales an sich, wir wollen hoffen, daß sie eines Tages Wirklichkeit wird.«[15]

Die politische Führung der gerade gegründeten DDR verfolgte zu dieser Zeit allerdings eine andere bevölkerungspolitische Strategie. Zwei Weltkriege hatten die Zusammensetzung der Bevölkerung in Deutschland nachhaltig verändert. Millionen von gefallenen Soldaten und zivilen Opfern des (Bomben-)Krieges standen einer massenhaften Zuwanderung von Flüchtlingen und Vertriebenen, mehrheitlich Frauen und ältere Menschen, gegenüber. Die Gesellschaft der SBZ und frühen DDR war geprägt von Überalterung, einem weiblichen Übergewicht in der Generation der Kriegsteilnehmer, einem niedrigen Geburtenniveau und hoher Säuglingssterblichkeit.[16] Diese Ausgangsbedingungen bestimmten die Frauen- und Geburtenpolitik der frühen DDR. Produktion und Reproduktion waren – in dieser Reihenfolge – die Leitlinien für das Entwicklungsverständnis der SED-Führung: Bereits kurz nach der Staatsgründung, im Februar 1950, kündigte ein Beschluss des Politbüros ein neues Gesetz an, das die in der Verfassung verankerte Gleichberechtigung und die gesellschaftliche Stellung der Frau absichern würde. Das Gesetz, so hieß es, solle mehr Frauen als bisher in die Produktion einbeziehen, ihre entsprechende Qualifizierung ermöglichen sowie den Ausbau sozialer Einrichtungen zur Entlastung ihres Alltags fördern.[17] Anfang März 1950 überreichte der DFD einen dementsprechenden Forderungskatalog an den Ministerpräsidenten Grotewohl.[18] Darin hieß es:

15 Durand-Wever: Mutterschaft, S. 10.
16 Vgl. Erich Strohbach/Reinhard Liebscher: Bevölkerungspolitik in der DDR, in: Günter Manz/Ekkehard Sachse/Gunnar Winkler (Hg.): Sozialpolitik in der DDR – Ziele und Wirklichkeit, Berlin 2001, S. 123-137, hier S. 123 ff.
17 Das Polit-Büro der SED an die Frauen, in: BArch SAPMO DY 30/IV 2/17/30, Bl. 17 ff.
18 Vorschläge des Demokratischen Frauenbundes Deutschlands zur Förderung der Frauen, überreicht anläßlich des Empfangs beim Herrn Ministerpräsidenten Otto Grotewohl am 7. März 1950, in: BArch SAPMO DY 30/IV 2/17/30, Bl. 22 ff.

Der notwendige Mehrbedarf an Arbeitskräften wird in erster Linie von Frauen bestritten werden müssen. Darum sind solche Maßnahmen durchzuführen, die es den Frauen ermöglichen, mehr als bisher beruflich tätig zu sein. Je mehr Kindergärten, Wäschereien, Flickstuben, Großküchen, Konsumverkaufsstellen usw. in den Betrieben und in den Gemeinden eingerichtet werden, um so umfangreicher und qualifizierter wird die Mitarbeit der Frauen auf allen Gebieten unseres demokratischen Aufbaus sein, um so größer wird die Zahl derjenigen, die mit voller Kraft mitarbeiten. So werden wir schneller zu einem besseren Leben kommen und stärker den Frieden sichern helfen.[19]

Das im September 1950 von der provisorischen Volkskammer beschlossene »Gesetz über den Mutter- und Kinderschutz und die Rechte der Frau« (MuKSchG) wurde von einer Arbeitsgruppe unter Leitung der gerade neu gewählten DFD-Vorsitzenden Elli Schmidt vorbereitet. Vertreter des Ministeriums für Arbeit und Gesundheitswesen, des Ministeriums für Finanzen, der Frauenorganisation, der Gewerkschaft und der Volkssolidarität versuchten darin, die angestrebten wirtschafts-, frauen-, sozial- und bevölkerungspolitischen Zielvorstellungen zusammenzubinden. Elli Schmidt war eine erfahrene kommunistische Funktionärin und Frauenpolitikerin. Bereits Anfang der 1930er Jahre hatte sie die Frauenabteilung der Berliner KPD geleitet und war auf der Leninschule in Moskau ausgebildet worden. Nach 1933 organisierte sie den Widerstand in der Illegalität und emigrierte 1937 zunächst nach Paris und 1940 in die Sowjetunion. Bis zu ihrer Entmachtung als Kritikerin Ulbrichts nach dem 17. Juni 1953 gehörte Schmidt zur Führungselite der KPD/SED. Sie leitete das Frauensekretariat der Partei, war Mitglied des Zentralkomitees der SED und Kandidatin des Politbüros. Diese hohe Anbindung verdeutlicht die Bedeutung, die dem Gesetzesvorhaben beigemessen wurde. Als zukunftsweisendes Symbol sollte das »Gesetz über den Mutter- und Kinderschutz und die Rechte der Frau« den Anspruch der jungen DDR auf eine neue Gesellschaftsordnung unterstreichen. Hinter den sozialpolitischen Modernisierungsplänen

---

19 Vorschläge DFD, Bl. 23. Die Schlagworte der DFD-Vorschläge waren: verstärkte Einbeziehung der Frauen in das Wirtschaftsleben; Teilnahme der Frauen am staatlichen Leben; der Schutz der arbeitenden Frauen; Einrichtungen zur Entlastung der berufstätigen Frauen; Neuregelung des Ehe- und Familienrechts.

standen realpolitische Zwänge. Dem angestrebten ökonomischen (Wieder-)Aufbau fehlten angesichts verstärkter Abwanderung von Fachleuten gen Westen die dringend benötigten Arbeitskräfte. In Anbetracht des gegebenen Frauenüberschusses war es also eine logische Konsequenz, Arbeiterinnen über die Grenzen traditioneller weiblicher Beschäftigung hinaus einzusetzen. Viele Frauen waren infolge des Zusammenbruchs des klassisch männlichen Ernährermodells auf die Aufnahme einer Beschäftigung geradezu angewiesen. Die bereits kriegsbedingt aufgebrochenen Grenzen der Geschlechterrollen sollten dauerhaft verschoben werden, ohne allerdings das übergeordnete Ziel eines Geburtenzuwachses aufzugeben. Das neue Gesetz formulierte auf der einen Seite die arbeitsrechtlichen Rahmenbedingungen für die verstärkte Einbeziehung von Frauen in den Arbeitsprozess und untersetzte sie mit einer Reihe sozialer Unterstützungsmaßnahmen, auf der anderen Seite verbot es jeden Schwangerschaftsabbruch, der nicht durch medizinische oder eugenische Gründen legitimiert war.[20] Damit brach die DDR mit den liberalisierten Abtreibungsregelungen der Nachkriegsjahre und ersetzte faktisch den § 218 des bürgerlichen Strafgesetzbuches durch die restriktive Regelung des § 11 des »Gesetzes über den Mutter- und Kinderschutz und die Rechte der Frau«.[21] Jeder Abbruch sollte genehmigungspflichtig sein; die Entscheidung oblag einer Kommission, die sich aus Ärzten, Vertretern des Gesundheitswesens sowie der Frauenorganisation zusammensetzte.[22] Die Rechte der Frau – so lautete die

---

20 Vgl. dazu etwa: Donna Harsch: Revenge of the Domestic. Women, the Family, and Communism in the German Democratic Republic, Princeton/Oxford 2007, bes. Kap. 4.

21 In der DDR galt bis zum Inkrafttreten des neuen DDR-Strafgesetzbuches am 1. Juli 1968 das bürgerliche Strafgesetzbuch fort. Paragraph 218 wurde allerdings gemäß der Bestimmung § 31, 3 des Mutterschutzgesetzes außer Kraft gesetzt und durch die Regelungen des § 11 MuKSchG ersetzt. Eine Bestrafung illegaler Abtreibungen erfolgte bis zur Neufassung der Straftatbestände nach den Bestimmungen der jeweiligen Landesgesetze aus den Jahren 1947/48. Vgl. dazu: Kirsten Poutrus: Von den Massenvergewaltigungen zum Mutterschutzgesetz. Abtreibungspolitik und Abtreibungspraxis in Ostdeutschland 1945-1950, in: Richard Bessel/Ralph Jessen (Hg.): Die Grenzen der Diktatur. Staat und Gesellschaft in der DDR, Göttingen 1996, S. 170-198, hier S. 190; Edith Ockel: Die unendliche Geschichte des Paragraphen 218. Erinnerungen und Erlebnisse, mit einem Geleitwort von Petra Bläss, Berlin 2000, S. 25.

22 Steidle, Minister für Arbeit und Gesundheitswesen, Rundverfügung an die Landesgesundheitsämter und Ministerien für Gesundheitswesen der Länder, Oktober 1950, in: BArch SAPMO DY 30/IV 2/17/30, Bl. 121 ff.

offenkundige Botschaft – sollten sich auf ihre Stellung in der Ehe und im Arbeitsprozess beschränken, die Verfügung über den eigenen Körper war damit nicht gemeint.

Es ist eine Ironie der Geschichte, dass das erneute Abtreibungsverbot ausgerechnet von Frauenrechtlerinnen aus der Arbeiterbewegung auf den Weg gebracht und verteidigt wurde, die doch in den 1920er und 30er Jahren engagiert gegen den § 218 gekämpft hatten. Neben Elli Schmidt war das die ehemalige SPD-Genossin Käthe Kern, die damals die Hauptabteilung Mutter und Kind im Ministerium für (Arbeit und) Gesundheitswesen leitete und ebenfalls im DFD-Vorstand saß. Wie Schmidt kam auch Kern aus dem antifaschistischen Widerstand. Im Jahr 1933 war sie kurzzeitig inhaftiert worden und stand später im Kontakt mit der Gruppe um Wilhelm Leuschner.[23]

Am 27. September 1950, dem Tag der Abstimmung über das Mutterschutzgesetz in der Volkskammer, stellte Käthe Kern in einem Leitartikel im Zentralorgan der SED *Neues Deutschland* die Vorzüge des Gesetzentwurfes dar. Ausdrücklich verwies sie dabei auf die Absicht der Regierung, mithilfe des § 11 die Geburtenziffern zu erhöhen.[24] In der Volkskammerdebatte bezog sich auch Ministerpräsident Otto Grotewohl auf die doppelte Zielrichtung des Gesetzes. In seiner Rede nannte er zwei notwendige Maßnahmen zur Wiedergutmachung der Kriegsschäden: die Erhöhung der Wirtschaftsleistung sowie die Erhöhung der Bevölkerungszahl. Den Frauen wurde damit eine doppelte Verpflichtung auferlegt: Sie sollten die fehlenden männlichen Arbeitskräfte ersetzen und zugleich die Kinder gebären, die für die Schaffung des verheißenen künftigen Wohlstands gebraucht wurden: »Welche Gefahr droht uns bei unserem wirtschaftlichen Aufbau? Es gibt nur eine wirklich ernste Gefahr, nämlich, daß wir mit den Möglichkeiten nicht mitkommen! Darum brauchen wir mehr Menschen und qualifiziertere Menschen für unseren Aufbau«, so Grotewohl.[25]

---

23 Vgl. Harsch: Revenge of the Domestic, S. 55 ff., 69 u. 147.
24 Vgl. Käte Kern: Gleichberechtigung wird verwirklicht. Zum Gesetz über den Mutter- und Kinderschutz und die Rechte der Frau, in: Neues Deutschland, 27. September 1950, S. 2.
25 Für das Glück unserer Mütter und Kinder! Aus der Rede des Ministerpräsidenten Otto Grotewohl zum »Gesetz über den Mutter- und Kinderschutz und die Rechte der Frau« in der Volkskammer am 27. September 1950, in: Neues Deutschland, 28. September 1950, S. 3.

Elli Schmidt kam als Vertreterin des DFD die Aufgabe zu, das Abtreibungsverbot zu rechtfertigen. Sie appellierte an die Einsicht ihrer Geschlechtsgenossinnen. Die soziale Indikation für eine Abtreibung, so sagte sie, habe nur in den Jahren der schlimmsten Not nach dem Krieg eine Berechtigung gehabt. »Jetzt aber, wo die Zeit der Erfolge begonnen hat und sich die Lebenslage unserer Bevölkerung von Tag zu Tag bessert, kann man nur noch der medizinischen Indikation zustimmen.« Allerdings, so fügte Schmidt nachdenklich hinzu, werde »eine breite Aufklärungsarbeit notwendig sein, um das Verständnis der Männer [sic!] und Frauen der Bevölkerung für diese gesetzliche Maßnahme zu wecken«.[26]

Die offizielle und in den Medien verbreitete Zustimmung schien jedoch überwältigend. Nach Annahme des Gesetzes habe eine Delegation von Mitgliedern des DFD »unter brausendem Beifall« den anwesenden Ministern und den Mitgliedern des Präsidiums Blumen überreicht, so wusste das ND zu berichten.

Die Bäuerin Frommer – Mutter von sechs Kindern – übergab die Unterschriften von 9168 brandenburgischen Frauen, die sich zum Zeichen des Dankes verpflichteten am 15. Oktober ihre Stimme für die Kandidaten der Nationalen Front zu geben. Danach erklärte die Aktivistin Else Schubring aus der Spinnerei Lichtentanne, die werktätigen Frauen würden ihre ganze Kraft für die Errichtung eines einheitlichen demokratischen Deutschlands einsetzen.[27]

Das *Neue Deutschland*[28] und auch die Wochenzeitung des FDGB *Tribüne*[29] druckten in den folgenden Tagen und Wochen weitere

26 Der Dank der Frauen: Am 15. Oktober für den Frieden stimmen! Aus der Rede von Elli Schmidt (DFD) vor der Provisorischen Volkskammer zur Annahme des Gesetzes über den Mutter- und Kinderschutz und die Rechte der Frau bringen wir nachstehend folgende Auszüge, in: Neues Deutschland, 28. September 1950, S. 2.

27 Gesetz über die Rechte der Frau. Letzte Tagung der Volkskammer vor den Volkswahlen/Die Rede des Ministerpräsidenten Otto Grotewohl/Außenpolitische Erklärung der Regierung, in: Neues Deutschland, 28. September 1950, S. 1.

28 Vgl.: Frauen begrüßen ihr neues Gesetz. Erste Stimmen zu dem großen Gesetzeswerk der Volkskammer, in: Neues Deutschland, 29. September 1950, S. 1; Freude über das neue Frauengesetz. Dank an die Regierung aus den Ländern der Republik, in: Neues Deutschland, 30. September 1950, S. 2; Frauengesetz auch in Berlin beschlossen. Bürgermeister Müller überreichte einer DFB-Delegation die bedeutsame Verordnung, in: Neues Deutschland, 6. Oktober 1950, S. 1.

29 Vgl. Anerkennung und Verpflichtung für alle Frauen. Begeisterte Zustimmung zum Gesetz über den Mutter- und Kinderschutz, in: Tribüne, 8. Oktober 1950,

zustimmende Meinungsäußerungen berufstätiger Frauen und Mütter zum neuen Gesetz und verbanden dies mit der Aufforderung, bei den bevorstehenden Wahlen die Kandidaten der Nationalen Front zu unterstützen.

Westdeutsche Kommentatoren vermochten dem Gesetz indes wenig Positives abzugewinnen. Die Bevölkerungspolitik Pankows wurde als kühles, militärisches Zweckdenken gegeißelt, die zudem an die hitlersche Bevölkerungspolitik erinnere. Sarkastisch wurde formuliert, in der Sowjetzone bestehe wohl die große Sorge, dass die Bevölkerungszahl mit dem Fünfjahrplan nicht mithalten könne. Auch die Mobilmachung der Arbeitsreserve Frau wurde kritisiert: Die Frau werde unter dem Primat der Ökonomie in erster Linie als Produktionsfaktor wahrgenommen; Interessen der Familie würden diesem Ziel untergeordnet.[30]

Jenseits der Propaganda-Fassade gab es aber auch in der DDR, in den Mitglieder- und Betriebsversammlungen des DFD, neben den obligatorischen Dankesbekundungen zum Teil heftige Diskussionen. So erhoben sich Stimmen, die die im Gesetz verankerte Unterstützung alleinerziehender Mütter als eine Gefährdung der Moral lediger Frauen bezeichneten. Andere verwiesen auf den eklatanten Wohnraummangel, der einer angestrebten Vergrößerung der Familien im Wege stünde. Vor allem aber gab es Diskussionen um den § 11 des Mutterschutzgesetzes. Die Frauenabteilung des SED-Landesvorstandes Brandenburg berichtete an das ZK der SED von einer Veranstaltung im Kreis Teltow, während derer die Mitarbeiterinnen der Gemeindeverwaltung Wildau sich »gegen den § 218« aufgelehnt hätten. »Wir sind Arbeitstiere, aber keine Frauen«, wurden die Kolleginnen zitiert:

Haushalt, Kinder und Beruf. Für ein monatliches Kindergeld von 20,-- DM können wir kein Kind ernähren. Wir können neben der Arbeit auch keine Kinder gewissenhaft erziehen und nur die Kinder für den Staat bringen, sie evtl. in ein Heim geben, das können wir nicht, dann wären wir keine Mütter, dann verzichten wir auf Kinder und somit auch auf eine Ehe.

S. 5; Die Gleichberechtigung der Frau. Rede des Volkskammerabgeordneten Maisel zum Frauengesetz, in: Tribüne, 29. Oktober 1950, S. 6.
30 [Frauensekretariat beim ZK der SED:] Gegnerische Stimmen zum Gesetz der Frau, o. D. [Sept./Okt. 1950], in: BArch SAPMO DY 30/IV 2/17/30, Bl. 114.

Die Frauen behaupteten, so der Bericht, wenn der § 218 nicht bestünde, würde jede Frau einen Arzt aufsuchen und sich nicht heimlich bei einem Kurpfuscher behandeln lassen. Auch auf das frühere Engagement der KPD gegen den Paragraphen sei verwiesen worden. Weiter heißt es in dem Bericht:

> Die gesamte Diskussion steigerte sich bis zu einer Empörung, sodass eine Pause eingelegt werden musste. Die Rücksprache mit dem Amtsarzt im Kreis Teltow ergab, dass in den Fällen, wo die Anträge auf Schwangerschaftsunterbrechung abgelehnt wurden, in den seltensten Fällen die Kinder ausgetragen wurden. Eheberatungsstellen existieren fast gar nicht, wo sie bestehen, werden sie nur selten in Anspruch genommen. Es wird der Vorschlag gemacht, mit den Genossen Ärzten über dieses so wichtige Problem der Frau zu sprechen, damit die Empfängnisverhütungsmittel ärztlicherseits stärker propagiert und weiter entwickelt werden können.[31]

Der »Aufstand von Wildau« schlug hohe Wellen, sodass die Abteilung Arbeit und Sozialfürsorge der Frauenabteilung eine breite gewerkschaftliche Aufklärungskampagne der Bevölkerung und insbesondere »unserer werktätigen Frauen« in den brandenburgischen VEBs ins Leben rief, um »die sonderbarsten Meinungen über die gesellschaftliche Stellung der Frau [und] die Geburtenregelung« zu beseitigen und für ein richtiges Verständnis des Mutterschutzgesetzes zu sorgen.[32]

Die Historikerin Kirsten Poutrus fand Indizien für eine Einflussnahme Moskaus auf die Kehrtwende der SED im Hinblick auf die Abtreibungspolitik. Der § 11 des Mutterschutzgesetzes sei in dieser Form erst wenige Tage vor der Verabschiedung durch die Volkskammer in den Entwurf eingefügt worden.[33] Die medizinische und eugenische Indikationslösung entsprach der seit 1936 in der UdSSR geltenden Rechtsnorm, mit der die 1920 erfolgte Legalisierung der

---

31 Brief der Frauenabteilung des SED-Landesvorstands Brandenburg an das ZK der SED, Abt. Frauen, 18.10.1950, in: BArch SAPMO DY 30/IV 2/17/30, Bl. 127 f.
32 Frauenabteilung Brandenburg, Abt. A + S: Aktennotiz, Potsdam, 28.10.1950, in: BArch SAPMO DY 30/IV 2/17/30, Bl. 138.
33 Vgl. Poutrus: Massenvergewaltigungen, in: Bessel/Jessen (Hg.): Grenzen der Diktatur, Göttingen 1996, S. 170-198, hier S. 190 ff.

Abtreibung wieder aufgehoben wurde.[34] Die Vermutung liege nahe, so Poutrus, ein Verbot des Schwangerschaftsabbruchs habe sich mit Walter Ulbrichts Moralverständnis gedeckt.[35] Donna Harsch führt die Rückkehr zu restriktiven Abtreibungsbestimmungen überdies auf den Einfluss konservativer Gynäkologen zurück.[36]

Der tonangebende Sozialhygieniker jener Jahre, der Jenaer Professor Rudolf Neubert, definierte in seinem viel gelesenen *Neuen Ehebuch* die Fruchtbarkeit der Ehe quasi als »Staatsräson«[37] und plädierte für Familien mit drei bis sechs Kindern. Auf diese Weise seien sowohl die einfache Reproduktion des Volkes als Grundlage für eine stabile Wirtschafts- und Sozialordnung als auch das Glück gesunder Ehen zu sichern. Mahnend redete Neubert den Hedonisten ins Gewissen: »Kinder sind die Krönung einer gesunden Ehe. [...] Wer keine Kinder großgezogen hat, muß im Alter auf anderer Leute Kosten ernährt werden.«[38] Er ging gar in seiner Argumentation so weit, zu behaupten, dass Fruchtbarkeit und Geburt von Kindern eine Frage der Gleichberechtigung sei. Eine wahrhaft liebende Frau könne ihrem Mann den Wunsch nach Nachkommen ebenso wenig versagen, wie ein Mann aus selbstsüchtigen Motiven seiner Frau die Entwicklung zur »vollausgereiften Frau« versagen könne. Schließlich werde eine Frau erst durch Schwangerschaft, Geburt, Wochenbett, Stillen und Kindererziehung zur Frau.[39] Dieser Logik folgend, hielt Neubert erst nach der Geburt des ersten Kindes Familienplanung und Empfängnisverhütung überhaupt für angeraten.[40] Für jüngere

34 Vgl. Andrej Popov/Henry P. David: Russian Federation and USSR Successor States, in: Henry P. David (ed.): From Abortion to Contraception. A Resource to Public Policies and Reproductive Behavior in Central and Eastern Europe from 1917 to the Present, with the assistance of Joanna Skilogianis, Foreword by Anastasia Posadskaya-Vanderbeck, Westport/London 1999, S. 223-277, hier S. 236 ff.

35 Poutrus verweist auf eine Äußerung Ulbrichts, die von Wolfgang Leonhard überliefert wurde. Danach habe Ulbricht auf einer Sitzung im Frühjahr 1945 die Fragen von Berliner Genossen nach einer Stellungnahme zum Schwangerschaftsabbruch brüsk zurückgewiesen und die Diskussion darüber unterbunden. Vgl. Poutrus: Massenvergewaltigungen, in: Bessel/Jessen (Hg.): Grenzen der Diktatur, S. 170-198, hier S. 183.

36 Vgl. Harsch: Revenge of the Domestic, S. 146.

37 Rudolf Neubert: Das neue Ehebuch. Die Ehe als Aufgabe der Gegenwart und Zukunft, mit 82 Abbildungen und einem Anhang »Kleines sexuologisches Wörterbuch«, neue, verb. Aufl., Rudolstadt 1959, S. 31.

38 Neubert: Ehebuch, S. 126 f.

39 Vgl. Neubert: Ehebuch, S. 132.

40 Vgl. Neubert: Ehebuch, S. 108.

oder alleinstehende Frauen stellten sich aus dieser Sicht solche Fragen erst gar nicht, war doch der Geschlechtsverkehr – zumindest normativ – dem ehelichen Leben vorbehalten. Noch bevor Neubert seinen Eheratgeber verfasste, hatte er *Die Geschlechterfrage*, ein Aufklärungsbüchlein für Jugendliche, verfasst.[41] Neben der Vermittlung anatomischer und physiologischer Grundkenntnisse der Sexualität und Fortpflanzung suchte er in kameradschaftlich-vertrautem Duktus Antworten zu geben auf »brennende Jugendfragen« – vom Kennenlernen, über das Werben um das andere Geschlecht, das Tanzen oder das Küssen. Den vierzehn- bis achtzehnjährigen Jugendlichen riet er generell von regelmäßigem Geschlechtsverkehr ab und warnte vor vorehelichen Freundschaften, deren einziger Inhalt die Befriedigung des sexuellen Dranges sei.[42] Neubert führte zahlreiche Argumente an – u. a. die Diskrepanz zwischen der körperlichen und gesellschaftlichen Reife oder die Bedeutung konzentrierter schulischer und beruflicher Ausbildung – und gelangte zu der Schlussfolgerung, die Jugendlichen sollten »aus freien Stücken, aus eigener Erkenntnis und eigenem Willen« bis zur Volljährigkeit abstinent bleiben.[43] Neben ideologischen Einsprengseln, z. B. dass junge Leute insbesondere in kapitalistischen Gesellschaften im Geschlechtsverkehr eine Entschädigung für die Entrechtung und Ausbeutung suchen würden, begründete Neubert seine Enthaltsamkeitsforderung auch pragmatisch mit den Unzulänglichkeiten der verfügbaren Verhütungsmittel und -methoden, die insbesondere für Jugendliche ungeeignet seien.[44]

Sexualmoralisch gesehen herrschte in der sich formierenden ostdeutschen Gesellschaft ein Konsens zwischen Regierung und Regierten und sogar zwischen Regime und Kirchen.[45] Die gesetzlichen Regelungen zur Lockerung des § 218 in den Nachkriegsjahren waren in den Landesparlamenten der SBZ von der SED – zum Teil im Bündnis mit der liberalen Blockpartei LDPD – gegen den Wider-

---

41 Rudolf Neubert: Die Geschlechterfrage. Ein Buch für junge Menschen, Rudolstadt 1956.
42 Vgl. Neubert: Ehebuch, S. 204 ff; siehe auch: Neubert: Geschlechterfrage, S. 139-154.
43 Vgl. Neubert: Geschlechterfrage, S. 139-156.
44 Vgl. Neubert: Geschlechterfrage, S. 148.
45 Vgl. Harsch: Revenge of the Domestic, S. 153.

stand der CDU durchgesetzt worden.[46] Die Kirchen selbst hatten sich strikt gegen eine Liberalisierung der Abtreibungsgesetze und die Einführung eines Indikationensystems gewandt. In der katholischen Kirche galt das Sakrament der Ehe nach wie vor als Geschlechts- und Zeugungsgemeinschaft. Sexualität war an Fortpflanzung gekoppelt, das christliche Normensystem auf Kinderreichtum gerichtet, und als einzig tolerable Form der Geburtenregelung galt die Enthaltsamkeit. Verhütungsmittel, insbesondere jedoch die Abtreibung, wurden als Eingriffe in den göttlichen Schöpfungsplan strikt abgelehnt und als Verstoß gegen das fünfte Gebot »Du sollst nicht töten« gewertet.[47] Darin waren sich die christlichen Kirchen grundsätzlich einig. Die evangelische Kirche zeigte sich nur unwesentlich weniger dogmatisch in der Auslegung. Am 23. Mai 1950, zu einem Zeitpunkt, als bereits am neuen Gesetz über den Mutter- und Kinderschutz und die Rechte der Frau gearbeitet wurde, traten die Evangelischen Kirchenleitungen mit einer Entschließung zum § 218, der zu diesem Zeitpunkt noch im Strafgesetzbuch stand, an die Öffentlichkeit.[48] In ihrer Argumentation wandten sich die Kirchenführer gegen jegliche eugenisch, ethisch oder sozial begründete Abtreibung und gestanden allenfalls in Ausnahmefällen der medizinisch notwendigen Beendigung einer Schwangerschaft nach Prüfung des Einzelfalls eine gewisse Berechtigung zu. So ein Ausnahmefall schien aber selbst dann nicht zwangsläufig gegeben, wenn das Leben der Mutter in Gefahr war. Aufgabe des Arztes, so hieß es in der Entschließung, sei die Erhaltung des Lebens. Er solle die »Mutter, die in solcher Not und

---

46 Vgl. dazu: Poutrus: Massenvergewaltigungen, in: Bessel/Jessen (Hg.): Grenzen der Diktatur, S. 170-198, hier S. 185 f. Poutrus verweist auch darauf, dass die SED unter Führung Ulbrichts keineswegs die radikale Forderung der KPD aus den 1930er Jahren nach Abschaffung des § 218 aufgriff, sondern vielmehr unter dem Handlungsdruck von unten eine zeitlich begrenzte Ausnahmeregelung installierte, die bei Besserung der sozialen Lage baldmöglichst wieder abgeschafft werden sollte. Vgl. ebd., S. 183 ff.

47 Vgl. Reinhard Grütz: Katholizismus in der DDR-Gesellschaft 1960-1990. Kirchliche Leitbilder, theologische Deutungen und lebensweltliche Praxis im Wandel (Veröffentlichungen der Kommission für Zeitgeschichte, Reihe B: Forschungen, Bd. 99), Paderborn u. a. 2004 (zugl. Diss. Univ. Erfurt 2002), S. 189-239.

48 Entschließung der Konferenz der Evangelischen Kirchenleitungen im Gebiet der Deutschen Demokratischen Republik zum § 218 des Strafgesetzbuches, in: Friedrich Merzyn/Joachim E. Christoph (Hg.): Kundgebungen. Worte, Erklärungen und Dokumente der Evangelischen Kirche in Deutschland, Bd. 1, unveränderter Nachdruck, Hannover 1993, S. 98 ff.

Anfechtung zu ihm kommt, zuerst in ihrem Glauben […] stärken, damit sie bereit wird, im Vertrauen auf Gottes guten und gnädigen Willen für ihr Kind das eigene Leben einzusetzen«.[49] Nach Auffassung der Evangelischen Kirchenleitungen war die ärztliche Entscheidung über einen Schwangerschaftsabbruch also weniger eine rational-medizinische Entscheidung als vielmehr eine Frage des Glaubens.

Mit ihrer Argumentation packten die Kirchenoberhäupter die kommunistischen Machthaber auch bei deren eigenen Parolen:

> Die Kirche weiß von dem Mangel an Nahrung, an Kleidung, an wärmendem Raum, von Wohnhöllen, in denen schon allzuviel Familienglieder zu hausen gezwungen sind. Aber eben gerade darum kann sie nicht zugeben, daß soziale Not größer bleiben darf als das Opfer und die Liebe der Menschen, die von den Geboten Gottes wissen. Die soziale Ungerechtigkeit durch den Tod des Kindes lösen zu wollen, heißt, den Gedanken an eine notwendige soziale Revolution aufgeben.[50]

Revolution hatte sich die SED auf die Fahnen geschrieben – in der Gesellschaft als Ganzes ebenso wie in ihrer kleinsten Zelle, der Familie. Das Gesetz über den Mutter- und Kinderschutz und die Rechte der Frau war ein Schritt in diese Richtung. Unter dem Postulat der Gleichberechtigung wurde die (außerhäusliche) Erwerbsarbeit zum Bestandteil weiblicher Identität erhoben. Finanzielle Geburtsbeihilfen, eine monatliche Unterstützung für Kinderreiche sowie der Ausbau von Kindergärten und Krippen dienten dem doppelten Ziel: Geburtenförderung bei gleichzeitiger Integration der Frauen in den Arbeitsprozess. Dabei gab es zwischen den ökonomischen und gesellschaftsstrukturellen Zielvorstellungen des SED-Regimes und den privaten Bedürfnissen familialer Organisation durchaus Berührungspunkte. Am Übergang von den 1940er zu den 1950er Jahren wurden die Weichen für viele, die folgenden vier Jahrzehnte bestimmende Themen der Bevölkerungs-, Frauen- und Familienpolitik gestellt. Die angestoßenen Veränderungen, vor allem die forcierte weibliche Erwerbsarbeit, schufen neue Bedürfnisse, veränderten die Familienstrukturen und -vorstellungen und wirkten letztlich wiederum auf die Familienpolitik zurück.

49 Entschließung Evangelischer Kirchenleitungen, S. 100.
50 Entschließung Evangelischer Kirchenleitungen, S. 101.

Dabei verlief die Integration von Frauen in industrielle Produktionsprozesse alles andere als reibungslos. Auch wenn die sowjetische Besatzungsmacht per Befehl Nr. 253 »gleichen Lohn für gleiche Arbeit« anordnete, wurde das Prinzip identischer Bezahlung männlicher und weiblicher Arbeitskräfte in der Praxis vielfach unterlaufen. Das Fortwirken eingeübter kultureller Muster äußerte sich sowohl in männlicher Ablehnung gegenüber den Kolleginnen als auch in Form von weiblichem Widerstand gegen die Aufnahme einer außerhäuslichen Beschäftigung. Die Konzentration auf den Aufbau der Schwerindustrie engte Einstiegschancen für Frauen zusätzlich ein, da die Betriebsdirektoren Männer als Arbeitskräfte bevorzugten. In der Folge waren Frauen vor allem in ungelernten, schlecht bezahlten Tätigkeiten überrepräsentiert. Insgesamt gesehen blieb der Arbeitsmarkt zwar stark nach Geschlechtern segmentiert,[51] doch die Zahl der erwerbstätigen Frauen stieg stetig an. Die Vereinbarkeit von Berufstätigkeit und Familie, von Produktions- und Reproduktionsaufgaben wurde zu einem Dauerthema der gesellschaftlichen und politischen Aushandlungsprozesse zwischen Regime und Volk. Dabei spielten auch die Klagen über das Wohnungsproblem, die Unzufriedenheit mit dem Mangel an Konsumgütern sowie an Waren des täglichen Bedarfs eine Rolle.

Die Frauen – und ihre Partner – reagierten auf die politischen Rahmensetzungen auf ihre je eigene Weise, um nach Möglichkeit persönliche Vorstellungen und Wünsche mit gesellschaftlichen und staatlichen Ansprüchen, um berufliche und familiäre Verpflichtungen in Einklang zu bringen. Die Zahl der Kinder war dabei ein Schnittpunkt persönlicher Interessen und staatlicher Regulierungsversuche. Angesichts restriktiver Abtreibungsregelungen, aber auch ungenügenden Wissens um Verhütung sowie der Unzulänglichkeit der zur Verfügung stehenden Kontrazeptiva war der illegale Schwangerschaftsabbruch für zahlreiche Frauen ein Mittel der Familienplanung. Das Ministerium für Gesundheitswesen beobachtete die Entwicklungen sehr genau und beauftragte 1954 den in Berlin wirkenden Sozialhygieniker Karl-Heinz Mehlan mit einer historisch-retrospektiven Untersuchung zur »Problematik der Schwangerschaftsunter-

---

51 Vgl. Harsch: Revenge of the Domestic, S. 87 ff.; Annegret Schüle: »Die Spinne«.
    Die Erfahrungsgeschichte weiblicher Industriearbeit im VEB Baumwollspinnerei
    Leipzig, Leipzig 2001 (zugl. Diss. Univ. Jena 2000).

brechung aufgrund der sozialen Indikation« in den Nachkriegsjahren. Mehlan schätzte in seiner Arbeit, die er 1955 als Habilitationsschrift vorlegte, dass zwischen 1946 und 1950 jährlich zwischen 27.000 und 42.000 illegale Abtreibungen stattgefunden hätten.[52] Mit der Abkehr von der weitgefassten Indikationenregelung der direkten Nachkriegszeit war allerdings ein Anstieg der Zahl illegaler Abtreibungen abzusehen, da die engen Normen des § 11 des Mutterschutzgesetzes die Aussicht auf eine offizielle Genehmigung eines Abbruchs sinken ließen. Die Fragen nach liberaler oder restriktiver Regelung der Abtreibung sowie zur Verfügbarkeit, Sicherheit und Qualität von Verhütungsmitteln blieben, wenngleich kaum öffentlich verhandelt, ein dynamischer Bereich am Schnittpunkt der Interessen von Regime und Volk und Wissenschaft. Mehlan übernahm 1956 die Leitung des neu gegründeten Instituts für Sozialhygiene der Universität Rostock und veranstaltete 1960 in Rostock-Warnemünde erstmalig eine internationale Expertentagung zur Abortsituation, Abortbekämpfung und Antikonzeption.[53] Durch seine intensive Beschäftigung mit den Fragen des legalen und illegalen Aborts wurde er zum national wie international gefragten Experten und war maßgeblich beteiligt an der späteren Überarbeitung der gesetzlichen Regelungen zum Schwangerschaftsabbruch in den 1960er Jahren, am flächendeckenden Aufbau von Ehe- und Sexualberatungsstellen sowie an der Propagierung einer sinnvollen Familienplanung.[54]

---

52 Vgl. Karl-Heinz Mehlan: Die Problematik der Schwangerschaftsunterbrechung auf Grund der sozialen Indikation, Statistische Auswertung des Materials der Schwangerschaftsunterbrechungs-Kommissionen aus den Jahren 1949/1950, Habil. HU Berlin 1956, S. 393, 393a.
53 Vgl. Karl-Heinz Mehlan: Internationale Abortsituation, Abortbekämpfung, Antikonzeption. Tagungsbericht der Internationalen Arbeitstagung über Abortprobleme und Abortbekämpfung vom 5. bis 7. Mai 1960 in Rostock-Warnemünde, Leipzig 1961; O. Schubert: Tagungsbericht: Abortprobleme und Abortbekämpfung. Rostock-Warnemünde, Internationale Arbeitstagung vom 5. bis 7. Mai 1960, in: Dt. Gesundheitswesen 15 (1960), H. 44, S. 2186 ff.
54 Siehe Kapitel 2.6: Exkurs: Modernisierungsprogramme nach dem Mauerbau und 3.2: Exkurs: Gründerjahre der Sexualaufklärung.

2 Die »Kinder des Aufbaus«

2.1 Drei biografische Erzählungen

»… immer schön geplant und der Reihe nach.«

DR. ERIKA PINCUS, Jahrgang 1950, verheiratet, zwei Kinder, Rechtsanwältin, lebt in Berlin.

Ich bin geboren am 21. September 1950 als ersehnte Tochter oder Mädchen einer ausgeprägten Jungenfamilie bisher. Mein Vater und seine Brüder – er kommt aus einer Familie, wo drei Söhne waren – dann seine Cousins alles nur Söhne, Söhne, Söhne und lang gehegter Wunsch, dass 'ne Tochter nun geboren wird – und ich war sie. Ich hatte einen älteren Bruder, der ist – weil meine Eltern haben sich ja kennengelernt während der Emigration in England und da ist mein Bruder zur Welt gekommen, das war 1946. Und 1947 oder 48 sind sie dann nach Deutschland gekommen, und ich bin, wie gesagt, 1950 dann geboren. Ich hab noch 'ne Schwester, die ist ein Jahr jünger als ich.

Aufgewachsen bin ich in Berlin-Treptow, da wohne ich auch wieder. Kurze Unterbrechung war Prenzlauer Berg zur Zeit des Studiums und das war die Ladenwohnung, schwer vermietbar, von meinem Mann, seine Studentenbude. [...]

Erika Pincus hebt die sehr enge Beziehung zwischen den Mitgliedern ihrer Familie hervor: zwischen Kindern und Eltern, Cousins und Cousinen – sowohl in ihrer als auch der Generation ihrer Kinder. Sie hofft, dass dies auch in der Generation der Enkel fortgeführt wird.

Nun sind die Eltern gestorben, und jetzt ist man in der ersten Reihe und *[lacht]* hat einen anderen Blick auf seine eigenen Kinder und dann wieder auf die Enkelkinder. Man steht jetzt am Platz der Eltern und macht viele Dinge auch wieder so. Meine Eltern haben uns ganz schön geprägt.

Sehr tolerantes Elternhaus im Rückblick. Meine Mutter immer berufstätig. Was ja auch nicht immer normal war. Eigentlich ist es normal, wenn man an die DDR zurückdenkt, ist es schon die selbstbewusste …, das war überhaupt kein Thema, Mutter oder Hausfrau zu werden. Arbeiten war so was Selbstverständliches, auch bei den Schulfreundinnen haben die Eltern beide gearbeitet.

> Ihre Mutter unterrichtete Englisch an der Abendschule und konnte auf diese Weise familiäre und berufliche Verpflichtungen miteinander vereinbaren. Der Vater arbeitete als leitender Redakteur beim DDR-Rundfunk. Im Jahr 1961 sollte er für mehrere Wochen nach New York reisen, um über die Sitzung der UNO-Vollversammlung zu berichten.

Meine Großeltern väterlicherseits, die waren ja in New York …, nach 39 praktisch emigriert mit dem jüngsten Bruder von meinem Vater. Und 61 sollte er eben nach New York, und meine Großmutter hat schon beinahe einen Herzanfall gekriegt, also seit 39 haben die sich nie wieder gesehen. Und da ist Bonn dazwischen gekommen, dass das gar nicht mehr stattgefunden hat. Nach Deutschland wollten die Großeltern auf keinen Fall, die waren sowieso entsetzt, als meine Eltern von England dann nach Deutschland gingen. Die haben das in Bekannten- und Verwandtenkreisen nicht erzählt, dass …, und beide Söhne, auch der ältere Bruder von meinem Vater, sind ja beide dann über die Kommunistische Partei mit dem Auftrag eben hier Antifaschismus usw. aufzubauen, hierhergekommen, obwohl meine Mutter als Österreicherin det auch nicht vorhatte, nach Deutschland zu gehen, und ihre Mutter sozusagen ja damals vergast wurde. Und weißte, die haben ja alle …, die sind durch die Straße gegangen und haben gesagt: Wat hat denn der …, der ist in dem Alter, wat hat denn der [in der NS-Zeit – A. L.] gemacht, und so.

> Statt nach New York wurde der Vater von Frau Pincus überraschend als Korrespondent nach Bonn/Bad Godesberg geschickt. Sein Vorgänger war, noch vor dem Bau der Mauer, mit seiner Familie im Westen geblieben.

Meine Mutter sollte mit. Aber nun durften ja die Kinder nicht mehr mit. Dann hätten wir ins Internat gemusst nach Cöthen oder Königs Wusterhausen, wo die Diplomatenkinder waren. Im Bekanntenkreis meiner Eltern kannten sie schon die Geschichten, die da sich abspielten, dass du total entfremdete Kinder dann bekommst, weil die in 'ner wichtigen Zeit nicht bei ihren Eltern sind. Und det wollten meine Eltern ihren Kindern nicht antun, vor allem meine Mutter, die gibt ihre Kinder nicht her. *[lacht]* Und da haben sie wirklich drei Jahre …, meine Mutter ist hier weiter geblieben …, gearbeitet, und mein Vater ist viel hierhergekommen und in den Ferien sind wir dann alle hingefahren. Tja, det war auch, wie gesagt, die Haltung meiner Eltern. So 'ne Karriere oder deshalb in Westen gehen …, det kam nicht infrage. Da war er eben drei Jahre und als er zurückgekommen ist, war er dann stellvertretender Chef vom Berliner Rundfunk. […]

A.L.: Jetzt mal ein Sprung zu unserem Pillenthema – wie bist du denn aufgeklärt worden?

Ich würde denken, auf der Mülltonne in Bad Godesberg. *[lacht]* Ja, unter Freundinnen eigentlich. Das war in Bad Godesberg in den ersten Sommerferien, das war also 1961.

Auf dem Grundstück, wo wir wohnten, waren drei Häuser […], da wohnte unten eine Familie, auch drei Kinder, so in unserm Alter aus Guatemala, mit denen haben wir uns ganz eng angefreundet. Am Wochenende hatte mein Vater dann für uns Zeit und wollte uns die schöne Umgebung zeigen, und lieber saßen wir dann auf der Mülltonne *[lacht]* auf dem Grundstück, sind Rollschuh gefahren und so weiter. Und da sind eigentlich die Aufklärungsgespräche geführt worden. Von Mädchen, die älter waren. […] Die Hauptaufklärungssachen, ja die waren dann mit Freundinnen in Berlin in der Straße, auf der Treppe. Also mit meiner Mutter haben wir schon solche normalen Aufklärungsgespräche …, weshalb das so ist – das schon. Aber so richtig, sage ich mal so, mit Geschlechtsverkehr und Küssen, da hatte man …, ich jedenfalls hatte eine Scheu, meine Eltern auf so was anzusprechen. Das will man eigentlich nicht, sondern lieber Gleichaltrige und so weiter. Insofern ist man schon aufgeklärt gewesen, ich wusste, woher die Kinder kommen, und wusste auch, was los ist, wenn du deine Tage bekommen hast. Meine enge Schulfreundin Angelika, die hat mit zwölf Jahren ihre Tage gekriegt. Icke war vierzehn *[lacht]*. Also bei mir ist immer …, von dem Alter immer so schön der Reihe nach passiert. Ick meine auch dann mit Pille nehmen, mit Heiraten, mit erstes Kind kriegen, immer schön geplant und der Reihe nach. Geheiratet mit einundzwanzig, also dass man volljährig war, nach dem Abitur, nach dem Studium, die entscheidenden Abschnitte des Lebens.

A.L.: Und wann hast du das erste Mal die Pille genommen?

Nach meinem 18. Lebensjahr, das muss Oktober oder so 1968 gewesen sein. Und zwar, mein Bruder war ja im August damals verhaftet worden, 1968. Der ist damals mit noch zwei Studienfreunden, die haben sich einen alten SIM gekauft und wollten eigentlich zu den Weltfestspielen nach Bulgarien, und auf der Rückfahrt haben sie in Prag angehalten und da war das genau der 21. August. Und dann hatten die Flugblätter drin [...]. Und dann sind sie an der Grenze, weil sie die Flugblätter drin hatten, verhaftet worden. Und dann kam der große Prozess, damals auch Sanda Weigl[1] und die alle ..., einen großen Prozess beim Stadtbezirksgericht Mitte, da ist übrigens mein Studienwunsch mit Jura dann auch entstanden: Für Gerechtigkeit sozusagen zu sorgen. [...]

Und während des Prozesses jedenfalls kam dann der FDJ-Sekretär des Studienjahres, die waren ja alle ganz eng befreundet, und der sollte zu seinem Kommilitonen sozusagen sagen, wie der sich sonst verhalten hat, und ob er erziehungsfähig *[lacht]* ist, oder so was. Und der hatte mich in der Gerichtsverhandlung kennengelernt und hat dann gebaggert und meinem Bruder, da war der schon wieder raus aus dem Gefängnis, immer Zettelchen und Briefchen mitgegeben. Jedenfalls det wurde wirklich mein Freund, mein erster richtiger Freund, und der hat dann zu mir gesagt: Willst du dir nicht die Pille besorgen? Ich wusste schon, dass es so 'ne Pille gibt. Ja, da bin ich zum Frauenarzt, zu meiner Frauenärztin, und hab gesagt: Ich möchte die Pille haben, und da hab ich sie gekriegt *[lacht]*. Da war ich achtzehn, gerade achtzehn.

A.L.: Hattest du Vorbehalte, Skepsis?

Nee, eigentlich nicht. Ich kannte schon aus dem *Spiegel* die Artikel über Gregory Pincus, den Erfinder der Pille. Den Namen habe ich mir natürlich gemerkt. [...] Mein Vater hat ganz viele solcher Zeitschriften, gerade den *Spiegel*, mitgebracht am Wochenende. [...] Und da waren ja ganz viele Artikel über die Pille drin und da wusste ich eben auch: Gregory Pincus – Erfinder der Antibabypille.

Nachdem diese erste Beziehung auseinandergegangen war, setzte sie die Pille wieder ab. 1970 lernte sie dann Otto, ihren heutigen Ehemann, kennen.

1   Erika Pincus bezieht sich hier auf den Prozess im Oktober 1968 vor dem Strafsenat des Stadtgerichts Groß-Berlin gegen Thomas Brasch, Rosita Hunzinger, Sanda Weigl, Erika Bertold, Frank Havemann, Florian Havemann und Hans-Jürgen Uszkoreit. Ihr Bruder stand in einem anderen Verfahren vor Gericht.

Im März haben wir uns kennengelernt, 1970. Und er sagt, zu seinem Geburtstag, das muss am 7. Juni gewesen sein, hätte ich ihm die Packung Pillen als Geburtstagsgeschenk hingelegt. Also sozusagen mein Geburtstagsgeschenk für ihn war die Pille für mich. Das wusste ich überhaupt nicht mehr *[lacht]*. Im dritten Studienjahr hab ich geheiratet, und das hatte Folgendes auf sich. Man hat ja erstens nur 'ne Wohnung gekriegt, wenn du verheiratet warst, und wir hatten diese schwer vermietbare Ladenwohnung. Aber so toll war die Bude nicht.

Dann kam es, im dritten Studienjahr ..., wurde man ja schon »gelenkt«: Du solltest ja nach dem Studium arbeiten, wo der Staat dich hinstellt. Das wollte ich natürlich nicht [...].

Das weiß ich noch ganz genau. Ich bin nach Hause gekommen und hab Otto gefragt: Du, sag mal, wollen wir nun heiraten oder ..., ich muss sonst dahin gehen, wo ick nicht will *[lacht]*. Und irgendwie kam ..., war das Thema Heiraten spruchreif. Also, wir lebten im Grunde genommen, wie das damals war, in wilder Ehe schon zwei Jahre zusammen. Und meine Mutter hat immer gesagt: Sag mal, was soll denn das nun werden, wollt ihr mal heiraten?

Wie gesagt, der Auslöser war, ich wollte nicht gelenkt werden – und eine vernünftige Wohnung, eigentlich. Aber so einfach nur heiraten und 'ne Wohnung ..., war ja auch nicht. Du solltest dann schon ein Kind haben. Wir haben 1972 geheiratet, und ich hab 1973 das Diplom gemacht, dann war ich schwanger, und dann haben wir unsere erste Zwei-Zimmer-Wohnung bekommen. Da ist unsere Tochter geboren worden und dann sogar noch das zweite Kind, also unser Sohn, und als der genau ein Jahr war, sind wir in unsere Wohnung, in der wir heute noch wohnen, eingezogen.

Ich wollte immer, eigentlich wollte ich drei Kinder, aber zwei Kinder auf alle Fälle. Also wie gesagt: Jenny als Wunschkind kam im Februar 1974 zur Welt und unser Sohn im Juni 1977. Eigentlich dachte ich, zwei Jahre ..., die Kinder sollten zwei Jahre auseinander sein, aber in der Zwischenzeit war mein Mann dann zur Armee gezogen worden, als Reservist für ein halbes Jahr. Und da wusste ich: Nee, ick will nicht mit zwei Kindern allein zu Hause sein. Da hab ich mich überfordert gesehen. Aber als er dann von der Armee kam, hab ich gesagt: Doch jetzt wäre das zweite Kind ..., sonst wird der Altersunterschied doch erheblich. Und da ist wunschgemäß also der Sohn dann zur Welt gekommen und ..., ja, eigentlich, wie es sein sollte, und die Geschwister verstehen sich auch noch wunderbar und …, ja, war 'ne schöne Zeit, und ich hoffe, dass ich die jetzt mit den Enkeln auch dann wieder erlebe. Ja, eigentlich ist alles so planmäßig verlaufen.

> Als wissenschaftliche Mitarbeiterin in der Akademie der Wissenschaften konnte Erika Pincus zu Hause arbeiten. Ähnlich wie ihre Mutter war sie der ruhende Pol der Familie, während ihr Mann als Tontechniker beim Rundfunk häufig auch an Abenden und Wochenenden unterwegs war.

Die äußeren Bedingungen für mich waren super, um Kinder großzuziehen und trotzdem auch im Beruf weiter voranzukommen.

Ja, dann wollte ich noch das dritte Kind, das war irgendwie so mit 35 …, dachte ich: Jetzt will ich noch mein drittes Kind. Das war auch bestimmt die Vorbildwirkung, weil wir zu Hause drei waren. Da hat aber Otto dann gestreikt und hat gesagt, für die Zeugung würde er sich verantwortlich fühlen, aber nicht für die Aufzucht. Nein, nicht wieder von vorne und so … Okay, das hab ich dann aufgegeben. Und ich war dann zur Wende ziemlich froh, dass kein kleines Kind mehr da war. Gregor war zwölf/dreizehn damals und Jenny war fünfzehn. Also da war ich schon froh, dass die aus dem Gröbsten raus waren.

A.L.: Hast du die Pille nach der Geburt der Kinder weiter genommen?

Ja, aber ich hatte, hab ja immer noch Migräne, und das ist ganz schlimm geworden. Da hat meine Frauenärztin gesagt: Jetzt probieren wir mal was anderes. Über dreißig war ich, da hab ich eine Spirale eingebaut bekommen. Das waren welche aus Kupfer, irgendwas aus Finnland, oder Schweden, war das importiert worden.

Aber ich hab auch weiter Migräne gehabt. Mit dem Älterwerden, wo das nicht mehr mit den Tagen zusammenhängen kann, hab ich trotzdem …, manchmal hab ich eine ganze Woche Migräne. Es wird nicht besser dadurch.

> Abgesehen von ihrer Migräne, die möglicherweise gar nicht mit der Pille in Verbindung steht, sieht Erika Pincus die Möglichkeit der hormonellen Verhütung bis heute überwiegend positiv.

Ich hab das als toll empfunden, dass es so was gibt. Ich wusste, dass du dir die verschreiben lassen kannst, aber zum Frauenarzt gehen musst. Ich meine, heute gehe ich noch nicht mal gerne zum Frauenarzt. Ich meine, klar, ist alles notwendig. Aber da musste man hingehen, hat man sich überwunden. Man musste sowieso regelmäßig, sonst hast du ja kein neues Rezept bekommen. Aber ich hab das schon als was Tolles empfunden, dass es so was gibt. Und dass wir nicht solche Ängste, wie die Mütter haben mussten. [...] Dass du das wirklich im Studium..., oder, wenn das ungelegen kommt – obwohl wahrscheinlich, was heißt ungelegen? Man kann das doch alles organisieren.

Opposition gegen die »Wunschkindpille«

URSULA ERKSEN, Jahrgang 1950, verheiratet, fünf Kinder, Musikpädagogin, Leiterin eines kleinen DDR-Museums in Sachsen.

Ich bin in Grimma geboren, im Februar 1950, dort aufgewachsen in 'nem christlichen Elternhaus. Der Vater war Lehrer, was mich als Kind schon gestört hat, weil ich natürlich dann auch in seiner Schule Abitur gemacht habe, und das ist immer doof, wenn man beim eigenen Vater Unterricht hat und das Gefühl hat, die anderen gucken dreimal genau hin, dass es auch ja nicht ungerecht zugeht, aber auf der anderen Seite war mein Vater auch mein ganz großes Vorbild und da war ich hin- und hergerissen, ich hab gesehen, er als christlicher Lehrer konnte integer bleiben.

Ein einschneidendes Erlebnis hatte Ursula Erksen mit vierzehn Jahren, als sie sich entscheiden musste, ob sie – neben der Konfirmation – auch an der staatlich favorisierten Jugendweihe teilnehmen oder sich dem verweigern sollte.

Das belastet mich schon sehr schwer, dass man im entscheidenden Moment gelogen hat, um die Eltern zu schützen, hat man eben nicht das gesagt, was man denkt. Und auch, um sich selber zu schützen, natürlich, oder um sich selber nicht zu schaden. [...] Dieses schreckliche Erlebnis Jugendweihe, was ich gegen meine innere Überzeugung mitmachen musste, obwohl ich mich auf meine Konfirmation gefreut habe. Ich war enttäuscht, dass mein Pfarrer, bei dem hatt ich dann Hilfe gesucht, und irgendwie Beistand..., der sagte aber leider: Du wirst dir doch deine Zukunft nicht verbauen. Na klar, machst du das mit, und ein Jahr später kommst du dann zu mir zur Konfirmation, und dann ist alles wieder gut. Nichts war gut. Meine Mutter, die hat meine Seelennöte irgendwie erkannt, und die sagte dann in ihrem sächsischen Mutterwitz: Wenn die alle sagen, ja, das geloben wir, dann sagst du einfach, ja, das glooben wir, dann gildet's nischt. Aber ich war damals eben mit vierzehn Jahren hochsensibel für diesen Betrug und dieses Sich-was-Vormachen, und es hat mein Gewissen schwer belastet.

Die drei Geschwister von Ursula Erksen hatten alle wegen ihrer »bürgerlichen Herkunft« nicht studieren dürfen.

Ich hatte so gute Zensuren und war so davon überzeugt, dass ich unbedingt – anders als meine großen Geschwister – es wenigstens zu einem Abschluss bringen muss. Und ich hab dann gedacht, nee, ich seh das eigentlich nicht ein. Ich hatte mein Abitur mit Eins gemacht. In Staatsbürgerkunde hatt ich 'ne Zwei und in Sport hatt ich 'ne Zwei, das waren meine einzigen Zweien, ansonsten alles Einsen. Also …, ich geb zu, ich war ein Streber, aber ich hab auch Freude gehabt an dieser Arbeit, es hat mir irgendwie Spaß gemacht.

Ihr Traum war es, Musikwissenschaften zu studieren, eine Disziplin, in der jährlich nur wenige Bewerber aufgenommen wurden. Zunächst begann sie ein Lehrerstudium (so die zeitgenössische Bezeichnung) für Musik und Französisch. Ein späteres Angebot, doch noch in das begehrte Fach wechseln zu können, war an eine Mitgliedschaft in der SED geknüpft.

Die hatten mir sozusagen das als Köder hingeschmissen, ham gesagt, natürlich können Sie Musikwissenschaft studieren, das ist also 'ne Frage, ob das Kontingent dafür da ist, aber das ist vor allem 'ne Frage, wie Ihre Leistungen sind, wenn Sie alles Einsen haben, ja. Und da hab ich wie 'ne Blöde gearbeitet und hatte tatsächlich alles Einsen. So, na, und da stand ich da, und dann kam die Frage: Jetzt setzen wir noch das Sahnehäubchen drauf, und jetzt gehen Sie noch in die SED, und dann geht alles seinen Gang. Ja, und dann hab ich gesagt, nee, genau das mach ich nicht. Ich war mir mit meinem Mann einig, das wäre für uns beide ein Scheidungsgrund gewesen. Da waren wir uns einig, das ist das, was wir nicht tun werden. Niemals! Auch er nicht. Auch nicht in dem Glauben, wie ja viele gedacht haben, oder der Illusion, nur wenn man da mitmacht, kann man was verändern. Diese Illusion hatten wir nicht. Wir wussten genau, dass wir in dem Moment unsere Seele verkaufen und nicht mehr in den Spiegel gucken können, und wir hätten unsere Freunde alle verloren. Das ist insofern als Vorgeschichte wichtig und interessant, äh, das hat dann meine Entscheidung für 'ne große Familie mit vielen Kindern sehr beeinflusst.

Ihren Partner und späteren Ehemann hatte sie schon zu Beginn des Studiums kennengelernt. Er war älter als sie, arbeitete als Assistent an der Musikhochschule und wurde später ein gefragter Pianist. 1971, Ursula Erksen war gerade in ihrem zweiten Studienjahr, wurde ihr erstes Kind geboren.

Nach der ersten Entbindung hab ich mir natürlich – war ich ja noch im Studium – hab ich mir natürlich von 'ner Frauenärztin erstmal die Pille verschreiben lassen und dachte, gut die nächsten Jahre musst du jetzt sehen, dass du beruflich weiterkommst, da war Pille eigentlich erstmal positiv gesehen. Dann hab ich aber gemerkt, dass mein Körper das nicht annimmt, ich glaub Ovosiston hieß das. Und ich hab das dann höchstens ein halbes Jahr lang genommen und hab gemerkt, das geht nicht. Also bin ich natürlich wieder hin zur Frauenärztin und sag, ich vertrag's nicht, mir ist es jeden Tag wie in den ersten Schwangerschaftsmonaten, ich muss mich jeden Morgen übergeben, und das kann nicht sein, dass das als Dauerzustand ..., da ist jedenfalls mir der Preis zu hoch, und dann hat sie mir noch ein anderes [Präparat – A. L.] verschrieben, und das hab ich auch nicht vertragen, und dann hab ich gedacht: Entweder finden wir 'ne andere Methode oder es passiert halt, na ja, und wie wir sehen, es ist eben halt passiert. *[lacht]* Ja ja, also ich meine, wir haben natürlich auch versucht, 'ne Zeitlang mit Kondom und mit Eisprung und mit Temperatur messen ..., ach, alles Käse. Also, ich hab dann irgendwie auch gedacht, es war ja einfach ein Glücksfall, dass ich sozusagen den Mann für's ganze Leben getroffen habe. Ich bin sicher, wenn es den nicht gegeben hätte, hätte ich wahrscheinlich auch anders entschieden, dann hätte ich möglicherweise auch diese eh, äh Zustände hingenommen, dass man eben Pille nicht verträgt, oder hätte weitergesucht, oder keine Ahnung, aber das ist alles hätte, hätte – ich wusste, mit dem Mann werd' ich, egal was passiert, durch dick und dünn gehen.

Das zweite Kind wurde 1973 geboren, kurz nachdem sie begonnen hatte, als Lehrerin zu arbeiten. Zwei Jahre später kam das dritte Kind zur Welt. Ursula Erksen blieb schließlich zu Hause und kümmerte sich nur noch um die Familie. Ein Austritt aus der DDR-Volksbildung war normalerweise problematisch.

Ich hatte dann das Gefühl, in der DDR-Schule kannst du sowieso nicht glücklich werden als Lehrer, obwohl ich den Beruf selber dann doch gemocht habe, und hatte auch das Gefühl, das liegt mir irgendwie, mit Kindern zu arbeiten. Ich hab mir angewöhnt, einen völlig anderen Umgangston …, ich hab grundsätzlich nicht mit Pioniergruß gegrüßt, sondern mit »guten Morgen«, was ein bisschen irritiert hat zunächst, aber dann haben sich die Schüler daran gewöhnt. Das Verhältnis zu den Schülern war gut. Umso schlimmer war für mich das, was drum herum passiert ist. Diese Gremien, diese ewigen Parteileitungssitzungen, nee, wie hieß denn das, irgendwas mit Partei- …, obwohl ich gar nicht in der Partei war […], Parteilehrjahr, ja, dieses gruselige Zeug, und dann auch die pädagogischen Ratssitzungen, die hatten irgendwie mit Pädagogik wenig zu tun, und es hat mich total genervt. Und dann hab ich gedacht, so für mich, wie lange willste das eigentlich noch aushalten? Da stand diese ganze lange Berufslaufbahn ja noch vor mir, denn mit 22 Jahren war ich ja schon Lehrerin […]. Daher kamen mir meine Kinder, wie sie dann hinter'nander angepurzelt kamen, gerade recht. Das fand ich ideal, denn die haben mich sozusagen von diesem Schuldienst befreit, ohne dass es großen politischen Knatsch gab.

Also, das war jedenfalls meine kurze, aber durchaus sehr ambivalente Erfahrung an der Schule und mein Verhältnis zu den Kindern, die nicht unbedingt alle zielgerichtet produziert wurden, so würde ich das jetzt nicht behaupten wollen *[lacht]*, sondern die sind alle zufällig geboren, also sind alle zufällig entstanden. Ich hatte so komische Eisprünge, ich nehme an, ich bin so 'n merkwürdiges Tier, ich hätte also möglicherweise zwei oder drei Eisprünge im Monat haben müssen, weil …, zu Terminen bin ich schwanger geworden, wo's gar nicht ging. Also wo es biologisch völlig unmöglich war, aber trotzdem. Es war also – der Mensch denkt und Gott lenkt.

Wir haben eigentlich bei keinem Kind gesagt, also nee, das geht jetzt überhaupt gar nicht. Natürlich man muss sich vorstellen, jetzt kommt doppelt so viel Arbeit und doppelt so viel Belastung. Als dann die ersten drei da waren, da konnte ich mir schon nicht mehr vorstellen, also jetzt noch eins drauf, weil das hat mich wirklich voll ausgelastet. Aber das vierte und das fünfte ist dann auch groß geworden. Ich hab dann gemerkt, rings um mich herum war das dann so: Was, drei Kinder, bist du verrückt, und dann das vierte Kind, das war schon asozial, und das fünfte, das war schon völlig außer jeder Vorstellung, das können nur total Bekloppte oder eben Assis sein.

In den achtziger Jahren engagierte sich Frau Erksen gemeinsam mit ihrem Mann in einer kirchlichen Oppositionsgruppe, die sich mit Umweltproblemen beschäftigte. Seitdem wurden sie von der Stasi überwacht. 1989 war das Paar bei der Gründung der Bürgerbewegung Neues Forum aktiv. Im Rückblick deutet Ursula Erksen die Verweigerung der Pille und ihren Rückzug aus dem ungeliebten Schuldienst in die traditionelle Hausfrauen- und Mutterrolle als ein Stück Widerstand gegen das DDR-Regime.

Frauen waren so unterdrückt in der DDR. Also, für mich war's das Gegenteil. Die Kinder zu kriegen, zu haben, war meine Befreiung. Ich hatte das Gefühl, mit fünf Kindern ..., wir kannten auch noch andere, die auch fünf Kinder haben – und da fand ich mich in guter Gesellschaft, es war so ein kleines Stückchen 'ne Gegenwelt, wo ich auch merkte, das sind so Leute, die gegen den Strom schwimmen, die auch in der DDR noch was anderes tun, als von ihnen erwartet wird. Ich war eben nicht die Frau, die, so wie erwartet wurde, studiert und sofort in den Schuldienst und alles macht, was ihr gesagt wird, und funktioniert, und wenn se sechzig oder fünfundsechzig ist, geht sie in Rente. Ich hab gesagt, nee, Schluss, nicht mit mir, und das hat mir gutgetan. Auf jeden Fall, also meiner Seele hat's genützt. Ich hatte auch mal 'ne Phase, das war, Moment mal, 71/72, wo dann so alles zusammenfiel, wo ich nicht mehr konnte, da war ich auch beim Psychiater, da hab ich dann, ich weiß nicht, einen Monat oder so, irgendwelche Psychopharmaka gekriegt, und dann war's wieder gut.

Also, so diese, diese Propaganda der DDR da, mit Wunschkind, die wollte ich nicht annehmen, weil die DDR nicht mein Land war. Also, alles, was in der DDR so propagiert wurde, das war für mich sozusagen ein Grund, das abzulehnen. Da steckt bestimmt Strategie dahinter, die ich nicht mag. Und ich denke, mit den fünf Kindern hab ich da auch 'ne richtige Antwort gegeben: Ich kriege meine Kinder, wann ich will.

»Die Pille hat mir nichts gebracht«

MONIKA AUGUSTIN, Jahrgang 1952, arbeitslos, bis 1993 Mitarbeiterin im Kulturhaus der Berg- und Energiearbeiter. Sie lebt mit ihrem Ehemann in Hoyerswerda. Zwei erwachsene Kinder.

Ich wurde 1952 geboren, ich war die Älteste von fünf Kindern, sag ich mal so. Nach mir sind noch vier Geschwister gekommen, und vor mir war noch 'ne Schwester, aber die ist leider verstorben. Also wären wir sechs Kinder gewesen insgesamt, aber so … Wir sind nun fünfe bis dieses Jahr …, dieses Jahr, Ende Dezember, ist mein Bruder verstorben.

Dann zu mir: Wir haben zwei Kinder, Junge und Mädchen. Soll ich Ihnen mal die Geburtsdaten von meinen Kindern sagen? Das ist sehr interessant, staune ich heut noch drüber. Meine Tochter ist als erstes geboren, 25.5.73, und mein Sohn ist am 24.4.74. Das heißt, nicht mal ein Jahr auseinander, sondern nur elf Monate. Es sollte zwar nicht so sein, wir wollten es eigentlich wegmachen lassen. Damals gab es ja die Möglichkeit noch, ne. Ich hatte schon meine Tasche gepackt, und mein Mann hat mich mit Kinderwagen zum Arzt begleitet, und da hat doch der Frauenarzt gesagt: Wenn Sie noch ein zweites Kind wollen, dann sollten Sie das lassen. Und das haben wir so gemacht, denn wir wollten ja noch ein Kind haben. Ja und dann war das ganz normal für uns. Zwei Kinderwagen losgeschoben, jeder einen – und einwandfrei … Die Kinder sind aufgewachsen wie Zwillinge, super also, ich kann nicht klagen.

Im Jahr 1970 war Monika Augustin mit Eltern und allen Geschwistern aus dem Erzgebirge nach Hoyerswerda gezogen. Die kinderreiche Familie hatte dort sehr bescheiden gelebt. Das große Energiekombinat »Schwarze Pumpe« versprach bessere Bezahlung und gute Wohnungen. Frau Augustin hatte gerade eine Ausbildung als Textilfacharbeiterin beendet.

Haben auch gleich eine Vierraumwohnung gekriegt hier in Hoyerswerda, war super, wir sind alle da mit eingezogen. Und da ich in meiner Branche weiterarbeiten wollte, bzw. ähnlich gelagert, hab ich in Cottbus angefangen zu arbeiten, da war die Textilbranche ebenfalls, aber keine Strümpfe, sondern Stoffe, diese Silastikstoffe. Ich war jung damals, 21 Jahre, in der FDJ war ich sowieso drin, und dann *[zögert]* war ich im Kopf überzeugt, und da haben sie mich gefragt … Partei, ich sag, gut. Bin ich in die Partei eingetreten. Und da wir jung waren, und FDJ-mäßig schon angehaucht waren, und

Partei – haben sie uns zum ersten Arbeiterjugendlehrgang geschickt, Parteischule in Cottbus. Da hab ich meinen Mann kennengelernt. Der ist von der Ostsee, [hat] ebenfalls in »Pumpe« angefangen. Als Elektriker da oben gab's nicht viel. Und »Pumpe« hat wieder gelockt. Den haben sie ebenfalls, weil er auch jung war, der ist drei Jahre älter als ich, mein Mann, äh, haben sie ihn auch gefragt – Partei und so. Und da haben wir uns auf der Parteischule kennengelernt und sind eben zusammengeblieben.

Dann hat sich das so ergeben, kam das erste Kind. Ich hab keene Pille genommen und so. Damals noch nicht. Hab ich aufgehört zu arbeiten dort. Aber es war eine schöne Zeit, muss ich noch sagen. Es waren ja ein, zwei Jahre, die ich so dort gearbeitet habe, ich war da auch FDJ …, nicht Vorsitzende, aber so, so ein bisschen 'ne Stelle hab ich da eingenommen. […]

Ich hab dann aufgehört zu arbeiten, bin zu Hause geblieben. Wir hatten zu zweit erst mal 'ne Einraumwohnung erhalten hier in Hoyerswerda, und dann war ich ja schwanger, und dann sind wir umgezogen in 'ne Zweiraumwohnung. Unmittelbar gleich alles in einer Nähe, ging super. So, und dann kam das erste Kind und drauf gleich das zweite Kind. Warum auch immer … *[lacht]*, es ist nun mal so gewesen. Also erst die Zweiraumwohnung und dann haben wir in WK 9, das war gerade im Aufbau, haben wir eine Dreiraumwohnung gekriegt, und in dieser Wohnung haben wir mit unseren Kindern fast knappe dreißig Jahre gewohnt.

Ja und ich – wo dann meine Kinder klein …, was heißt klein, ganz klein waren sie ja nicht mehr, die sind zwar in die Kinderkrippe gegangen, also Kindergarten, dann hab ich wieder angefangen zu arbeiten. Und da ja in Hoyerswerda keine Textilindustrie war, hab ich mich auch in »Schwarze Pumpe« beworben, wie jeder hier eigentlich, weil das ein großes Kombinat war. Ich hab dort als Hilfsschlosser angefangen, obwohl ich doch überhaupt keine Ahnung hatte, aber ich hab eben so andere Tätigkeiten gemacht: Anwesenheit schreiben und Post holen und solche Sachen.

Dann hab ich mich von da aus beworben in der Kultur. Kultur wurde ja damals in der DDR großgeschrieben, jedenfalls bei uns hier in der Region. Und da bin ich im Kulturhaus Spreetal gelandet, als Sekretärin haben die mich eingestellt. Ich hab einen Schreibmaschinen-Lehrgang gemacht, damit ich eben fließend schreiben konnte, ich hab's eben gemacht, einen Jugendklub zu leiten. Ich war damals ja auch noch jung, hab ich gemacht, hat mir sehr viel Spaß gemacht. Ich bin auch gleich mit den Jugendlichen gut hingekommen. Ich bin ja so 'n Typ, wie ich jetzt bin, hab mich ja nicht verändert.

1984 wurde in Hoyerswerda das Haus der Berg- und Energiearbeiter gebaut, in dem alle Kultureinrichtungen der Region zusammengefasst waren. Die Eröffnungsveranstaltung ist für Monika Augustin eine bleibende Erinnerung.

Das werd ich nie vergessen *[weint]*. Das waren alles geladene Gäste, die ganze Parteiführung, und wir haben das Programm zusammengestellt. [...] Wir hatten auch im Vorfeld noch Aufräumungsarbeiten zu machen in dem Haus, zu putzen, damit eben alles zu dem Tag fertig war, damit alles schön aussah. Schreibtische geschleppt, damals, wo das eingeräumt wurde, das Haus. Haben wir alles, alles gemacht. Ich auch. Hat aber Spaß gemacht.

So, dann war die Veranstaltung. Jeder hatte seinen Platz, jeder hat gewusst, was er zu machen hat. Wir haben auch den Einlass gemacht. Und haben die Volkskünstler dann ..., wir hatten so einen Plan, einen Ablaufplan, wann die dran waren, und dann haben wir sie reingeschickt. Weil – es waren ja über hundert Mitwirkende. Dann war das Programm fertig, abgelaufen. Und da ist der Erich Beck, der war damals Parteivorsitzender von unserer Kreisleitung gewesen in »Schwarze Pumpe«, aufgestanden, hat geklatscht und die anderen auch alle, und das war so emotional *[weint]*, das ist für mich heute noch so ..., weil das so schön war.

1993 wurde das betriebliche Kulturhaus zur »Lausitz-Halle« umgewandelt. Frau Augustin wurde als eine der Letzten entlassen. Sie nahm Putzstellen an, arbeitete als ABM-Kraft in unterschiedlichen Zusammenhängen, erhielt Ein-Euro-Jobs. Die letzte Maßnahme im Rahmen des »Vereins für die Förderung von Frauen in Sachsen« war drei Tage vor unserem Gespräch ausgelaufen.

Ja, was gäb's noch zu sagen? Ach so, zur Pille: Ich muss sagen, ich hab sie nach den Kindern genommen, wo die beiden dann da waren, aber ich muss sagen, mir hat die nicht ..., ich weiß nicht, wie es sagen ..., die hat mir nichts gebracht.

A.L.: Wieso hat die Pille nichts gebracht?

Die Formulierung fällt mir nicht so richtig ein. Ich muss mal sagen, beim Sex zum Beispiel. Ich habe da nichts mehr empfunden, also nicht mehr so richtig. Und mit Kondom war auch nicht die Welt, das war mir auch nischt. Da haben wir das alles wieder sein gelassen, alles verworfen, also gar nichts mehr genommen, verhütet. Ich bin ehrlich, und ich sag das jetzt auch so, allerdings sind dann ..., klingt vielleicht jetzt blöde, aber dann sind, ich bin ehrlich, ja, noch dreie zustande gekommen. Aber war mir von vornherein klar: nicht behalten. Wissen Sie, das war für mich normal, der Gang oder die Gänge, sag ich mal. Ist es eben so gewesen. Ich hatte was von jedem ..., Kinderwunsch gehabt, ja, sag ich mal, und das war's dann. Sie wissen, was ich meine?

A.L.: Ja, Sie haben die Kinder abtreiben lassen.

Aber damit bin ich auch zurechtgekommen, weil, was soll ich mit so viel Kindern, nee, wollt ich auch nicht. Hab ich auch weiter keinem erzählt, außer meiner Schwester. Warum sollen es die anderen ..., ist schon lange her, schon lange her.

A.L.: Es war ja legal.

Ist kein Verbrechen, genau. Ja, Das war das ganze Problem mit der Pille. Die Kinder sind 73 und 74 ..., vielleicht 76/77, nicht mal ein halbes Jahr hab ich die genommen, mehr nicht.

A.L.: Also nicht unmittelbar nach der Geburt des zweiten Kindes?

Nee, erst als sich dann das nächste wieder eingestellt hat, wissen Sie, das dritte, dann mal probiert und das ging dann nicht, da hab ich's sein gelassen.

A.L.: Sind Sie beraten worden bei der ersten Pillenverschreibung?

Ja, natürlich sind wir beraten worden, deswegen hatt ich ja Angst, dass ich dann breiter werde.

A.L.: Und diese Lustlosigkeit ...

Wissen Sie, ich habe nichts empfunden dabei, da hab ich gedacht, nee, weg damit, und da hab ich sie nicht mehr genommen.

> Ein anderes Präparat wollte Monika Augustin nicht probieren. Kondome und Spirale waren auch »nischt«. Das Paar verhütete letztlich mittels Abtreibung.

Ich muss sagen, mein Mann ist auch nicht so, so ein Sex ..., wissen Sie. Und dann hat das bei mir auch alles nachgelassen. Heut leben wir damit – ohne.

A.L.: Und trotzdem ist es noch dreimal zu einer ungewollten Schwangerschaft gekommen?

Ja, aber nicht jetzt. Das war unmittelbar die Zeit danach, wissen Sie. Ich sag mal 84/85 und vorher noch die Jahre. Danach nicht mehr. Aber das zeugt doch davon, dass man fruchtbar war, ne. Alle beide, sag ich mal.

A.L.: Haben die Eltern Sie sexuell aufgeklärt?

Nee, also nicht direkt. Erst dann, wo ich mal gesagt habe zu meiner Mutter: guck mal, was hab ich denn hier in der Hose. Dann hat sie mir etwas dazu gesagt, aber ansonsten … Vielleicht hat man's dann irgendwie gelesen, ich weiß es nicht.

A.L.: Hatten Sie Freunde, bevor Sie Ihren Mann kennengelernt haben?

Ich war nicht so ein Typ. Ich war 18 Jahre alt, da hab ich noch zu Hause meinen Schrank schön sortiert und meine Puppen sortiert und dies und das. Ich war nicht so. Da war meine Schwester anders, die nach mir gekommen ist. Da war die Gabriele anders. Die zog immer draußen rum, also ich nicht.

A.L.: Wollten Sie so früh Kinder haben?

Natürlich wollten wir mal Kinder haben, aber es ist passiert, da waren wir grad an der Ostsee oben, die Luftumstellung, es war ja eine andere Luft da oben, und weiß der Teufel, da ist es vielleicht passiert.

1973, im März haben wir geheiratet, und im Mai ist Manuela geboren worden. Mein Mann ist Elektriker von Beruf. Dann hat er in der FDJ gearbeitet, in der FDJ-Kreisleitung, das hängt ja alles mit der Partei zusammen. Aber die FDJ-Zeit war …, da war ich zu Hause, ich hab immer auf ihn gewartet, da hingen immer Veranstaltungen dran und immer mit hier *[gestikuliert das Trinken]*. Die FDJ-Zeit war so, glauben Sie mir das. Und wenn eener nichts verträgt, dann …, das war eigentlich immer *[zögert]*, na ja, ich meine, wenn ich einmal das Problem jetzt anschneide, es wurde dann immer schlimmer, das wurde dann mal zur Sucht. Aber viele Jahre später erst, da wo er entlassen wurde. Das wurde zur Sucht und zur Schlimm-Sucht. Ich sag Ihnen das, so wie's ist. Knallhart. Es gab Tiefen, es gab Tiefen, natürlich, weil, ich konnte die Sauferei noch nie leiden, ich bin nicht so ein Typ, ich trink kaum was, und wenn, dann trink ich mal ein Glas Sekt, andere Sachen gar nicht. Ich brauch auch nicht …, nicht mal Silvester hab ich was getrunken. […]

Aber ich will nur noch sagen: ich bin mit meinem Mann 38 Jahre verheiratet, mit ein und demselben. Ich bin die Einzige von unserer Familie, von meinen Geschwistern, die noch mit dem demselben Mann verheiratet ist. Alle anderen sind geschieden, ja ich bin die Einzige noch.

2.2 EXKURS: Die gestohlene Rezeptur und eine Goldmedaille

Die Einführung der »Wunschkindpille« in der DDR war nicht das Werk einer allmächtigen zentralen Planbürokratie; der Weg war keineswegs klar vorgezeichnet. Er war geprägt von Zufällen, glücklichen Gelegenheiten, auch Unsicherheiten sowie technischen und kommunikativen Grenzen. Mehrere Entwicklungsstränge liefen zum Teil nebeneinander her, bisweilen ohne dass die jeweiligen Akteure voneinander Kenntnis hatten. Im Ergebnis aber kam es schließlich zur Produktion der Pille in der DDR.

Angeblich begann die Geschichte mit einem Coup des Staatssicherheitsdienstes. In dessen Hinterlassenschaften fand sich jedenfalls ein winziges, aufwändig gestaltetes Büchlein im Dünndruck, das 1989 herausgegeben worden war, zweifellos um verdienten Mitarbeitern des Geheimdienstes zu besonderen Anlässen als Geschenk überreicht zu werden. Das kleine Buch mit dem Titel »Kundschafter des Friedens« enthält fünf Porträts von Spionen der Hauptverwaltung Aufklärung des MfS.[2] Eines davon ist dem Chemiker Hans-Sieghard Petras gewidmet. Dieser, so erfährt der Leser, fand nach seiner Promotion eine Anstellung bei der Schering AG in Westberlin, wo die Antibabypille bereits produziert wurde. Die Forschungsabteilung, der Petras angehörte, habe den Auftrag gehabt, das Verfahren für eine Totalsynthese zu entwickeln, um die Hormonwirkstoffe für die Antibabypille unabhängig von tropischen pflanzlichen Rohstoffen und dadurch mit wesentlich geringeren Kosten herstellen zu

---

2 Kundschafter des Friedens, Bd. 1, Leipzig 1989. Von dem auf mehrere Bände angelegten Werk ist nur der erste Band erschienen. Enthält außerdem Porträts von: Günter Guillaume, Christel Hoffmann, Johannes Koppe und Wilhelm Gronau.

können. Das Porträtbüchlein suggeriert einen direkten Zusammenhang zwischen diesen Forschungen und der ersten DDR-Pille. Im Jahr 1965, so heißt es darin, sei bei Schering die Totalsynthese gelungen: »Hans Petras war daran maßgeblich beteiligt. Ein Jahr später nahm übrigens die DDR die Produktion der Anti-Baby-Pille auf.« Der erfolgreiche Kundschafter wird mit dem Satz zitiert: »Für mich war's Zeit, bei Schering zu verschwinden.«[3]

Diese Spur weiterzuverfolgen verstand sich von selbst. Allerdings stieß die Archivrecherche schnell an ihre Grenzen. Die Unterlagen der HV-A, die die Tätigkeit von Petras bei Schering hätten erhellen können, existieren nicht mehr. Es gelang jedoch, den einstigen »Kundschafter« zu einem Treffen zu bewegen. Prof. Dr. Hans-Sieghard Petras lebt heute in der Nähe von Berlin. Dass er sich – nach anfänglichem Zögern – zu einem Gespräch mit Christian König bereiterklärte, hing zweifellos auch damit zusammen, dass er eine gerichtliche Verfolgung nicht mehr befürchten musste. Nach seiner Flucht Ende 1979 in den Osten war er 1983 vom Oberlandesgericht Frankfurt/Main wegen Landesverrats in Abwesenheit zu einer Geldstrafe von 42.000 D-Mark verurteilt worden. Die Beschaffung der Rezeptur für die Antibabypille von Schering spielte in der Aussage eines Belastungszeugen zwar eine Rolle – verurteilt wurde Petras allerdings vor allem aufgrund der Spionagetätigkeit bei seinem nachmaligen Arbeitgeber, der Hoechst AG in Offenburg und später in deren Textilfaserwerk in Vlissingen (Niederlande).[4]

Wie wird man eigentlich Geheimdienstagent? Nach der Darstellung von Petras trafen in seinem Fall viele Faktoren zusammen: die Ausbildung, die Arbeitsstelle(n), die besondere familiäre Situation zwischen West und Ost – und eine gehörige Portion Zufall. Hans-Sieghard Petras wurde 1934 in Schlesien geboren. 1945 floh er zusammen mit seiner Mutter über Bautzen und Dresden nach Clausthal-Zellerfeld im Westharz. Als seine beiden älteren Brüder nach ihrer Rückkehr aus dem Krieg nach Berlin zogen, um dort zu studieren, schloss er sich ihnen an und ging in die unter den vier Besatzungsmächten aufgeteilte Stadt. Petras besuchte das Oberschulinternat auf der Insel Scharfenberg im Tegeler See. Als dessen Direktor Heinrich

---

3 Kundschafter des Friedens, Bd. 1, S. 120 f.
4 Urteil des Oberlandesgerichts Frankfurt am Main vom 8. November 1983, in: BStU, MfS, HA II, 4630, Bl. 86-104.

Scheel nach der Gründung der beiden deutschen Staaten 1949 wegen seiner kommunistischen Gesinnung entlassen wurde, folgte ihm Petras gemeinsam mit etwa dreißig Mitschülern in den Osten an das Schulinternat Himmelpfort in Brandenburg, wo er 1952 das Abitur ablegte.

Nach dem Tod seines Vaters im darauffolgenden Jahr verließ Petras jedoch die DDR und zog wieder zu seiner Mutter in den Harz. 1954 begann er an der Universität Göttingen Chemie zu studieren, anschließend promovierte er auf dem Gebiet der Aminosäuresequenzbestimmung. Nach einer erfolglosen Bewerbung bei Professor Rapoport an der Ostberliner Humboldt-Universität nahm der inzwischen verheiratete junge Familienvater 1962 ein Angebot des Westberliner Pharmakonzerns Schering an, um zwei Jahre später dort in die schon erwähnte Erforschung der Totalsynthese einzusteigen.

Der Kontakt mit der Auslandsaufklärung der Staatssicherheit kam durch einen seiner Brüder während eines Besuchs in Ostberlin zustande:

Das ergab sich eigentlich ganz seltsam. Mein Bruder hatte mich eingeladen mit seiner Frau hier in so 'n Restaurant in Treptow. Und des war 'n Tisch, da saßen schon zweie, setzten wir uns zu viert dazu, da kam das Gespräch so ... [betont] SO FING DAS AN, muss ick mal sagen. »Das könnte man, wir könnten das dringend gebrauchen. Gucken se mal: Ihre Schwägerin hier die würde das gerne nehmen und nicht noch mehr Kinder kriegen.« Damals hatte se nur fünf schon. [...] Ja, und denn gab's bei uns zu Hause die Diskussion, warum soll mer das nicht machen? Die Leute drüben brauchen das auch.[5]

Er habe sich gesagt, so erklärt Petras die damaligen Motive seines Handelns, er würde ja niemandem schaden, aber den Leuten in der DDR helfen.

Und das war eigentlich der Grund, weshalb ich zu einem von den – Sie wissen ja nicht, wie der heißt, der heißt ... nicht Meier, Franz oder Helmut oder Karl, wie se wirklich hießen wusste ja keener – jedenfalls weiß ich später, dass die von der Staatssicherheit waren, die eben probierten, irgendeine Möglichkeit zu fin-

5 Interview mit Hans-Sieghard Petras, geführt von Christian König am 16.6.2011 in Eichwalde, Datei I, 00:18:46.

den, auch in der DDR die Antibabypille, das heißt den Rohstoff selber herzustellen.

Er habe die »Vorschriften«, wie er es nennt, für jede Verfahrensstufe kopiert und habe sie mitgenommen, wenn er zu seinen Brüdern nach Ostberlin fuhr. Petras rechtfertigt sein Tun während des Interviews mehrfach als eine gute Tat, die nicht nur allgemein den Menschen in der DDR helfen sollte, sondern im Besonderen seinen beiden Schwägerinnen, die nach der Geburt von acht beziehungsweise fünf Kindern dringend ein sicheres Verhütungsmittel benötigt hätten. Nach dieser Aktion habe er eigentlich aussteigen wollen, sagt er, seine Auftraggeber im MfS hätten jedoch mit seiner Enttarnung gedroht, falls er die Arbeit nicht fortsetzen würde:

> Aber, dass man da nie wieder rauskommt! Ich dachte, na gut …, meine Frau auch …, haben wir wat Gutes eigentlich gemacht, wenn die Frauen in der DDR …, die kriegen jetzt auch die Antibabypille, wie im Westen. Die DDR hat se nie exportiert, sie war froh, dass sie sie für die eigene Bevölkerung hatte.[6]

1979, nach der Flucht von MfS-Oberleutnant Werner Stiller, der als Agent für den BND gearbeitet hatte, wurde Petras mit Frau und Kindern – ebenso wie einige andere ostdeutsche Industriespione, denen nun die Enttarnung drohte – in die Zentrale nach Berlin beordert. Hans-Sieghard Petras übernahm in Merseburg den Posten des Sektionsdirektors für Werkstofftechnik an der Technischen Hochschule für Chemie. 1983 wurde er habilitiert und bekam 1985 den Lehrstuhl für Polymerchemie an der Humboldt-Universität zu Berlin. 1991 wurde sein Bereich aufgelöst, und Petras wurde entlassen. Seine frühere Agententätigkeit war zweifellos einer der Gründe, warum er vorzeitig im Alter von 57 Jahren in den Ruhestand geschickt wurde.

In der Zusammenschau aller verfügbaren Informationen wirft das Agentenstück um die Antibabypille allerdings einige Fragen auf. Als Chemiker hatte Petras sich sowohl in seiner Examens- als auch in seiner Doktorarbeit mit Aminosäuren beschäftigt. Folgerichtig arbeitete er während seiner ersten beiden Jahre bei Schering auf dem Fachgebiet der Peptide. Dann allerdings will Petras innerhalb eines Jahres, von 1964 bis 1965, das Stoffgebiet der Steroide so tief durch-

6   Interview Petras, 16.6.2011, Datei 1, 00:26:23.

drungen haben, dass er eine Totalsynthese von Steroidhormonen bearbeitet und in die Produktion überführt haben soll. Jenes Verfahren, das zur Grundlage der Pillenproduktion bei Schering – und letztlich auch bei Jenapharm – werden sollte. Zweifel scheinen hier angebracht, denn die Totalsynthese von Steroiden galt Anfang der 1960er Jahre noch als eine der schwierigsten chemischen Herausforderungen überhaupt. Schering betrieb hierzu keine eigene Grundlagenforschung: Das Westberliner Pharmaunternehmen erwarb von der US-amerikanischen Firma Wyeth eine Lizenz zur totalsynthetischen Herstellung des neuen Wirkstoffs Norgestrel,[7] der für viele Jahre zum bedeutendsten Gestagen in verschiedenen Hormonpräparaten werden sollte. Parallel dazu sicherte sich Schering auch noch eine nahezu weltweite Vertriebslizenz für den Wirkstoff und die entsprechenden Präparate.[8] Die Aufgabe von Petras und Kollegen bestand also darin, das von Wyeth entwickelte Syntheseverfahren im Labor nachzustellen und zu bearbeiten, um Schering eine reibungslose großtechnische Produktion in den eigenen Anlagen zu ermöglichen. Bleibt die Frage, warum diese Aufgabe nicht der bereits bestehenden Steroid-Forschungsabteilung bei Schering übertragen, sondern einer neuen Arbeitsgruppe ohne Vorerfahrungen auf dem Gebiet übergeben wurde. Es überrascht auch, dass der »maßgeblich daran beteiligte« Chemiker Hans-Sieghard Petras weder die Wirkstoffzusammensetzung der Schering-Pillen noch die der Präparate aus volkseigener Produktion der DDR benennen konnte. Im Interview zog er sich auf die Erklärung zurück, dass er die Materialien weitergegeben habe, doch sie seien beim Geheimdienst wie in einem schwarzen Loch verschwunden. Über Verbleib und Anwendung in der DDR habe er nichts erfahren.[9] Freilich liegen diese Ereignisse

7   Norgestrel ist ein Steroid, das in zwei verschiedenen Isomeren als Dextro-Norgestrel bzw. Levo-Norgestrel vorkommt, wobei nur Letzteres eine biologische Wirksamkeit als Gestagen aufweist. War anfangs noch die Mixtur aus beiden Isomeren in Gebrauch, kam später, nachdem es gelungen war, chemische Verfahren zur Trennung der Isomere auszuarbeiten, nur das biologisch wirksame Levo-Norgestrel zum Einsatz. In den 1960er Jahren wurde i. d. R. also von Norgestrel gesprochen, während es wenige Jahre später üblich wurde, vom biologisch wirksamen Steroidisomer Levo-Norgestrel zu sprechen.
8   Vgl. Schering Aktiengesellschaft (Hg.): Aus Berlin in alle Welt. Die Schering AG 1949-1971 (Schriftenreihe Scheringianum), Berlin 1998, S. 80. Die Vertriebslizenz für Norgestrel und Norgestrelprodukte erstreckte sich auf nahezu alle Länder der Erde mit Ausnahme der USA, Kanadas, Frankreichs und Südafrikas.
9   Interview Petras, 16.6.2011, Datei 2, 01:24:58.

nunmehr fast 50 Jahre zurück, Petras war nur kurze Zeit auf dem Gebiet der Steroide tätig und widmete sich im Verlauf seines weiteren Berufslebens fast ausschließlich der Polymerchemie. Dass er die Erkenntnisse zur Totalsynthese an das MfS weitergab und dieses sie an Jenapharm weiterreichte, kann anhand der verfügbaren Quellen weder belegt noch widerlegt werden.

Festzuhalten bleibt im deutsch-deutschen Spionagekrimi, dass die vom MfS gezogene Linie zwischen Petras' Aktivitäten und der ersten DDR-Pille in die Irre führt. Das 1965 vom VEB Jenapharm vorgestellte Ovosiston entsprach nicht dem Präparat Anovlar von Schering. Eine Analogie in der Wirkstoffzusammensetzung zwischen Kontrazeptiva von Schering und Jenapharm findet sich erst in der zweiten Pillengeneration. Doch unbestreitbar orientierte sich der Jenaer Pharmahersteller bereits in den 1960er Jahren bei der Entwicklung von Ovosiston an einem Hormonpräparat aus westdeutscher Produktion. Es handelte sich dabei um die Antibabypille Aconcen aus dem Hause Merck in Darmstadt. Diese Praxis der Rezeptur-Kopie sollte in den 1970er Jahren zu einer juristischen Auseinandersetzung zwischen Jenapharm und Schering führen.[10]

Die wissenschaftliche Fachwelt in der DDR wusste spätestens seit Anfang Mai 1960 von der Existenz eines neuartigen Verhütungsmittels. Wenige Tage bevor die Arzneimittelbehörde der USA (FDA) das Hormonpräparat Enovid auch als Kontrazeptivum registrierte und zuließ, trat Warren O. Nelson, Ärztlicher Direktor des New Yorker Population Service, auf der Tagung »Internationale Abortsituation, Abortbekämpfung und Kontrazeption« in Rostock-Warnemünde als Redner auf. Vor den führenden Köpfen der DDR-Gynäkologie und Sozialhygiene sowie Referenten und Diskutanten aus 17 Ländern in Ost und West stellte er die Ergebnisse der klinischen Untersuchungen von Pincus, Rock und anderen zur Unterdrückung der Ovulation mittels Hormonpräparaten vor.[11] Die kontrazeptive Sicherheit, so Nelson, stelle alle anderen Mittel und Methoden der Verhütung in den Schatten. Im Durchschnitt liege die Schwangerschaftsziffer unter zwei je hundert Versuchsjahre – und die tatsächlich eingetretenen Schwangerschaften während der klinischen Erpro-

10 Vgl. Kapitel 6.5: Exkurs: Die »Wunschkindpille« auf dem Weltmarkt.
11 Warren O. Nelson: Der gegenwärtige Stand der Forschung über die physiologische Kontrolle der Fruchtbarkeit, in: Mehlan (Hg.): Tagungsbericht 1961, S. 164 ff.

bungen seien mit großer Sicherheit auf Einnahmefehler zurückzuführen.[12] Diese aufsehenerregenden Studienergebnisse wurden von den DDR-Wissenschaftlern mit Skepsis zur Kenntnis genommen. Der Chefarzt der Hautklinik Weimar, Dr. Hesse, warnte vor der praktischen Anwendung dieser »abseitigen Methode« der Kontrazeption. Seine ablehnende Haltung begründete er damit, dass die Gabe von Hormonen einen massiven Eingriff in die chemische Physiologie und den Stoffwechsel darstelle, der zu Persönlichkeitsveränderungen führen könne.[13] Dr. Hohlbein, Direktor der Frauenklinik und Poliklinik der Medizinischen Akademie Dresden, erkundigte sich nach möglichen Missbildungen durch Hormongaben zum Zwecke der Kontrazeption.[14] Prof. Norbert Aresin, Leiter der Leipziger Universitätsfrauenklinik, befürchtete »mögliche Schädigungen« der weiblichen Physiologie, deren Folgen sich »nicht nur auf die Frau, sondern auch auf das Kind beziehen könnten«.[15] Nelson verwies darauf, dass sich aus den klinischen Studien, an denen über vier Jahre hinweg mehr als 3.000 Frauen in Los Angeles, San Antonio, Mexiko, Puerto Rico und Haiti teilgenommen hätten, keine Hinweise auf gesundheitliche Schäden ergäben, und dass nach dem Ende der »Behandlung« die Empfängnisfähigkeit uneingeschränkt gegeben sei. Keine abschließende Aussage vermochte er freilich über die Auswirkungen einer dauerhaften Anwendung zu treffen. Erkenntnisse über mögliche Langzeitschäden könnte erst die praktische Erfahrung liefern, doch ließen Tierversuche wie klinische Studien die Gefahr ernsthafter Nebenwirkungen als unwahrscheinlich erscheinen.[16]

Die Reaktionen der DDR-Wissenschaftler fielen ähnlich aus wie die ihrer Kollegen in anderen Ländern. Als Gregory Pincus 1955 seine ersten Untersuchungsergebnisse auf der Tagung der International Planned Parenthood Federation in Tokio vorstellte, waren ihm die

12 Vgl. Nelson: Der gegenwärtige Stand, in: Mehlan (Hg.): Tagungsbericht 1961, S. 165.
13 Vgl. Diskussionsbeitrag Peter G. Hesse, in: Mehlan (Hg.): Tagungsbericht 1961, S. 182-183, hier S. 182.
14 Vgl. Diskussionsbeitrag Hohlbein, in: Mehlan (Hg.): Tagungsbericht 1961, S. 184 f.
15 Norbert Aresin: Indikationen zur Antikonzeption, in: Mehlan (Hg.): Tagungsbericht 1961, S. 196.
16 Vgl. Nelson: Der gegenwärtige Stand, in: Mehlan (Hg.): Tagungsbericht 1961, S. 164-171, hier S. 165 f.

versammelten Experten ebenso mit Skepsis begegnet und hatten die Tragweite der vorgetragenen Befunde unterschätzt.[17]

Die Tagung in Rostock im Mai 1960 diente vor allem der Selbstverständigung der DDR-Mediziner zu den wichtigen familienpolitischen Themen Verhütung und Abtreibung. In den folgenden Jahren sollte auf diesen Gebieten einiges in Bewegung geraten, und viele der Tagungsteilnehmer hatten daran einen aktiven Anteil. Gegenüber der US-amerikanischen Kunde von der Pille verhielt man sich zwar zunächst skeptisch, doch den Anwesenden war durchaus bewusst, dass es in der DDR einen Handlungsbedarf im Hinblick auf die bestehenden Regeln für Schwangerschaftsabbrüche gab, und dass auch die verfügbaren Verhütungsmittel einer kritischen Revision bedurften. Prof. Kraatz, der führende DDR-Gynäkologe, informierte seine Kolleginnen und Kollegen in Rostock darüber, dass von der DDR-Regierung ein Gremium einberufen worden sei, »das die technischen, chemischen und physiologischen Antikonzeptionsmittel und Möglichkeiten auf wissenschaftlicher Basis genau durchforscht und zu verbessern sucht«.[18] Einige Jahre später nahm der Initiator der Tagung, Karl-Heinz Mehlan, diesen Faden wieder auf und erstellte für das Gesundheitsministerium ein Gutachten zum Stand und zur Perspektive der Verhütungsmittel, von dem noch die Rede sein wird.

Zu Beginn der 1960er Jahre konzentrierte sich die Hormonforschung und -produktion beim VEB Jenapharm noch auf Wirkstoffe wie Testosteron, Progesteron, Cortison oder Prednison. Lediglich ein wissenschaftlicher Mitarbeiter arbeitete an der Synthese von Hormonen, die die weibliche Fruchtbarkeit steuern.[19] Ein erster Schritt in Richtung Pille war die Empfehlung der Forschungsgemeinschaft »Steroide« an den DDR-Ministerrat im März 1961, die Entwicklung »oral wirksame[r] Gestagene für gynäkologische Zwecke« in Angriff zu nehmen.[20] Um dieser Empfehlung Nachdruck zu verleihen, schrieb Prof. Dr. Kraatz, Direktor der Frauenklinik der

---

17 Vgl. Jütte: Lust ohne Last, S. 313.

18 Vgl. Diskussionsbeitrag Kraatz, in: Mehlan (Hg.): Tagungsbericht 1961, S. 132.

19 Vgl. Das aktuelle Interview mit Kollegen Dr. Langbein, Leiter des Labors WS 1, in: Jenapharm-Spiegel 13 (1964), H. 19, S. 3.

20 Kurz-Protokoll Arbeitstagung der Forschungsgemeinschaft »Steroide« innerhalb des Beirats für naturwissenschaftlich-technische Forschung und Entwicklung beim Ministerrat am 3.3.1961 im VEB Jenapharm, in: ThStA Rudolstadt, VEB Jenapharm, Nr. A 799, o. F.

Humboldt-Universität zu Berlin, im April 1961 an das zuständige Mitglied des Forschungsrates Prof. Dr. Rapoport:

> Neuerdings werden im ausländischen Schrifttum die ovulations-unterdrückende und damit die antikonzeptionelle Wirkung der nor-Gestagene zur Geburtenregelung diskutiert. Wenn diese Methode bei uns spruchreif werden sollte, ist wiederum das Äthinyl-nor-testosteron am besten geeignet. Der Bedarf an diesen Medikamenten ist nicht annähernd abzuschätzen.[21]

Nachdem beim Zentralen Gutachterausschuss für Arzneimittelverkehr (ZGA) der Import des niederländischen Hormonpräparates Lyndiol für 1962 beantragt worden war,[22] forderte der Ausschuss vom VEB Jenapharm eine Stellungnahme zur Möglichkeit, die betreffenden Steroide selbst zu produzieren. Die spezielle Gruppe der von Kraatz erwähnten 19-nor-Steroide, die in den westlichen Kontrazeptiva enthalten waren, hätte der Jenaer Betrieb nur mithilfe teurer Rohstoffimporte herstellen können. Zeitgleich eröffnete sich allerdings eine andere Option, als der westdeutsche Pharmahersteller Merck auf dem Internationalen Steroid-Kongress in Mailand sein Steroid Chlormadinonacetat, einen neu synthetisierten ovulations-hemmenden Wirkstoff, präsentierte.[23] Das bedeutete den Durchbruch für die Forschungsarbeiten beim VEB Jenapharm, denn diese Steroidverbindung konnte auf der Basis von Schweinegalle gewonnen werden und erforderte keine Importe, für die Devisen nötig gewesen wären. Bereits Ende des Jahres 1962, auf der Arbeitstagung der Forschungsgemeinschaft »Steroide«, verkündeten die Wissenschaftler den erfolgreichen Abschluss erster Syntheseschritte in Richtung Chlormadinonacetat.

Der ZGA entschied im Januar 1963, zunächst Probemuster des niederländischen Lyndiol zu importieren, und beauftragte die Klinikdirektoren Sommer (Halle), Aresin (Leipzig) und Kraatz (Berlin) damit, die Wirksamkeit zu prüfen. Zwei Monate später lagen deren

21 Alfred Schubert: Über einige Forschungsergebnisse wirksamer Steroidverbindungen, in: ThStA Rudolstadt, VEB Jenapharm, Nr. A 799, o. F.

22 Siehe zum Folgenden: Alfred Schubert: Zur Entwicklung der Ovulationshemmer im VEB Jenapharm, Jena, 3.6.1964, in: ThStA Rudolstadt, VEB Jenapharm, Nr. A 799, o. F.

23 Vgl. Albert Stachowiak: Geburtenkontrolle durch Ovulationshemmer, in: Jenapharm-Spiegel 13 (1964), H. 31, S. 4 ff.

positive Gutachten vor. Auf der Ausschusssitzung am 21. März 1963 wurde daraufhin der Import von Lyndiol befürwortet. Gleichzeitig mahnte das Gremium Schritte zur eigenen »Herstellung von Steroiden mit ovulationshemmender Wirkung« an.[24] Bemerkenswert ist, dass der VEB Jenapharm bereits vor dem Votum des Gutachterausschusses die Forschungsarbeiten zum Chlormadinonacetat in den Plan »Neue Technik« für das Jahr 1963 aufgenommen hatte. Insgesamt 1,3 Millionen Mark an Forschungsmitteln waren für die Ausarbeitung eines Synthese-Verfahrens vorgesehen. Im Frühjahr 1964 konnten erste kleinere Stoffmengen Chlormadinonacetat zur pharmakologischen Prüfung an das Institut für experimentelle Endokrinologie der Charité nach Berlin gesandt werden.

Zu Beginn des Jahres 1964 schließlich erteilte das Ministerium für Gesundheitswesen der DDR dem VEB Jenapharm den offiziellen Auftrag zur Herstellung eines Kontrazeptivums.[25] Nach den Vorgaben des Ministeriums sollte das Präparat innerhalb der kommenden zwei Jahre auf den Markt kommen. Die Forschungsgemeinschaft »Steroide« kooperierte dabei eng mit den Gynäkologen Prof. Dr. Mosler von der Frauenklinik des Städtischen Krankenhauses Berlin-Friedrichshain und Prof. Dr. Aresin von der Universitätsfrauenklinik Leipzig. Deren Einschätzung wurde am 1. Juni 1964 im Protokoll der Arbeitstagung der Forschungsgemeinschaft festgehalten. Darin befürworten die Mediziner ausdrücklich die Aufnahme der Produktion von Steroiden mit ovulationshemmender Wirkung und fordern gleichzeitig eine fachärztliche Überwachung der Anwendung. Zwar erwähnen sie auch eine therapeutische Einsatzmöglichkeit der neuen Substanz, vor allem aber konzentrieren sie sich auf die schwangerschaftsverhütende Wirkung. Bei richtiger Anwendung sei »eine fast 100%ige Empfängnisverhütung« zu erreichen.

> Der Wirkmechanismus ist noch nicht völlig aufgeklärt. Unerwünschte gelegentliche Nebenwirkungen sind Übelkeit, Gewichtszunahme, Kopfschmerzen u. a. Sie verschwinden meist nach zwei bis drei Behandlungsperioden und scheinen zumindest bei einigen Präparaten dosisabhängig zu sein.

24 Schubert: Ovulationshemmer, a. a. O.
25 Vgl. Das aktuelle Interview mit dem Forschungsleiter Prof. Dr. Schubert, in: Jenapharm-Spiegel 14 (1965), H. 32, S. 1-2, hier S. 2.

Ein endgültiges Urteil über die Unschädlichkeit einer langfristigen Behandlung, so die Einschätzung, könne zurzeit noch nicht abgegeben werden.[26]

Für die abschließenden Arbeiten bis zur Marktreife der Pille plante Jenapharm 1965 Investitionsmittel in Höhe von mehr als einer Million Mark ein. Übereinstimmend berichteten mehrere ehemalige Mitarbeiter von Jenapharm, dass die zu erfüllenden Normen für die Zulassung der Pille vergleichsweise moderat gewesen seien. Da es sich bei den verwendeten Steroiden um international bereits bekannte und angewandte Wirkstoffe handelte, bestand die Aufgabe des VEB Jenapharm vorwiegend darin, nachzuweisen, dass das Produkt in Zusammensetzung, Qualität und Wirkung den internationalen Vergleichspräparaten entsprach.[27] Am 28. Mai 1965 stellte der Betrieb beim Zentralen Gutachterausschuss für Arzneimittelverkehr den Antrag auf Zulassung von Ovosiston und Eintragung ins Arzneimittelregister der DDR. Die klinischen Tests verliefen zufriedenstellend. Die Ärzte konnten den zuverlässigen Empfängnisschutz bestätigen, ebenfalls konstatierten sie die international bereits bekannten Nebenwirkungen wie Übelkeit oder Kopfschmerzen. Ovosiston wurde mit Wirkung zum 15. November 1965 in das Arzneimittelverzeichnis aufgenommen. Auf einer Abschlussberatung Mitte Oktober, an welcher der stellvertretende Minister für Gesundheitswesen, Mecklinger, persönlich teilnahm, waren von Ärzten, Vertretern des Instituts für Arzneimittelwesen, der Sozialversicherung und des Ministeriums für Gesundheitswesen die Rahmenbedingungen für die Anwendung der Pille festgeschrieben worden:

– Eine Abgabe sollte nur auf Rezept erfolgen;
– zur Verschreibung zugelassen wurden Gynäkologen in eigener oder staatlicher Praxis, Fachärzte für Gynäkologie in Fachkliniken, Ehe-, Sexual- und Schwangerenberatungsstellen;
– pro Rezept war die Verordnung von bis zu drei Monatspackungen zulässig;

---

26 Protokoll der Arbeitstagung des Forschungsgemeinschaft »Steroide« am 1.7.1964 in Berlin, Institut für experimentelle Endokrinologie der Humboldt-Universität, Medizinische Fakultät (Charité), Jena, 10.8.1964, in: BArch DF 4/4466, Bd. 1, o. F.
27 Vgl. Interview mit Dieter Onken, geführt von Christian König am 15.2.2012 in Jena, 0:28:34, Interview mit Michael Oettel, geführt von Christian König am 20.2.2012 in Jena, Datei 1, 0:28:30.

– die Apotheken wurden zur Führung eines Kontrollbuchs für die Zu- und Auslieferung von Ovosiston verpflichtet;
– die Kosten für Ovosiston waren von der Sozialversicherung zu tragen, wenn es sich um eine medizinisch notwendige Hormontherapie handelte oder im Falle der Verordnung als Verhütungsmittel bei Frauen mit fünf und mehr Kindern;
– eine Verschreibung der Pille an Mädchen zwischen 14 und 16 Jahren wurde vorerst ausgeschlossen.[28]

Ähnlich wie in der Bundesrepublik lag der Schwerpunkt auch in der DDR zunächst auf der Anwendung in der gynäkologischen Therapie. Die »temporäre Konzeptionsverhütung« galt – zumindest offiziell – eher als Nebeneffekt.

Erstmals öffentlich vorgestellt wurde das neue Präparat auf der Leipziger Frühjahrsmesse 1965. Was der VEB Jenapharm der Fachwelt unter dem Markennamen Ovosiston dort präsentierte, waren noch keine Pillen (Dragees), sondern Hormon-Tabletten, die in einem Glasröhrchen verpackt waren. Zudem hatte es Probleme mit den Faltschachteln gegeben, sodass das Präparat nur in einer Behelfsverpackung ausgestellt wurde, und auch die Übersetzung der Werbe- und Informationsmaterialien für ausländische Gäste waren nicht rechtzeitig fertig geworden.[29] Ein Angestellter von Jenapharm berichtete ein wenig boshaft an das MfS, die Verpackungen hätten den Tabletten in nichts nachgestanden: sie seien auseinandergefallen.[30] Trotz derartiger Unzulänglichkeiten bekam Ovosiston auf der Messe ein Diplom und eine Goldmedaille verliehen. Laut dem Bericht eines geheimen Informators des MfS – ironischerweise handelte es sich dabei um Dr. Ulrich Schneidewind, der als Leiter der Hauptabteilung für Pharmazie und Medizintechnik im Ministerium für Gesundheitswesen selbst an der Einführung der Pille beteiligt war – sei jedoch die Auszeichnung eigenmächtig, ohne Rücksprache mit dem Ministerium für Gesundheitswesen oder dem Institut für Arzneimittelwesen erfolgt. Bei westdeutschen Pharmavertretern habe

---

28 Protokoll über die Abschlußberatung »Ovosiston« am 18.10.1965, in: BfArM, ONGNR: 38492.
29 Messebericht VEB Jenapharm – Leipziger Frühjahrsmesse 1965, Jena, 18.3.1965, in: ThStA Rudolstadt, VEB Jenapharm, Nr. A 1784, o. F.
30 IMS »Klaus Weber«: Ergänzung zum Bericht St., Jena, 18.11.1965, in: BStU, MfS, BV Gera 3258/60, Teil II, Bd. 1, Bl. 132 ff., hier Bl. 133.

die Prämierung überdies Anlass zu Spott gegeben.[31] Grundlage für diese kritischen Bemerkungen war die Tatsache, dass es sich bei Ovosiston um eine Nachentwicklung des Präparats Aconcen des westdeutschen Herstellers Merck handelte.

Im *Jenapharm-Spiegel*, der Betriebszeitung des VEB Jenapharm, erschien zum Messe-Auftritt ein doppelseitiger Artikel. Unter dem Titel »Goldmedaille – eine Verpflichtung« würdigten die Autoren die Leistungen der Jenapharmer und riefen im damaligen Stil der Planpropaganda zu gemeinsamer Anstrengung auf, um die aufgetretenen Probleme zu lösen und den erfolgreichen Produktionsanlauf zu gewährleisten.[32]

Der Produktionsplan für 1966 sah vor, eine Million Packungen Ovosiston herzustellen. Damit konnte der geplante Import von 25.000 Packungen Lyndiol aus den Niederlanden »abgelöst« werden.[33] Die ehrgeizigen Expansionsziele für Produktion und Absatz des Kontrazeptivums, die nicht zuletzt an die Hoffnung auf Exporterfolge geknüpft waren, erfüllten sich jedoch nicht. 1966 wurden deshalb erste Schritte unternommen, um Ovosiston den internationalen Standards anzugleichen. Die bisherige Tablettenproduktion wurde auf Dragees umgestellt. Um eine bessere Verträglichkeit zu erreichen, wurde die Hormondosierung der Pille reduziert. Doch die Verkaufsabschlüsse blieben auch im folgenden Jahr weiter unter den Erwartungen. In einer selbstkritischen Analyse der Absatzabteilung des Betriebs heißt es:

Bei dem Angebot Ovosiston zeigte sich, daß die Märkte, die z. Z. von der VVB und vom Betrieb bearbeitet werden, nicht als die günstigsten Absatzgebiete für dieses Präparat angesehen werden können. So stoßen wir in den arabischen und ostasiatischen Ländern auf Absatzschwierigkeiten, die in der Religion dieser Länder (Mohammedaner oder Buddhisten) zu suchen sind. Der größte

31 Hauptabteilung XX/1/IV: Treffbericht, Treff mit GI »Götz« am 9.3.1965 im Arbeitszimmer des GI Oberleutnant Jaekel, Berlin, den 9.3.1965, in: BStU, MfS, AIM 6975/73, A, 1, Bl. 211-212, hier Bl. 212.

32 Vgl. Goldmedaille – eine Verpflichtung, in: Jenapharm-Spiegel 14 (1965), H. 24, S. 4 f.

33 Schreiben VVB Pharmazeutische Industrie, Direktion Produktion und wiss.-techn. Entwicklung, Berlin, 5.8.1965; Schreiben VEB Jenapharm an Dr. Manns, Direktor Produktion und wiss.-techn. Entwicklung, VVB Pharmazeutische Industrie, Jena, 5.8.1965, in: ThStA Rudolstadt, VEB Jenapharm, Nr. A 1784, o. F.

Verbraucherkreis ergibt sich in modernen, hochentwickelten Industriestaaten, wobei besonders in diesen Staaten der Einfluß der Konkurrenz sehr groß ist. [...] Die Preise weichen stark von unseren bisherigen Vorstellungen ab und es ist zu erwarten, daß sie trotz des größer werdenden Bedarfs weiter absinken werden. Es ist deshalb vordringliche Aufgabe des Betriebes, die Selbstkosten weiter zu senken, damit wir der Preisentwicklung standhalten können.[34]

Aber auch im eigenen Land wurde die Pille nur zögernd genutzt. Das für die Bereitstellung von Arzneimitteln zuständige Staatliche Versorgungskontor hatte mit dem VEB Jenapharm Lieferverträge abgeschlossen, um jährlich 80.000 Frauen mit Ovosiston zu versorgen. Das waren weniger als drei Prozent der Frauen im Alter zwischen 15 und 45 Jahren. Diese eher zurückhaltenden Planungen wurden in der Realität noch weit unterboten. 1966 wurde Ovosiston an etwa 12.000 Frauen verordnet. Im Jahr darauf hatte sich die Zahl auf etwa 25.000 Frauen zwar mehr als verdoppelt, lag jedoch noch immer weit hinter den Planungen zurück. Außerdem traten starke regionale Differenzen in der Verordnung von Ovosiston auf. Während im Bezirk Rostock knapp 70 Prozent des verfügbaren Kontingents ausgegeben wurden, stapelten sich in Magdeburg die Pillenpackungen in den Depots. Dort wurden nicht einmal zehn Prozent der vorgesehenen Menge von den Ärzten verschrieben.

Eine Drosselung der Fabrikation beim VEB Jenapharm als Reaktion auf den schwachen Absatz war aus verfahrenstechnischen Gründen nicht möglich; die Produktion hätte völlig eingestellt werden müssen. Eine solche Entscheidung wäre das Ministerium für Gesundheitswesen allerdings teuer zu stehen gekommen. Zum einen hätte die Pille – wenn auch in geringen Mengen – gegen Devisen importiert werden müssen. Zum anderen sah der Vertrag mit Jenapharm bei Nichtabnahme der vereinbarten Menge Ovosiston eine Vertragsstrafe von 250.000 Mark vor. Aber auch der Hersteller der Pille hatte ein Interesse, das Geschäft mit den Ovulationshemmern nicht so leicht aufzugeben.

Angesichts der geringen Export-Chancen favorisierte die Absatzabteilung des Werkes eine Ausweitung des Inlandsabsatzes und führte entsprechende Verhandlungen mit dem Ministerium für Gesund-

---

34 Messebericht des VEB Jenapharm – Leipziger Herbstmesse 1966, 14.9.1966, in: ThStA Rudolstadt, VEB Jenapharm, Nr. A 1462, o. F.

heitswesen. Dort beriet man im September 1966 und im Juni 1967 in Anwesenheit des stellvertretenden Ministers Ludwig Mecklinger gemeinsam mit Medizinern und Medizinerinnen über die unbefriedigenden Ergebnisse des »Plananlaufs Ovosiston«.[35] Für das geringe Interesse an der Pille wurden mehrere Ursachen genannt: Zum einen seien es die fehlenden Informationen über das Vorhandensein eines derartigen Mittels. Zum anderen aber hätten die Frauen bzw. deren Partner, die davon Kenntnis hätten, erhebliche Vorbehalte in Bezug auf Nebenwirkungen wie Gewichtszunahme oder eine Abnahme der Libido. (Eine Einschätzung übrigens, die von den biographischen Interviews bestätigt wird.) Die Skepsis gegenüber der hormonalen Verhütung ging allerdings nicht nur von den Paaren aus, sondern wurde auch von einem Teil der Ärzteschaft unterstützt. Als eine weitere Ursache für den schleppenden Absatz des Ovosiston wurden die restriktiven Verordnungsrichtlinien ausgemacht. Frauen, denen die Pille nicht aufgrund von Hormonstörungen verschrieben wurde, sondern die sie als Verhütungsmittel nutzten, mussten, wenn sie jünger als vierzig waren und/oder weniger als fünf Kinder geboren hatten, für jede Packung sieben Mark bezahlen, was angesichts der monatlichen Anwendung und der geringen Löhne und Gehälter in der DDR für viele eine merkliche finanzielle Belastung bedeutet hätte.

Um zu einer, wie es im Ministeriumspapier hieß, »zweckgerichteten Verordnungsweise des Ovosiston vor allem im Interesse einer sinnvollen Familienplanung beizutragen« und eine »optimale Anwendung des Ovulationshemmers Ovosiston zu erreichen«, gab das Ministerium für Gesundheitswesen 1966 und 1967 neue Anweisungen. Die Bezirksärzte wurden auf dem Dienstwege angehalten, die Verordnungsmöglichkeiten auszuschöpfen und »den berechtigten Forderungen der Frauen auf eine bewußte Familienplanung in vollem Maße Rechnung [zu tragen]«. Die Mitarbeiter der Ehe- und Sexualberatungsstellen wurden aufgefordert, Ovosiston als Kontrazeptivum zu propagieren. Damit war die Wende von der Pille als gynäkologischem Medikament zum Instrument der Familienplanung eingeläutet. Und: ab dem 1. Juni 1968 war eine Packung Ovosiston für 3,50 Mark, die Hälfte des bisherigen Preises, zu bekommen.

35 Protokoll über die 3. Sitzung der Zentralen Kommission für Familienplanung, 7.9.1966 in Berlin, in: BArch DQ 1/4111, Bl. 43-48; Protokoll über die Sitzung der Zentralen Kommission am 2.6.1967, in: BArch Da 1/4111, Bl. 49-58.

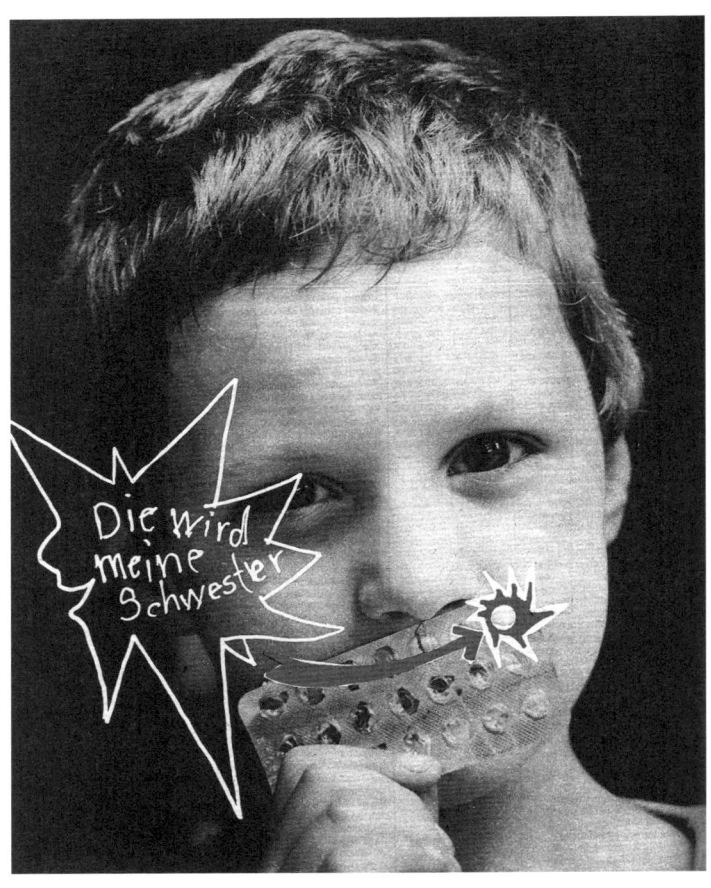

Dieses Foto leitete einen Beitrag über die richtige Pilleneinnahme ein.
»Deine Gesundheit«, Nr. 9/1983.

2.3 Erste Begegnungen mit dem neuen Verhütungsmittel

Dr. Gunther Göretzlehner war 1965 ein 26-jähriger ehrgeiziger Assistenzarzt an der Frauenklinik der Universität Rostock. Er war fasziniert von der Idee der hormonellen Steuerung des weiblichen Zyklus. Die Schublade im Schrank seines Sprechzimmers war voller Pappschachteln mit der Aufschrift »Ovosiston«. Seit Oktober 1964 testete er im Auftrag von Jenapharm das neue Präparat. Frauen dafür zu gewinnen, die Pille zu nehmen und über ihre Erfahrungen zu berichten, sei überhaupt kein Problem gewesen, erzählt er, die meisten seien über diese Möglichkeit froh gewesen. Manche seiner Patientinnen habe er nicht einmal ansprechen müssen. »Die hörten: Ihr habt die Pille. Es sprach sich doch rum. Also das ist ein Lauffeuer-Effekt«.[36] Nicht alle Präparate kamen von Jenapharm, sondern stammten zum Teil aus den »Hosentaschenimporten«, wie er es nennt, die sein Kollege Karl-Heinz Mehlan vom Institut für Sozialhygiene von seinen zahlreichen Auslandsreisen mitgebracht habe. Manche der Frauen, so Göretzlehner, hätten ebenfalls von irgendwelchen Reisen Pillen mitgebracht:

> […] aus der Tschechei, aus Ungarn, da hatten die Ärzte wieder das Anovlar. Oder holländische Präparate gab es ja inzwischen auch. Na ja, die wurden mit reingebracht und dann wechselten die eben zu dem, was wir hatten. Also die Frauen wussten schon, dass es die Pille gibt. Die Rekrutierung war überhaupt kein, war überhaupt kein Problem.

In seiner Schublade, so Göretzlehner, habe er »alle Sorten Pillen« gehabt – aus der Bundesrepublik, aus der Schweiz und aus Holland. Während des Sprechens vollführt er einige Male temperamentvoll die Geste des Hineingreifens in diese Schublade, die in seiner Erinnerung wohl für die damalige Situation des »Aus-dem-Vollen-Schöpfens« steht und darüber hinaus für die aufregenden, mitunter etwas chaotischen Pionierzeiten der hormonellen Verhütung.

Die klinischen Tests der DDR-Pille selbst hatten offenbar in dieser frühen Phase einen eher informellen Charakter. Weder mit den Pro-

---

36 Interview mit Gunther Göretzlehner, geführt von Annette Leo am 6.5.2011 in Rostock, Datei 1, 0:06:05.

bandinnen noch mit Jenapharm habe es schriftliche Vereinbarungen oder gar Verträge gegeben. »Gab es im Westen auch nicht«, lautet Göretzlehners rasche Antwort. Anschließend erläutert er seine Testmethode:

> Das erste Mal gab es ein Päckchen, nicht mehr. Und nach vierzehn Tagen, drei Wochen …, drei Wochen hielt das ja, am fünften Tag haben sie begonnen, fünften Zyklustag, nach gut vierzehn Tagen wurden sie wieder bestellt in die Sprechstunde und dann haben sie uns ihre Beschwerden berichtet. Und bei der Erstausgabe haben wir natürlich ein Gespräch mit ihnen geführt und haben gesagt: Und wenn was ist, melden Sie sich sofort. Wenn Sie schwere Beine haben, wenn Sie keine Luft bekommen, oder so.

Am Anfang, so sagt er, sei für die Verschreibung der Pille noch eine »gynäkologische Diagnose« nötig gewesen. Er spielt hier darauf an, dass Ovosiston, ähnlich wie die ersten vergleichbaren Präparate in der alten Bundesrepublik, in den Verschreibungsrichtlinien für Ärzte zunächst als Mittel zur Beseitigung von Hormonstörungen und/oder Menstruationsbeschwerden firmierte und der Effekt der Verhütung eher im Hintergrund stand. Doch: »Das war kein Frauenarzt in meinen Augen, der die [Diagnose] nicht gefunden hat.« Es hätte schon ausgereicht, Schmerzen während der Regelblutung anzugeben, was immerhin auf 80 Prozent der Frauen zugetroffen habe. Patientinnen, die nach illegalen Abbrüchen in die Klinik eingeliefert wurden, hätten von ihm nach ihrer Genesung ebenfalls die Pille bekommen. »Ich hatte immer … ich konnte immer Frauen helfen. War nie in Not«, sagt Göretzlehner und deutet wieder beredt auf seine imaginäre Schublade.

In seiner Erinnerung vermischen sich offenbar die erfolgreiche klinische Erprobung von Ovosiston 1964/65 und die Umstände, unter denen er das Präparat nach der offiziellen Zulassung im November 1965 trotz zunächst restriktiver Verschreibungsvorschriften an die Frauen brachte. Er sei, so sagt er, »begeistert für die Pille« gewesen. Als Grund führt er die vielen Nächte an, die er in seiner Anfangszeit als Mediziner am Intubationsgerät verbracht habe, um das Leben von Patientinnen zu retten: »Wenn Sie diese schlimmen Abtreibungen erlebt haben, wie diese Frauen starben. Das war so schockierend. Da fand ich schon die Pille einen echten Fortschritt.« Zweifellos hatte es Dr. Göretzlehner in seiner Sprechstunde mit

Klientinnen zu tun, die Bescheid wussten, obwohl es zu diesem Zeitpunkt noch keine oder kaum offizielle Informationen über das neue Verhütungsmittel gab. Weder das *Neue Deutschland* noch andere Tages- oder Wochenzeitungen berichteten Anfang März 1965 über die Präsentation von »Ovosiston« auf der Leipziger Frühjahrsmesse. Die Zeitschrift *humanitas*, die vor allem von medizinischen Fachkräften gelesen wurde, veröffentlichte im Oktober 1965 einen Bericht über neue Arzneimittel, die auf der Leipziger Messe vorgestellt wurden. Ein wenig versteckt ist darin von Ovosiston die Rede, das »zur Behandlung von Zyklusstörungen und zur temporären Kontrazeption« diene.[37] In der Frauenzeitschrift *Für Dich* erschien im April 1966 zum ersten Mal ein ausführlicher Artikel über das neue Verhütungsmittel. Es war die Antwort auf die Frage einer Leserin nach den »sicheren und besseren Mitteln«, von denen in der Zeitschrift einige Wochen zuvor andeutungsweise die Rede war.[38]

2.4 »Es war bei uns nicht so üblich« – Die »Kriegskinder« und die Pille

Ein »Run« auf die Pille, den Dr. Göretzlehner in Rostock offenbar von Anfang an erlebte und selbst nach Kräften förderte, spiegelt sich in den Gesprächen mit unseren Interviewpartnerinnen so nicht wider. Mit wenigen Ausnahmen werden die ersten Kontakte mit Ovosiston erst aus den Jahren 1967/68 berichtet. In den Erzählungen ist häufig von Skepsis und Zögern, sogar von Abwehr die Rede, seltener überwiegen Neugier und Offenheit. Das trifft vor allem auf die in den dreißiger Jahren geborenen Frauen zu, die zu diesem Zeitpunkt bereits ein oder zwei Kinder zur Welt gebracht und sich mit ihren Partnern seit vielen Jahren auf Verhütungsmethoden geeinigt hatten, die zwar Einschränkungen und Unsicherheiten mit sich brachten, aber eben vertraut und eingespielt waren.

So kann Helga Brinkmann, deren Familienplanung nach der Geburt des zweiten Sohnes 1964 abgeschlossen war, die Frage, warum sie die Pille nicht genommen habe, gar nicht beantworten. »… weiß

---

37 Neue Arzneimittel, in: humanitas, Nr. 22/1965, S. 5.
38 Rolf Gerlach: Noch einmal: »Fragen an den Frauenarzt«, in: Für Dich, Nr. 18/1966, S. 6 f.

ich nicht, wir haben aufgepasst«, sagt sie und setzt hinzu, natürlich habe sie gewusst, dass es dieses neue Mittel gab, aber der Gedanke, es auszuprobieren, war weder ihr noch ihrem Mann gekommen. Auch für Mechthild Rolle war die Pille offenbar nie eine Option. »Es war bei mir, war bei uns nicht so üblich«, sagt sie ein wenig verschlüsselt. Aus ihren Andeutungen ist zu entnehmen, dass für die Verhütung ihr Ehemann – vermutlich mittels Kondomen oder *coitus interruptus* – zuständig war, und dass sie mit dieser Lösung zufrieden war. »Hat wunderbar geklappt«, betont sie. Als sie ihren Frauenarzt einmal doch nach der Pille fragte, soll der geantwortet haben: »… die Pille, so 'n Quatsch fangen wir gar nicht an!«

Angesichts des Mangels an gesicherten Informationen und des Fehlens einer öffentlichen Debatte über das neuartige Verhütungsmittel kam der Haltung der Ärztinnen und Ärzte zweifellos eine Schlüsselrolle zu. Bei weitem nicht alle Gynäkologen setzten sich in der Anfangsphase so offensiv für die Pille ein, wie es Gunther Göretzlehner tat.

Gerda Ehlers aus dem Oderbruch erinnert sich, dass ihrer Schwägerin die Pille damals verweigert wurde. Die gäbe es nur auf Antrag und erst nach dem vierten oder fünften Kind, habe der Arzt gesagt.

> Und ich selbst, ich bin ja nie zum Frauenarzt gegangen. Folgedessen habe ich ja überhaupt keinen Anspruch auf 'ne Pille gehabt. Aber Sie wissen ja, wie es hier war. Ich war zumindestens so. Hier gab's so 'nen alten Frauendoktor, und da sind manche Frauen auch hingegangen, aber ich bin da nicht hingegangen.

Scham und Scheu hinderten Gerda Ehlers daran, sich von einem Mann untersuchen zu lassen. Mit ihren Unterleibsproblemen, die sie »Marakel« nennt, sei sie zu einer Ärztin nach Frankfurt/Oder gefahren. Aber der Weg dorthin war weit. Sie ignorierte die Signale ihres Körpers und meldete sich dort nur, wenn es gar nicht mehr anders ging.

> Und da hat sie gesagt, ich kann für Sie nischt mehr tun. Sie müssen zur Totaloperation. Wenn Sie nicht regelmäßig gekommen sind, kann ick nischt … die Eierstöcke sind vereitert und da ist nischt mehr zu machen. Und da hab ick denn 83 'ne Totaloperation gehabt. Und danach, muss ick sagen, war ick auch irgendwie freier.

Gabriele Igel erzählt, dass ihre Frage nach der Pille zu dieser Zeit ebenfalls abschlägig beantwortet wurde:

Ick hab die Pille nicht gekriegt. Die Pille gab es, aber erst ab vier Kinder aufwärts, und denn musste sie verschrieben werden vom Frauenarzt, und du musstest dir jedes Mal untersuchen lassen und …, na ja, det ist wohl heute auch noch so, nicht?

Das Ehepaar Igel hatte 1959 einen Sohn bekommen und 1963 eine Tochter, die jedoch im Babyalter an einer Hirnhautentzündung verstarb. Danach hätten sie kein Kind mehr gewollt, sagt sie. Auf die Frage, ob sie es später noch einmal versucht habe, als die Bedingungen für die Pillen-Verschreibung lockerer waren, antwortet sie:

Hab ick nie wieder versucht. Nee, hab ick nicht mehr versucht, da irgendwie die Pille zu nehmen. Denn haben verschiedene Frauen gesagt, na ja, die bekommt uns nicht, und denn ist det so, und denn hab ick gesagt, ach, haben wir uns denn …, haben wir gesagt. Wenn vielleicht een Kind noch mal gekommen wär, denn hätten wir es auch vielleicht auch genommen, aber von alleene ist keens gekommen *[lacht]*, und dabei ist es denn eben geblieben.

Fast scheint es, als ob Frau Igel in ihrer Antwort die Frage nach der Nutzung der Pille und nach einem weiteren Kinderwunsch durcheinanderbringt. Aber auf den zweiten Blick offenbart sich hier eine unterschwellige Logik: Ihre Vorbehalte gegenüber dem neuen Verhütungsmittel überwogen letztlich doch – sowohl die regelmäßigen medizinischen Kontrollen als auch die Erzählungen über Nebenwirkungen waren eine Hürde. Und gleichzeitig erscheint die zuvor strikt geäußerte Ablehnung einer erneuten Schwangerschaft nicht mehr so eindeutig. Vielleicht ließen sie und ihr Mann es mit der gewohnten, aber nicht besonders sicheren Verhütungsmethode stillschweigend darauf ankommen. Vielleicht drängt sich in ihre Worte auch ein nachträglich empfundenes Bedauern über die damalige Haltung. Wenn ein Kind »von alleene« gekommen wäre, sagt sie, »dann hätten wir es vielleicht auch genommen«.

Im Jahr 1963 brachte die Leipziger Musikpädagogin Margot Harms ihren Sohn zur Welt. Sie hatte einen Witwer geheiratet, der zwei Kinder in die Ehe brachte, deshalb wollte sie kein weiteres eigenes Kind. Sie erinnert sich, etwa 1965 oder 1966 von ihrer Ärztin problemlos die Pille verschrieben bekommen zu haben.

Und da habe ich sie also durchweg genommen und irgendwann meinte ich – da hatte ich was gelesen –, dass das vielleicht doch mit bestimmten, eh, gesundheitlichen Problemen verbunden sein könnte. Da sprach ich mit meiner Frauenärztin und sagte, ich möchte die jetzt mal nicht mehr nehmen, und da war ich mit 42 trallala noch mal schwanger.

Einige Wochen lang quälten sich Margot Harms und ihr zehn Jahre älterer Ehemann mit der Entscheidung für oder gegen einen Schwangerschaftsabbruch. Es war schließlich eine »klassische Fehlgeburt«, so nennt sie es selbst, die sie aus dem Dilemma befreite.

Und dann hab ich die Pille wieder genommen Und nach der Pille ging dann, als ich fünfzig wurde …, ich habe von Wechseljahren nie etwas gemerkt, weil ich nämlich dann auch auf Anraten meiner Frau Dr. Lucke diese Hormontabletten nahm. Und die hab ich auch nur genommen, weil ich gesagt habe, also Frau Doktor, nehmen Sie se? Und da sagt sie, ja. Und sie war ein Typ, der mich absolut überzeugte, denn sie legte überhaupt nicht irgendwelches äußeres Erscheinungsbild in den Vordergrund, um vielleicht keine Falten zu kriegen, schön und dynamisch und jung und was weiß ich zu erscheinen. […] Das hat mich überzeugt und da hab ich gesagt, wenn die die Hormone nimmt – nimmst se. Und da hab ich die bis sechzig genommen.

Johanna Gries bekam Anfang August 1970 ein drittes Kind, das weder geplant noch gewollt war. Einige Jahre zuvor hatte sie die Leitung einer Kinderkrippe übernommen.

Ich war damals – na, muss ich sagen – nicht glücklich, noch ein drittes Kind zu haben, denn die andern beiden …, der Junge kam dann in die Schule, die Kathrin, die große Tochter war acht Jahre alt. Da wollte man nicht unbedingt noch mal anfangen. […]

Sehr bald nach der Geburt des Kindes ging sie zu ihrem Frauenarzt und ließ sich die Pille verschreiben. Zu dieser Zeit, sagt sie, war die Verschreibung an keine Bedingungen mehr geknüpft. Jede gesunde Frau konnte das Präparat bekommen. Sie hatte keine Probleme damit, Nebenwirkungen verspürte sie nicht. »Ich hab die geschluckt wie jedes Bonbon, was man nimmt.« Nur einmal habe sie Zweifel bekommen, nachdem eine Ärztin, die sie kannte, »nachweislich im Zusammenhang mit der Pille« an einer Embolie verstorben war.

Da war man doch …, irgendwo war man geneigt zu denken, Mensch, ob das das Richtige ist, oder du nicht doch lieber ausweichst und nicht mehr nimmst? Aber das hatte sich dann wieder verloren. So wie der Gedanke dann weg war, so war eben alles andere auch weg.

Auch für Brigitte Rösler und Paula Ernst war eine ungewollte dritte Schwangerschaft das auslösende Moment, sich für die Pille zu interessieren. Brigitte Rösler arbeitete als Kontoristin in einem Verlag in Berlin. 1956 heiratete sie einen Fotoreporter, der in einer Redaktion dieses Verlages tätig war. Nach der Geburt von zwei Töchtern – 1957 und 1959 – blieb sie für einige Jahre zu Hause und nahm erst 1961 ihre Arbeit wieder auf. Sie wollte keine Buchhalterin bleiben, wollte sich weiterbilden, doch diese Pläne mussten erst einmal zurückstehen, als sie 1964 erneut schwanger wurde.

> Und haben wir überlegt, es gab ja mit Wegmachen ... Kostete viel und das wollte mein Mann nicht, weil er Angst hatte, dass da was passieren könnte. Sagt er, na gut, nehmen wir das Dritte auch noch. Aber dann haben wir danach geguckt, was man machen kann. Und da hatte ich erst so ein Pessar, das musste aber immer der Gynäkologe aufsetzen auf die Gebärmutter, und dann sollte man es selbst runternehmen. Ich hab's nicht runtergekriegt. Ich musste jedes Mal wieder hin und das wieder abmachen [lassen]. Also det war nischt. Dann gab es 'ne Spirale, die hab ich mir einsetzen lassen, die hat aber auch nicht funktioniert. Ich hab immerzu Blutungen gehabt. Und das haben wir dann weggelassen. Und dann kam das mit der Pille. Das muss 66/67 gewesen sein.

Über den Eingriff in ihren Hormonhaushalt, so antwortet sie auf meine Frage, habe sie sich wenig Gedanken gemacht.

> Ich muss sagen, ich war recht froh, nach drei Kindern, dass ich irgendwas hatte und jetzt nicht mehr Angst haben musste. Denn ich wollte nicht noch ein viertes haben, und von solchen Abtreibungen hab ich nichts gehalten. Da war ich ..., davor hätte ich Angst gehabt. Das war eine größere Angst als die Pille zu nehmen.

Bald nach der Geburt der dritten Tochter bewarb sich Brigitte Rösler für ein Frauensonderstudium an der Fachschule für Außenwirtschaft, dessen Curriculum speziell auf Mütter mit Kindern zugeschnitten war.
    Solche beruflichen Ambitionen spielten bei der Entscheidung von Paula Ernst für die Pille keine Rolle. Ihr ging es schlicht um die Sicherung der familiären Existenz. Frau Ernst arbeitete in Hoyerswer-

da als Textilreinigerin in der Wäscherei »Schwanenweiß«, ihr Mann war unter der Woche auf Montage. 1964 und 65 wurden zwei Töchter geboren. Die dritte Schwangerschaft 1975 war für sie ein Schock. Von der Pille habe sie bis dahin »keine Notiz genommen«, sagt Frau Ernst, sie sei sich ihrer »Sache eigentlich sicher« gewesen. »Aber wo ich 75 noch mal schwanger wurde, da hab ich gedacht, nee, das geht nicht. Daraufhin hab ich die Pille genommen.« Vierzehn Jahre lang habe sie die »Dinger« geschluckt, erzählt sie, bis die »Huddelei« mit ihren Beinen angefangen habe. Und dann hätten auch schon die Wechseljahre begonnen. Paula Ernst probierte mehrere Präparate aus, die sie alle nicht vertrug, immer wieder sei es zu Zwischenblutungen gekommen. Aber sie sah für sich keine andere Möglichkeit:

> Na ja, dann hat man schon überlegt: Machst du es weiter oder nicht? Aber hätt ich sie abgesetzt, hätt ich vielleicht wieder ein Kind gehabt. Das wollt ich ja auch nicht. Hab ich gedacht: Durchziehn! Durchziehn und – das war's.

Zu dieser Zeit war ihr Mann bereits chronisch krank. Auf seinem Schonarbeitsplatz in einem Magazin im Braunkohlentagebau verdiente er wesentlich weniger als zuvor, da er nun auf die Montage- und Schichtzuschläge verzichten musste. Zusammen mit dem geringen Lohn, den Paula Ernst in der Wäscherei bekam, reichte es knapp für den Unterhalt der nunmehr fünfköpfigen Familie. Ein weiteres Kind hätten sie sich nicht leisten können.

Während Brigitte Rösler die Pille gut vertrug und sich deshalb keine Gedanken um den hormonellen Eingriff machte, litt Paula Ernst unter den Nebenwirkungen. Doch um der Familie willen fühlte sie sich verpflichtet durchzuhalten.

In fast allen Aussagen wird die entscheidende Rolle deutlich, die der Gynäkologe/die Gynäkologin spielte: Ein konservativer Mediziner konnte seinen Patientinnen zumindest eine Zeitlang die Pille vorenthalten – auf der anderen Seite waren die Frauen bereit, das Hormonpräparat anzunehmen, wenn der Arzt oder die Ärztin ihres Vertrauens es ihnen empfahl. Die Frage, ob sie über Risiken und Nebenwirkungen informiert wurde, beantwortet Brigitte Rösler, indem sie ausdrücklich auf das Vertrauensverhältnis zu ihrem Gynäkologen hinweist: »Der hat das erklärt, und ich wusste auch, wer das ist und bin dort immer hingegangen und war auch gut betreut. Und da war ich eigentlich ohne Bedenken.«

2.5 Die »Kinder des Aufbaus« – ein Generationenbild

1967/68, inzwischen hatte es sich allmählich herumgesprochen, dass die Verschreibungsvorschriften für die Pille sich gelockert hatten, waren viele unserer Interviewpartnerinnen der zweiten Jahrgangsschwelle, die um das Jahr 1950 geboren worden waren, dabei, ihre ersten sexuellen Erfahrungen zu machen. Für sie stand also – zumindest theoretisch – das hormonelle Verhütungsmittel beinahe von Anfang an zur Verfügung. Ob und wie sie davon Gebrauch machten, hing von vielen Faktoren ab: vom Einfluss des jeweiligen Elternhauses, vom sozialen Umfeld, von der individuellen Lebensplanung in Bezug auf Kinderzahl und berufliche Karriere.

Ihre Lebensverläufe waren deutlich weniger von zwingenden biografischen Gemeinsamkeiten bestimmt als die ihrer Geschlechtsgenossinnen, die den Krieg als Kinder erlebt und überlebt hatten. Der historische Rahmen, in dem sie ihre Kindheit verlebten, war die Zeit des Aufbaus. Nationalsozialismus und Krieg schienen damals weit entfernt. Viele von ihnen wuchsen in bescheidenen Verhältnissen auf, sie mussten manches entbehren, aber sie litten keinen Hunger, wie noch ihre Eltern und sogar die älteren Geschwister. Die Teilung Deutschlands in zwei Staaten war für sie bereits selbstverständlich, sie kannten es nicht anders. Als sie zwölf/dreizehn Jahre alt waren, wurde die Mauer gebaut und beschränkte ihren Aktionsradius auf die DDR und einige sozialistische Nachbarländer. Von der stalinistischen Willkür der fünfziger Jahre wussten sie meist nur etwas aus den Erzählungen der Älteren. Sie lernten eine mildere Form der Diktatur kennen, in der allerdings Haartracht, Kleidung und Musik noch immer nicht als Privatsache galten. In ihrer Teenager-Zeit wurde manches starre Verbot gelockert, manches Fenster zur Welt – vor allem der westlichen – geöffnet, um kurz darauf wieder zugeschlagen zu werden. So erschien im Jahr 1965 die erste Beatles-Platte bei Amiga, im Oktober des gleichen Jahres wurden jedoch alle DDR-Beatbands – zumindest für eine gewisse Zeit – verboten.[39] Wenn Jungen und Mädchen in Bluejeans oder Parka zur Schule oder in einen Jugendklub gingen, wurden sie nicht mehr nach Hause geschickt mit

---

39 Dies geschah nach dem berüchtigten Kahlschlag-Plenum des ZK der SED, vgl. Günther Agde (Hg): Kahlschlag. Das 11. Plenum des ZK der SED 1965. Studien und Dokumente, Berlin 1991.

dem Hinweis, sich »ordentlich« anzuziehen, wie noch einige Jahre zuvor. Aber in einigen Städten veranstaltete die Polizei an bestimmten Tagen Razzien und zwang Jugendliche, sich die Haare abschneiden zu lassen.[40] Der autoritäre Staat und die konservativen Eltern traten in dieser Hinsicht häufig als Verbündete auf.

In der Schule lernte diese Generation, dass dank des Fortschritts von Naturwissenschaften und Technik alle Probleme der Menschheit gelöst werden könnten, und dass die sozialistische Gesellschaftsordnung der kapitalistischen überlegen sei. Die Sowjetunion schickte den ersten Sputnik in den Weltraum, Juri Gagarin, der erste Kosmonaut, war ein Russe. Doch die heißesten Rhythmen, die beliebtesten Popstars und die begehrten Jeans kamen aus dem Westen. Die Begeisterung für die Beatles und Stones, für die Lieder von Bob Dylan war grenzübergreifend, ebenso wie die Miniröcke und die Empörung über den Vietnamkrieg. 1968, als die Jugendrevolten in Paris, Warschau, Prag und Westberlin kulminierten, waren unsere Interviewpartnerinnen achtzehn bis zwanzig Jahre alt. Für einige von ihnen bedeutete die gewaltsame Niederschlagung des Prager Frühlings in diesem Jahr einen ersten Riss in der Gewissheit, in ihrem Leben würde alles immer besser werden.

»… dass wir nicht solche Ängste wie die Mütter haben mussten«

Im Vergleich zu den in den dreißiger Jahren geborenen Frauen genoss diese Altersgruppe deutlich mehr Freiheiten. Mittlerweile hatten sich die Moralvorstellungen gelockert – auch in den Kleinstädten und auf dem Land. Für viele junge Mädchen war es selbstverständlich, dass sie abends ins Kino oder tanzen gingen, sie durften mit Jungen »gehen«, wie man das damals nannte. In puncto sexueller Aufklärung verhielten sich ihre Eltern allerdings ähnlich wie die Mütter und Väter der Kriegskinder.

Birgit Herfurt, ein spät geborenes jüngstes Kind in der Familie, wurde von ihrer Mutter an die viel ältere Schwester verwiesen. Mit der Bemerkung: »Lass dir das von Elfriede sagen« entledigte sich die Mutter der offenbar für sie peinlichen Aufgabe. »Um Gottes willen, die

---

40 Ein Beispiel ist die Jagd auf sogenannte Gammler in Pößneck. Vgl. Hans Walter Enkelmann: »Unnatürlich lange Haare«. Die Haarschneideaktion im Kreis Pößneck 1969, in: Horch und Guck, Heft 3/2008.

wär tot umgefallen«, antwortet Valerie Bartmann auf die Frage, ob sie von ihrer Mutter aufgeklärt worden sei. Niemals hätte sie mit ihr über dieses Thema reden können. Die notwendigsten Informationen hätten sie und ihre Geschwister sich aus der »Enzyklopädie der Frau« im Bücherschrank der Großeltern geholt. Die in Magdeburg aufgewachsene Gerda Dölling berichtet über ihre Mutter, diese stamme »aus so 'nem alten Beamtenhaushalt, da sprach man nicht drüber«. Der Vater habe eines Nachts, während sie gemeinsam die Mutter von der Nachtschicht abholten, »versucht irgendwas zu erklär'n mit Aufklärungsrichtung«. Sie habe das aber nicht wirklich hören wollen. Durch den Biologieunterricht habe sie sich »eigentlich gut vorbereitet« gefühlt. Silvia Clemens wuchs ohne Vater in einer Kleinstadt auf. Aufklärung sei kein Thema zu Hause gewesen, sagt sie. »Wenn ich weggegangen bin …, meine Mutter …, die einzige Aufklärung war: Bring mir bloß keen Kind mit nach Hause, denn ich muss ooch arbeiten gehen, ich könnte mich darum nicht kümmern.« Auch im Rückblick ist Frau Clemens noch der Meinung, das habe aber »eigentlich gereicht«. Vielleicht lag es am Kleinstadtleben, jedenfalls sei sie »noch nicht so früh dran gewesen«. Ihren ersten sexuellen Kontakt habe sie erst mit achtzehn gehabt. Marianne Kersten, Tochter eines angesehenen Tischlermeisters ebenfalls in einer Kleinstadt, hatte bereits mit fünfzehn Sex mit einem deutlich älteren Freund. Sie sei ziemlich selbstbewusst gewesen und habe einfach gemacht, was sie wollte, ihre Eltern hätten ihr die Freiheit gelassen. Erst später sei ihr klar geworden, auf welche harte Probe sie deren Toleranz gestellt habe:

> Und da ich 50 geboren bin, da war das 65, da gab's also weder Pille noch irgendwelche Verhütung, also gar nix. Und wer weiß, was meine Mutter für Ängste ausgestanden hat. Ich war da ziemlich locker. Mein Freund, fünf Jahre älter, war vielleicht nicht ganz so locker, aber wir hatten schon immer Angst, dass ich schwanger werde. Und in dieser kleinen Gemeinde mit fünfzehn/ sechzehn ein Kind zu kriegen, wär' ganz furchtbar gewesen.

Als ihre Mutter von diesem Freund erfuhr, habe sie eiligst versucht, mit der Tochter ein Aufklärungsgespräch zu führen. Sie habe sich das aber lieber von ihrem Freund erklären lassen – theoretisch und praktisch.

Gespräche zwischen den Generationen über intime Fragen scheiterten also nicht immer nur an den Hemmungen der Eltern. Auch die Kinder fühlten sich wohler im Austausch mit Freundinnen oder Geschwistern.

Einen Sonderfall in dieser Hinsicht erlebte Renate Brauer, die in einer sorbischen Familie in der katholischen Lausitz aufwuchs. Für ihre streng religiösen Eltern sei dieses Thema absolut tabu gewesen. Doch dafür sei der Chefarzt des katholischen Krankenhauses des Städtchens in den Religionsunterricht gekommen und habe mit den Jungen und den Mädchen gesondert gesprochen. Er habe ihnen das, so sagt sie, von der »christlichen Basis« her erklärt, »ging gar nicht anders, und es war ja im Religionsunterricht, ne. Also die Basis wurde schon durch diese Seite gelegt, dass da alles doch sehr christlich fundiert war.« Leider lässt Frau Brauer den Inhalt des Gesprächs weitgehend im Dunkeln. Weil sie aber in einem späteren Zusammenhang erzählt, sie habe – in Vorbereitung auf ihre Eheschließung – bei diesem Arzt einen Kursus über »Natürliche Familienplanung«[41] besucht, liegt es nahe, dass es in der Aufklärungsstunde vor allem um sexuelle Enthaltsamkeit gegangen sein dürfte.

Die Aufklärung, nach der wir unsere Interviewpartnerinnen befragten, ist ein Komplex, der verschiedene Ebenen umfassen kann: von der Funktionsweise des weiblichen Körpers mit Menstruation, Befruchtung, Schwangerschaft und Geburt über den Geschlechtsakt, sexuelle Praktiken, Erotik – bis hin zu praktischen Hinweisen zur Verhütung von Schwangerschaften. Im Unterschied zu den in den dreißiger Jahren geborenen Frauen waren ihre jüngeren Geschlechtsgenossinnen über die biologischen Abläufe durch Schulunterricht und Aufklärungsliteratur meist gut informiert. Die erste Regelblutung bedeutete für keine von ihnen mehr ein Schockerlebnis. Ihre Neugier kreiste vor allem um die Frage, die sie meist nur vage umschreiben: »wie's geht« (Renate Brauer), »wie det nun genau…, wat man macht« (Margit Unger), um »Geschlechtsverkehr und Küssen« (Erika Pincus). Informationen bezogen sie vor allem aus Gesprächen mit erfahreneren Freundinnen, aus Büchern – manchmal heimlich aus dem Bücherschrank der Eltern bzw. Großeltern entnommen, oder aus den Ratgeberkolumnen von Zeitungen und Zeitschriften. »Die *Junge Welt* haben wir ja alle gelesen, da gab es ja diese Rubrik[42]…,

---

41 Siehe auch Kapitel 4.4: Exkurs: »Natürliche Familienplanung«.

42 »Unter vier Augen«, wöchentliche Aufklärungskolumne in der Tageszeitung der Freien Deutschen Jugend, Junge Welt.

ja natürlich«, erinnert sich Margit Unger. Von Artikeln und dem legendären Aktfoto in der Monatszeitschrift *Magazin* ist die Rede und sogar von Porno-Heftchen, die kursierten.

Marianne Busch, Jahrgang 1947, Sekretärin aus Leipzig, schließt in ihre Antwort auf die Frage, wie sie aufgeklärt wurde, gleich ihre ersten sexuellen Erfahrungen ein, zweifellos deshalb, weil beides sich nahezu zeitgleich abspielte. Im schulischen Biologieunterricht seien sie nur bis zur Menstruation gekommen, erzählt sie:

> Ich hätte meine Mutti fragen können, aber ich hab se nicht gefragt, es gab ooch Schriften, wo man's nachlesen konnte, die Aufklärungszeiten hatten eigentlich begonnen, man wusste also, wenn mer die »Pass-uff-Methode« macht, dass die funktioniert, und wenn man 'nen Partner dazu hat, der das ooch versteht, ist das überhaupt keen Problem. [...]
>
> Ich bin schon immer bisschen lose und neugierig gewesen. Ich hab's Dekameron gelesen gehabt, ich habe von Johannes Tralow die Bücher gelesen gehabt – und na, da weiß man einiges schon. Die haben das ganz nett erklärt, gerade das Dekameron ist so fröhlich geschrieben. Und dann gab's ooch Porno-Heftchen oder Porno-Schriften, die als Schriftstücke kursierten. Die waren offiziell nicht erlaubt, aber irgendwie waren doch immer mal paar greifbar.

Marianne Busch lernte ihren ersten Freund und späteren Ehemann in der Gruppe der Jungen Gemeinde in einem Leipziger Industriebezirk kennen. Sie war damals fünfzehn Jahre alt, der Freund siebzehn. Sie sei sehr neugierig gewesen, sagt sie, und zugleich sehr schüchtern.

> Ehe es wirklich so weit gekommen ist, haben wir mindestens ein halbes bis ein Dreivierteljahr miteinander bloß e bissl rumgeschmust und mal bissl betatscht oder so, aber nicht wirklich was gemacht. Das wurde dann immer eindringlicher, im wahrsten Sinne des Wortes.

Bei den ersten sexuellen Begegnungen der beiden Jugendlichen haben sich wohl Lust und Schuldgefühl die Waage gehalten. Nach jedem Mal, wenn es, trotz gegenteiliger Vorsätze, doch wieder »passiert« sei, sagt Marianne Busch, habe sie Ängste ausgestanden, es könnte »geklappt« haben und sie müsste vor dem Abitur die Schule verlassen. Aber vielleicht wäre es gar nicht so weit gekommen, das gesellschaftliche Klima hatte sich inzwischen gewandelt. Frau Busch erwähnt in diesem Zusammenhang zwei ihrer Mitschülerinnen, die trotz Schwangerschaft noch »mit dickem Bauch« die Abschlussprüfungen ablegen konnten.

Auch Marianne Kersten, die zweite der sexuell früh aktiven Interviewpartnerinnen aus dieser Altersgruppe, lernte ihren Freund im Rahmen der Jungen Gemeinde ihrer sächsischen Heimatstadt kennen. Walter, so sagt sie, sei religiös gewesen. Ursprünglich habe er Pfarrer werden wollen, dann aber das Theologiestudium abgebrochen und eine Lehre im örtlichen Stahlwerk begonnen. Sie sei eigentlich nur wegen ihm zur Jungen Gemeinde gegangen. Nachdem sich beide nähergekommen waren, wurden ihre Besuche im kirchlichen Gemeindehaus seltener, lieber gingen sie Hand in Hand spazieren. Sie schrieben Gedichte, lernten zusammen Russisch-Vokabeln, »... und dann kam das halt automatisch, einfach so«. In der Kleinstadt war die soziale Kontrolle vermutlich stärker als in dem Leipziger Arbeiterviertel, in dem Frau Busch aufwuchs. Marianne Kersten erinnert, wie ein Mädchen aus ihrer Schule, das in der zehnten Klasse ein Kind bekam, von vielen Leuten im Ort, keineswegs nur von den Älteren, schief angesehen wurde. Und auch ihr eigenes Verhalten blieb nicht unbemerkt:

> Die Rederei ..., die Rederei kam immer bei meinen Eltern dann an. Und meine Mutter sagte immer: Ich hab schon wieder das gehört, ich hab wieder das gehört, und die Frau Sowieso hat gesagt, ihr seid Händchen haltend da die Straße lang gegangen *[stöhnt]*. So, also haben wir dann eben Händchen immer erst gehalten, wenn wir raus waren aus dem Ort.

Marianne Busch und Marianne Kersten hatten Glück: Sie wurden nicht vorzeitig schwanger. In einer Gesellschaft, deren Moralvorstellungen gerade dabei waren, sich zu lockern, wäre ihre berufliche Ausbildung dadurch zwar erschwert worden, es hätte letztlich aber keine Katastrophe mehr bedeutet. Überdies schienen beide selbstbewusst genug, um ihre eigenen Wünsche auch gegen Widerstände durchzusetzen.

Während Marianne Busch nach dem glücklich bestandenen Abitur ihren Freund heiratete und mit ihm eine Familie gründete, trennte sich Kersten von ihrem ersten Partner, als sie zum Journalistikstudium nach Leipzig ging. »Da war ..., war's nix mehr, und ich hatte neue Ideen im Kopf.« Die Pille ließ sie sich erstmals 1972 verschreiben, als sie sich in einen Studienkollegen verliebte, den sie ein Jahr später heiratete. Die konstante Pilleneinnahme unterbrach sie bis zur Menopause nur zweimal, um ihre beiden gewünschten und geplanten Kinder zu bekommen. Marianne Busch nahm 1979 zum ersten Mal die Pille, ganz bewusst erst nach der Geburt ihrer beiden Kinder. Zuvor hatte sie schädliche Auswirkungen auf das ungeborene Leben befürchtet:

> Ich wollte sichergehen, Chemikalien auf keinen Fall. Das ist ja klar, wenn man Chemikalien nimmt, die nimmt man ja, dass die was bewirken. Irgendeinen Einfluss haben sie ja. Sonst brauchte ich sie ja nicht zu nehmen. Na egal, was die machen, wirklich gesund kann's ja wohl nicht sein.

Auch andere befragte Frauen dieser Altersgruppe, die meist im Alter zwischen achtzehn und sechsundzwanzig ihre ersten sexuellen Erfahrungen machten, als die Pille ihnen theoretisch schon zur Verfügung stand, griffen keineswegs sofort zu dem neuen Verhütungsmittel, das offenbar im Bewusstsein noch nicht sehr präsent war. Eine Ausnahme ist Erika Pincus, die im Interview betont, bei ihr sei alles »geplant und der Reihe nach« geschehen. Ihrem späteren Ehemann überreichte sie zu seinem Geburtstag eine Packung Ovosiston und schenkte ihm damit die Verheißung von angstfreiem Sex.

Für andere Interviewpartnerinnen war gerade eine vorzeitige Schwangerschaft der Anlass, sich für die Pille zu interessieren. Hier gibt es durchaus Parallelen zu den Aussagen der in den dreißiger Jahren geborenen Frauen. Birgit Herfurt wurde mit zwanzig schwanger, fast zeitgleich erhielt sie eine Zulassung zum Studium als Cutterin an der Filmhochschule in Potsdam-Babelsberg.

> Ich muss sagen, ich war sexuell nicht so sehr tätig, ganz bestimmt nicht, also ich hatte so viel Sport und Tanz und alles Mögliche im Kopf, und ich glaube, da wechselten auch eher die Freundschaften – aber eigentlich auch wirklich nur Freundschaften – ja, und als das nu so richtig ernsthaft wurde, war eben alle Verhütung, alles aus dem Kopf offensichtlich *[lacht]*. Ja, oh Gott, wenn ich das jetzt so sage, ist es so …, aber irgendwie ist das so gewesen.

Birgit Herfurt wollte unbedingt studieren. Deshalb gab sie das Baby für die folgenden drei Jahre in eine private Wochenpflege an ihrem Wohnort in Rostock. Offensichtlich war es keine Option, dass der

Vater des Kindes, den sie inzwischen geheiratet hatte, die Betreuung übernahm. Er begann zu dieser Zeit ein Fernstudium. Nach der Geburt habe sie natürlich sofort die Pille genommen, sagt sie. So etwas sollte ihr nicht wieder passieren.

Die Küchenleiterin Valerie Bartmann entschied sich erst 1984, nach der Geburt ihres dritten Kindes, für die Pille. Bis dahin habe sie die fruchtbaren Tage errechnet. Gegenüber der Pille hegte sie große Vorbehalte:

> Bevor ich ’ne Tablette nehme, da muss ich ganz schlimme Kopf-schmerzen haben, ich möchte auch keine Hormone zuführen, das war mir …, irgendwie hat alles funktioniert, und dann hab ich gedacht, wer weiß, wenn du die Pille nimmst, hormonelle Um-stellungen, [ich] war immer verhältnismäßig schlank, hab ich ge-dacht, dann gehst du auf wie’n Kloß oder irgendwas. Und dann als ich …, nach dem dritten Kind hab ich gesagt, Schluss, aus, soll passier’n, was will, ich krieg das in Griff.

Valerie Bartmann probierte im Laufe der folgenden Jahre verschie-dene Sorten von Ovulationshemmern aus, die sie alle nicht gut ver-trug. Die Pille war jedoch für sie alternativlos geworden, nachdem ihr im Konflikt um die dritte Schwangerschaft bewusst geworden war, dass eine Abtreibung für sie nicht infrage kam. Später ließ sie sich eine Spirale einsetzen.

Margit Unger probierte zum ersten Mal die Pille, nachdem ihr drittes Kind, eine Frühgeburt, gestorben war. Erst bekam sie Ovosis-ton, danach Non-Ovlon. Sie fühlte sich aber nicht wohl dabei und legte immer mal wieder Pausen ein.

> … wenn ich so in mich reingehorcht und gedacht habe: Jetzt möchte ich das einfach nicht mehr. Vielleicht ist das so ’n Zeichen vom Körper, wenn man ein bisschen sensibel ist, dass er dir sagt: jetzt ist mal Schluss damit, ne. Und hab ich aber wieder angefan-gen und immer mal so …, ich hab aber, ich glaube bis ich viel-leicht Mitte vierzig war, habe ich sie dann genommen, danach nicht mehr.

Es fällt auf, dass auch die Interviewpartnerinnen dieser Jahrgangs-gruppe sich in Bezug auf ihre Beziehungen kaum anders verhielten als die in den dreißiger Jahren geborenen Frauen. In den meisten Fällen heirateten sie ihren ersten Sexualpartner und blieben mit ihm zusammen. Eine der Ausnahmen ist Marianne Kersten, die sich bald nach der Geburt ihres ersten Kindes von ihrem Mann trennte und eine zweite Ehe einging, in der einige Jahre später ein weiteres Kind geboren wurde. Gerade in der Phase, als der neue Partner noch der heimliche Geliebte war, sagt sie, sei die Pille für sie besonders wichtig gewesen. »Und dann so mit zwei Männern zu hantieren, das war *[lacht]* auch nicht so einfach. Insofern hab ich immer eifrig meine Pille eingenommen.« Eine weitere Ausnahme bildet Gerda Dölling, die die Pille mit zwanzig verordnet bekam, um den Menstruationszyklus zu regulieren. Zu dieser Zeit hatte sie schon sexuelle Kontakte und lernte das Medikament bald als sicheres Verhütungsmittel schätzen.

> Es war modern, praktisch, und es war, das war auch wieder was Positives für mich, es war verträglich. Während des Studiums und auch in der ersten Zeit von meiner Tätigkeit, da hatte ich natürlich Abenteuer und da hab ich mir gesagt: Verhüten musst du, du willst ja nicht ungewollt schwanger werden, du hast ja deine Vorstellungen, du willst ja eigentlich erst 'ne Wohnung und dann 'nen Mann, das war immer schon meine Reihenfolge.

Gerda Dölling studierte Ökonomie und begann unmittelbar danach als Dozentin an einer Fachschule zu arbeiten. Mit viel Engagement und Fleiß stieg sie zur Leiterin eines Studienbereichs auf. Von den befragten Frauen dieser Jahrgangsgruppe ist sie die einzige, die von »Abenteuern« spricht, die sagt, dass sie sich mit Hilfe der Pille ein bisschen ausprobieren wollte, ehe sie eine feste Beziehung einging. Unsere Annahme, dass ein solches Verhalten – begünstigt durch die neuen Verhütungsmöglichkeiten – gehäuft vorkommen würde, bestätigte sich zumindest in dieser Untersuchungsgruppe nicht. Für die damaligen Verhältnisse relativ spät, im Alter von dreißig Jahren, lernte Gerda Dölling den Mann kennen, mit dem sie eine Familie gründen wollte. Eine eigene Wohnung hatte sie einige Jahre zuvor zugesprochen bekommen, nachdem sie sich in einem Brief an die Frauenorganisation DFD darüber beschwert hatte, dass sie als leitende Dozentin einer Fachschule immer noch im Wohnheim leben müsse. Doch mit der Schwangerschaft klappte es zunächst nicht. Eine Hormonbehandlung brach sie wieder ab, nachdem sie, wie sie erzählt, in einem Albtraum ein Kind »mit mehreren Händen« gesehen hatte. Diese Behandlung, so befürchtete sie, sei letztlich noch weniger erforscht als die Pille. Als sie schließlich begann, sich mit der Situation abzufinden, stellte sich überraschend eine Schwangerschaft ein.

So wie sie es gewünscht hatte, gelang Gerda Dölling eine Familiengründung in geordneten Verhältnissen. Die Realität der meisten Paare jedoch sah anders aus. Meist setzte erst die Schwangerschaft, egal ob Wunschkind oder Verhütungspanne, die Dynamik von Eheschließung und Wohnungssuche in Gang. Angesichts des permanenten Wohnungsmangels, der bis zum Ende der DDR anhielt, konnten sich Alleinstehende ohne Kind mit einem Antrag bei der staatlichen Wohnraumlenkung nur geringe Chancen ausrechnen. Aber selbst mit Trauschein und Schwangerenausweis blieb es schwierig. Die großen Anstrengungen, die kleinen Tricks auf der Jagd nach einer passenden Unterkunft, schikanöse Behandlung auf dem Wohnungsamt spielen deshalb in vielen Interviews eine Rolle. Einige Frauen berichten, dass sie zunächst mit ihrem Kind bei den Eltern leben mussten, während die Ehemänner und Väter zur Untermiete oder im Arbeiterwohnheim wohnten.

»Wegen der Wohnung« heirateten Marianne Busch und ihr Freund unmittelbar nach dessen Rückkehr von der Armee:

> Aber wir haben trotzdem keine Wohnung gekriegt, weil wir ja sehr nah beieinander wohnten. Da war ich dann schon schwanger mit der Christina und hab gesagt, also wir brauchen jetzt 'ne Wohnung. »Was Sie nur haben, Frau Busch, erstemal« – da war ich im achten Monat – »weiß man ja gar nicht, ob das Kind lebendig geboren wird. Und außerdem haben wir andere Fälle, Sie ham's doch bequem, Sie wohnen nur fünf Minuten auseinander.«

Frau Busch lief tagelang durch das Stadtviertel und notierte sich leer stehende Wohnungen, die sie der Behörde meldete, damals eine übliche Methode, um Druck auszuüben. Als auch das nicht half, nutzte ihre Mutter ihre Beziehungen zu einem Funktionär im Rat des Bezirks, woraufhin die Untermieterin ihrer Eltern endlich eine eigene Bleibe bekam und Frau Busch mit Mann und kleiner Tochter in den elterlichen Dachkammern einziehen konnte.

Hella Karsch war glücklich, wie sie sagt, dass sie nach Heirat und Geburt des Kindes »so ein bissl ooch mit Hilfe meines Vaters« zwei kleine Zimmer, je sechs Quadratmeter, in der Wohnung einer älteren Dame bekommen hätten. Als Renate Brauer ein Kind erwartete, war sie bereits 35 Jahre alt und lebte immer noch in ihrem »Studentenzimmer«. Ihr Ehemann hatte kurz zuvor eine Einraumwohnung in einem Leipziger Neubaugebiet bekommen, weil sein Heimatort Bösdorf dem Braunkohletagebau hatte weichen müssen.[43] Eine größere Wohnung, so erfuhren sie beim Wohnungsamt, würden sie erst bekommen, wenn das Kind da sei. »Und nun war es dann tatsächlich…, und dann hatten sie die Wohnung noch zweimal vergeben, also es gab ganz schön viel Trouble.«

Die Lebensentwürfe der »Kinder des Aufbaus« bewegten sich weiterhin im Rahmen des traditionellen Familienmusters: feste Bindung an einen Partner und die Geburt von Kindern. Doch geheiratet wurde nicht mehr in erster Linie auf Druck der Eltern oder des Umfeldes – wegen der Moral –, obwohl ein solcher Druck in einigen Interviews durchaus thematisiert wird, sondern eher aus pragmatischen Gründen – wegen der Wohnung, und/oder um die staatliche Absolventenlenkung zu unterlaufen. Letzteres betraf vor allem Studentinnen, die nach dem Examen nicht an einen anderen Ort geschickt werden wollten als ihre Partner. Gegenüber den in den dreißiger Jahren geborenen Frauen hatten sich zweifellos ihre Ansprüche an das Lebensniveau verändert, nicht zuletzt auch die Ansprüche an eine eigenständige berufliche Entwicklung. Die meisten wünschten sich nur ein bis zwei Kinder.[44] Bei dem Bestreben, die Zahl der Geburten zu begrenzen, spielte die Pille zunächst keine entscheidende Rolle. Das neue Verhütungsmittel rückte offenbar erst allmählich in das Bewusstsein und in das Alltagsleben. Manchmal erst in Folge einer ungewollten Schwangerschaft oder eines Schwangerschaftsabbruchs probierten die Frauen die Pille und blieben dabei, wenn es ihnen damit gutging oder wenn sie keine Alternative sahen. Waren ihr Unwohlsein oder auch ihre Vorbehalte gegenüber künstlichen Hormonen zu groß, wandten sie sich aber bald wieder anderen Verhütungsmethoden zu.

43 Etliche Ortschaften in der Umgebung von Leipzig mussten dem Braunkohletagebau weichen. Für die Betroffenen galten Sonderbedingungen für die Wohnraumvergabe.
44 Dieser Trend bildet sich auch in den Befragungen des Zentralinstituts für Jugendforschung ab. Vgl. Kurt Starke: Junge Partner. Tatsachen über Liebesbeziehungen im Jugendalter, Leipzig/Jena/Berlin 1980, S. 164f.

2.6 EXKURS: Modernisierungsprogramme nach dem Mauerbau

Nach dem Bau der Berliner Mauer im August 1961 waren die folgenden Jahre in der DDR von ambivalenten politischen Signalen geprägt, die Strenge und Sanktionen auf der einen Seite sowie Aufbruch und Reformen auf der anderen Seite verhießen. Das Regime versuchte, die stalinistische Verhärtung und Abschottung der 1940er und 1950er Jahre zu überwinden und den Anschluss an die internationale Entwicklung zu finden. Auf dem Gebiet der Ökonomie verfolgte die Aktion »Störfreimachung« das Ziel, die Wirtschaft unabhängiger von westlichen Importen zu machen. Gleichzeitig galt das damals vielbemühte »Weltniveau« als Gradmesser für Qualität.

Mit propagandistisch hoch aufgeladenen Appellen wandte sich das Politbüro unter anderem an die Frauen und an die Jugend des Landes und versprach ihnen Fortschritt, Modernität und Teilhabe an der gesellschaftlichen Entwicklung. Kurz vor Weihnachten 1961, am 21. Dezember, veröffentlichte das Politbüro das sogenannte Frauenkommuniqué »Die Frau – der Frieden und der Sozialismus«.[45] Darin wurde die Gleichberechtigung der Frau als Wesensprinzip des Sozialismus definiert und zur gesamtgesellschaftlichen Aufgabe erklärt. Natürlich stand hinter diesen Deklarationen das Bemühen, den weiblichen Anteil an der berufstätigen Bevölkerung weiter zu steigern. Im Vergleich zu den Bestrebungen der fünfziger Jahre war jedoch nun auch von konkreten Qualifizierungsmaßnahmen die Rede, die Frauen den Aufstieg in mittlere und sogar höhere Leitungsebenen eröffnen sollte. Die Frauenpolitik erhielt 1961 mit der Bildung der Frauenkommission beim Politbüro der SED auch eine neue, starke Institution, die als Koordinierungsorgan wirken sollte. Den Vorsitz übernahm Ingeburg Lange, die zuvor bereits als Leiterin der Arbeitsgruppe Frauen beim ZK der SED fungiert hatte.

Analog zu dem Angebot an die Frauen sollte das Jugendkommuniqué von 1963 den »Hausherren von morgen« symbolisch die Hand

---

45 Die Frau – der Frieden und der Sozialismus. Frauenkommuniqué des Politbüros der SED, in: Dokumente der SED. Beschlüsse und Erklärungen des Zentralkomitees und des Politbüros und seines Sekretariats, Bd. VIII, Berlin 1962, S. 504 ff.

reichen.[46] Am Erziehungsziel einer sozialistischen Jugend wurde weiter festgehalten, dabei aber mehr Toleranz für Individualität und Lebensformen sowie mehr Eigenverantwortung in Aussicht gestellt. Bald nach der Lockerung der bisherigen Verbote, was beispielsweise Musik- und Tanzstile, Kleidung und Frisuren betraf, war die Toleranzgrenze der führenden SED-Genossen jedoch bereits wieder überschritten und das Rad wurde zurückgedreht. Im Gefolge des 11. Plenums des SED-Zentralkomitees 1965 fiel der zuvor hoch gelobte Verfasser des Jugendkommuniqués, Kurt Turba, in Ungnade. Zu Beginn des Jahres 1966 wurde er seiner Funktionen als Vorsitzender der Jugendkommission beim Politbüro und Leiter der Abteilung Jugend beim ZK der SED enthoben. Die bis 1963 von ihm geleitete Studentenzeitschrift *Forum* wurde mehrfach gemaßregelt und musste 1983 schließlich ihr Erscheinen ganz einstellen.

Im Vergleich zu diesem Zickzack-Kurs im Bereich der Jugendpolitik erwies sich die Frauenpolitik in den folgenden Jahren als nachhaltiger und kontinuierlicher. Offenkundig lösten die strebsamen Frauen, die die Qualifizierungsangebote nutzten und gleichzeitig versuchten, Mann und Kinder nicht zu vernachlässigen, deutlich weniger Ängste bei den alternden Politbüro-Männern aus als die stets mit Misstrauen betrachtete Jugend. Zudem besaßen die Frauen in den Gremien der SED-Führung – trotz eines dort fortbestehenden krassen Ungleichgewichts der Geschlechter – eine stärkere Lobby als die Jugendlichen. Der nächste Schritt in Richtung einer modernen Familien- und Frauenpolitik war das neue Familiengesetzbuch. Hierzu wurde, wie in jenen Jahren üblich, eine »Volksaussprache« inszeniert, die den gesetzlichen Regelungen eine demokratische Legitimation verleihen sollte. Vornehmlich die Frauenzeitschrift *Für Dich* veröffentlichte während des gesamten Jahres 1965 Artikel und Leserbriefe mit Informationen, Kritik, Anregungen und Vorschlägen zum Gesetzentwurf. Verabschiedet wurde das Gesetz von der Volkskammer am 20. Dezember 1965, und es enthielt in der Tat eine Vielzahl neuer Regelungen, die den Abschied vom traditionellen bürgerlichen Ehe- und Familien-Modell festschrieben und die rechtliche Gleichstellung der Ehepartner auch im privaten Bereich stärkten. Dies betraf unter anderem die Formalien der Eheschließung,

46 Der Jugend Vertrauen und Verantwortung beim umfassenden Aufbau des Sozialismus, hg. v. Staatsrat der DDR, Berlin 1963.

die Wahl des Familiennamens, Aussagen zu Ausbildung und Berufstätigkeit beider Partner, den Umgang mit dem gemeinsamen Eigentum, mit Scheidung und Unterhaltsfragen sowie das Verhältnis von
Eltern und Kindern.[47]

Parallel zur Frauenkommission beim SED-Politbüro wurde 1964
an der Akademie der Wissenschaften der Wissenschaftliche Beirat »Die
Frau in der sozialistischen Gesellschaft« gegründet, der die weitere
Entwicklung der Frauenpolitik wissenschaftlich fundieren und be-
gleiten sollte. Nach Einschätzung von Herta Kuhrig, die viele Jahre
lang die an den Beirat angeschlossene gleichnamige Forschungsgruppe leitete, habe auf Drängen von Lotte Ulbricht der damalige
Akademiepräsident persönlich den Vorsitz übernommen, um dem
Gremium entsprechendes Gewicht zu verleihen.[48] Die Forschungsschwerpunkte lagen in den Bereichen Gleichberechtigung, Veränderung der Geschlechterverhältnisse und -rollen, Vereinbarkeit von
Mutterschaft und Berufstätigkeit, Vergesellschaftung von Hausarbeit, sozialistische Familienbeziehungen und Gesundheitsschutz.

Noch bevor das neue Familiengesetz mit großem propagandis-
tischen Aufwand »diskutiert« und beschlossen wurde, bahnte sich
hinter den Kulissen eine weitere Reform auf dem Gebiet der Familienpolitik an. Es ging um den § 11 des Mutterschutzgesetzes, der
Schwangerschaftsabbrüche seit 1950 nur noch aufgrund medizinischer und eugenischer Indikationen erlaubte. Bezeichnenderweise
fehlten mehr als zehn Jahre nach der Einführung des Gesetzes noch
immer die Durchführungsbestimmungen, an denen sich die Interruptio-Kommissionen, die auf Kreis- und Bezirksebene eingerichtet
worden waren, bei ihren Entscheidungen hätten orientieren können.[49]
In den Kommissionen saßen MedizinerInnen, MitarbeiterInnen der
Gesundheitsverwaltung und Vertreterinnen der Frauenorganisation
DFD. Die engen Grenzen des Gesetzestextes, die »Schwangerschaftsunterbrechungen« – wie der offizielle Terminus etwas irreführend
lautete, als ob man eine Schwangerschaft unterbrechen und später

---

47 Familiengesetzbuch der Deutschen Demokratischen Republik, Berlin 1968.
48 Interview mit Herta Kuhrig, geführt von Christian König am 27.9.2011 in Berlin,
Datei 1, 1:01:08.
49 Paragraph 11, 4: »Das Nähere wird durch eine Verordnung geregelt, die das Ministerium für Arbeit und Gesundheitswesen im Einvernehmen mit dem Ministerium für Justiz erläßt.« Gesetz über den Mutter- und Kinderschutz und die Rechte
der Frau vom 27.9.1950, DDR GBl. I, Nr. 111/1950, S. 1037-1041, hier S. 1039.

fortsetzen könnte – allein aus medizinischer Notwendigkeit bei Gefahr für das Leben der Frau oder aus erbbiologischen Gründen zuließen, führten zwar zu der äußerst niedrigen Zahl von etwa 1.000 genehmigten Abtreibungen pro Jahr, die geschätzten Zahlen für die illegalen Abtreibungen lagen jedoch zwischen 60.000 und 70.000.[50]

In den Jahren zuvor hatte sich eine große Unzufriedenheit mit diesem Verfahren angestaut. Die Entscheidungsträger im SED-Politbüro und im Ministerrat der DDR bekamen den Handlungsdruck gleich von mehreren Seiten zu spüren. Der Druck kam teils von außen – nachdem Mitte der 1950er Jahre in der Sowjetunion und einigen sozialistischen Nachbarländern Abtreibungen legalisiert worden waren –, er kam aber vor allem von innen, von den betroffenen Frauen, die sich nach einer Ablehnung ihres Antrags zunehmend selbstbewusst mit Eingaben an staatliche Stellen wandten, und er kam aus den Reihen der Mediziner, die in ihrem Klinikalltag mit den tragischen Folgen von illegalen Eingriffen konfrontiert waren. Auch die Mitglieder der Kommissionen selbst, die über die Anträge zu befinden hatten, fühlten sich unwohl in ihrer Rolle und drängten auf eine Veränderung.

Die Gynäkologin Dr. Helga Rayner, die der Interruptio-Kommission in Potsdam angehörte, erinnert sich im Interview an ihre damaligen Entscheidungsnöte:

Bei organischen Leiden war das verhältnismäßig leicht, Herz-Kreislauf so …, also die sind, die waren fassbar, organisch fassbare Diagnosen. So, und nun kommt der Problembereich, der ja heute auch noch steht, das ist der psychische Bereich, also die psychische Gesundheit. Wir …, ich kann jetzt nur sprechen als Kommissionsmitglied, wenn organisch fassbar nichts Schwerwiegendes war, dann war man geneigt, aufgrund der damals vorliegenden Gesetze, das abzulehnen. Es war aber ein psychisches Problem da, und dessen Schwere und dessen Einfluss auf den Gesamtgesundheitszustand konnte man im Rahmen einer Kommissionssitzung, konnte man gar nicht einschätzen. Man war also, wenn dann eine

50 Stellungnahme und Empfehlungen der Kommission zu Problemen der Schwangerschaftsunterbrechung in der DDR, in: BArch SAPMO DY 30/IVA 2/19/22, o. F.; vgl. auch: Karl-Heinz Mehlan: Die Familienplanung aus gesellschaftlicher Sicht, in: Dt. Gesundheitswesen 19 (1964), H. 16, S. 740 ff.

Schwangere ihren Antrag abgelehnt bekam, dann haben sich alle Kommissionsmitglieder sehr unglücklich gefühlt und unsicher.

Ganz besonders schlimm sei es für sie gewesen, fährt Helga Rayner fort, wenn sie eine Frau, deren Antrag sie abgelehnt hatten, dann mit einem »septischen Abort« in der Klinik »wiedergefunden« hätten und jede Hilfe zu spät gekommen sei:

> Und die Kommission war dann derartig unglücklich, das kann man sich gar nicht, gar nicht vorstellen – man war auch mit Vorwürfen belastet, dass man dieses und jenes nicht erkannt hat. Also, das war wirklich einer der schwerwiegenden Gründe, dass hier etwas geändert werden musste, dass eine Indikationsliste, die sich auf organische Leiden beschränkt – dass die keinesfalls ausreicht.[51]

Am 24. August 1963 sandte Werner Hering, Leiter der Abteilung Gesundheitspolitik beim ZK, eine streng vertrauliche persönliche Mitteilung an Kurt Hager und setzte ihn davon in Kenntnis, dass sich »werktätige Frauen« an den ersten Mann im Staate, den Genossen Ulbricht persönlich, gewandt hätten mit der Bitte um Hilfe zur Genehmigung ihres Schwangerschaftsabbruchs.[52] Ähnliche Anliegen seien auch bei zahlreichen anderen staatlichen Stellen vorgetragen worden. Hering teilte ferner mit, dass nach Rücksprache mit der Leiterin der Frauenkommission beim Politbüro, Inge Lange, es angezeigt erscheine, den Experten auf dem Gebiet der Schwangerschaftsunterbrechung, Prof. Dr. Karl-Heinz Mehlan aus Rostock, zu konsultieren und eine Arbeitsgruppe zu berufen, um die Handhabung der Schwangerschaftsunterbrechung zu überprüfen und Empfehlungen zu erarbeiten. Auch Genosse Honecker, der von Inge Lange informiert worden sei, habe sich für die Einrichtung einer solchen Fachkommission ausgesprochen. Man habe, so Hering weiter, strikte Vertraulichkeit und Verschwiegenheit vereinbart:

> Auf alle Fälle muß nach meiner Ansicht vermieden werden, daß jemand erfährt (außer dieser Gruppe und den mit dem Problem vertrauten Genossen), daß wir uns damit beschäftigen, weil unserer Ansicht nach völlig unklar ist, welche Entscheidungen für uns

---

51 Interview mit Helga Rayner und Edith Ockel, geführt von Christian König am 14.12.2011 in Berlin, 0:34:30.

52 SED Hausmitteilung von Werner Hering, Abt. Gesundheitspolitik, an Kurt Hager vom 24.8.1963, in: BArch SAPMO DY 30/IV A 2/2.024/7, Bl. 1 f.

möglich sind. Die Entscheidung über diese Fragen steht in engstem Zusammenhang mit der weiteren Geburtenentwicklung, aber gleichzeitig mit der Vermeidung von ernsten, gesundheitlichen Schädigungen von Frauen und Mädchen durch kriminelle Aborte oder von Todesfällen.[53]

Das kurze hausinterne Schreiben verdeutlicht die dem Thema innewohnende gesellschaftliche Sprengkraft und drückt gleichzeitig die Unsicherheit der Führungsgremien darüber aus, wie darauf angemessen zu reagieren war.

In der Tat steckten sie in einem Dilemma: Die bisherigen Regelungen hatten sich als unzulänglich erwiesen und mussten verändert werden. Eine völlige Freigabe der Abtreibung aber, wie sie die KPD in der Weimarer Republik gefordert hatte, kam mit Blick auf die Geburtenrate nicht infrage. Werner Hering schrieb an Hager:

Unsere Vorstellungen gehen jedenfalls nicht auf eine Linie der großzügigen Auflockerung, wie das in der CSSR, in Bulgarien, Ungarn zu verheerenden Auswirkungen hinsichtlich des Geburtenzuwachses geführt hat, sondern für eine sinnvolle Lockerung.[54]

Der führende Experte auf diesem Gebiet, von dem sich die SED-Führung einen Ausweg aus dem Dilemma erhoffte, war der Rostocker Sozialhygieniker Karl-Heinz Mehlan, der kein Verfechter einer liberalen Abtreibungspraxis war. In den fünfziger Jahren hatte er in einer Studie im Auftrag des Ministeriums für Gesundheitswesen die Einführung des restriktiven § 11 des Mutterschutzgesetzes begründet und unterstützt. Doch einige Jahre später begann er vorsichtig, von dieser Position abzurücken. Zweifellos reagierte der international gut vernetzte und umtriebige Wissenschaftler damit auf internationale Entwicklungen in Ost und West. Ein weiterer gewichtiger Grund für sein Umdenken war die besorgniserregend hohe Zahl illegaler Abtreibungen in der DDR, die allerdings nur anhand der aktenkundig gewordenen missglückten Eingriffe geschätzt werden konnte.[55]

53 Hausmitteilung Hering, a. a. O., Bl. 2.
54 Hausmitteilung Hering, a. a. O., Bl. 2.
55 Karl-Heinz Mehlan: Legalisierung der Schwangerschaftsunterbrechungen – Ja oder nein, in: Dt. Gesundheitswesen 15 (1960), H. 23, S. 1206 ff.; Karl-Heinz Mehlan: Die Abortsituation in der Deutschen Demokratischen Republik, in: Ders. (Hg.): Tagungsbericht 1961, S. 52 ff.

Am 1. Oktober 1963 konstituierte sich die von Hering vorgeschlagene und vom Sekretariat des ZK der SED bestätigte Expertenkommission, die Empfehlungen erarbeiten sollte. Neben dem stellvertretenden Minister für Gesundheitswesen, Walter Friedeberger, und dem Mitarbeiter der Generalstaatsanwaltschaft, Geffroy, gehörten ihr von Seiten der Ärzteschaft Robert Ganse (Direktor der Frauenklinik Dresden), die Berliner Frauenärztin Straube, Hildegard Marcusson (Leiterin der Abteilung Mutter und Kind im Institut für Sozialhygiene in Berlin) sowie der schon erwähnte Karl-Heinz Mehlan an. Hinzu kamen Vertreter und Vertreterinnen der Staatlichen Plankommission, des Ministeriums der Finanzen und der Abteilung Gewerkschaften und Sozialpolitik.[56] Ende Mai 1964 präsentierte die SED-Frauenkommission gemeinsam mit der ZK-Abteilung Gesundheitspolitik dem Politbüro die von der Kommission erarbeiteten Vorschläge.[57] Die Empfehlungen zur Erweiterung der Indikationen für Schwangerschaftsabbrüche waren darin mit Maßnahmen gekoppelt, die auf eine aktive Geburtenförderung hinausliefen: Von der »moralisch-ideologischen Erziehung« zur Förderung des Kinderwunsches – das angestrebte Ziel war die Drei-Kind-Familie – über materielle und ideelle Unterstützungsleistungen, mehr Betreuungsplätze, Erhöhung und Vereinheitlichung des Kindergelds, die schrittweise Erhöhung des Schwangerschafts- und Wochenurlaubs auf zwanzig Wochen, eine einmalige Geburtenbeihilfe, die an den regelmäßigen Besuch der Säuglings- und Mütterberatungsstelle geknüpft war, bis hin zur Neuregelung der Mietpreise und der Wohnraumverteilung.[58] Auf Intervention von Finanzminister Rumpf wurden allerdings die Vorschläge zur Verbesserung der Wohnungssituation vorerst vertagt. Sie

56 Vorschläge zur Förderung der Geburtenentwicklung und Erweiterung der geltenden Bestimmungen zur Schwangerschaftsunterbrechung in der DDR, Berlin, den 27. Mai 1964, in: BArch SAPMO DY 30/J IV 2/2A/1036, Bl. 102-145.

57 Vorlage an das Politbüro des ZK, Berlin, den 28. Mai 1964, in: BArch SAPMO DY 30/J IV 2/2A/1036, Bl. 99-145. Bereits am 12. März 1964 hatte die Arbeitsgruppe ihre Stellungnahme zu Problemen der Schwangerschaftsunterbrechung dem Sekretariat des ZK der SED vorgelegt, das in der Konsultation die begleitende Ausarbeitung geburtenfördernder Maßnahmen in Auftrag gab. Vgl. ebd., Bl. 100; Anlage Nr. 8 zum Protokoll 20/64 v. 12.3.1964. Stellungnahme und Empfehlungen der Arbeitsgruppe zu Problemen der Schwangerschaftsunterbrechung in der DDR, in: BArch SAPMO DY 30/J IV 2/3/958, Bl. 66-81.

58 Vorschläge zur Förderung der Geburtenentwicklung und Erweiterung der geltenden Bestimmungen zur Schwangerschaftsunterbrechung in der DDR, Berlin, den 27. Mai 1964, in: BArch SAPMO DY 30/J IV 2/2A/1036, Bl. 102-145, hier Bl. 105 ff.

sollten erst Mitte der siebziger Jahre im Kontext des ehrgeizigen Wohnungsbauprogramms der Ära Honecker wieder auftauchen.

Die Empfehlungen von 1964 markieren den Übergang von einer negativen pronatalistischen Politik, die Geburtenförderung vornehmlich mittels Restriktionen durchsetzte, zu einer positiven pronatalistischen Politik, die verstärkt auf Anreizsysteme zur Geburtenförderung und – wenngleich noch nicht so bezeichnet – zur »sinnvollen« Familienplanung setzte.[59]

Die Kommission blieb mit ihrem Votum innerhalb der im Vorfeld bereits abgesteckten Grenzen einer »sinnvollen Lockerung« der bestehenden Regeln und lehnte eine völlige Freigabe des Schwangerschaftsabbruchs ab. Zur Begründung wurde neben den gesundheitlichen und bevölkerungspolitischen Unwägbarkeiten auch auf den ungenügenden Entwicklungsstand des Bewusstseins der Bevölkerung verwiesen: Die Entscheidung über den Abbruch einer Schwangerschaft könne daher nicht »dem Einzelnen« überlassen werden. In den Empfehlungen wurde deshalb ein Mittelweg zwischen völliger Freigabe und striktem Verbot formuliert: Die Interruptio-Kommissionen sollten – entsprechend der WHO-Gesundheitsdefinition – künftig bei der Entscheidung von Anträgen auch soziale Gesichtspunkte, die jeweiligen Lebensverhältnisse und -umstände, physische und psychische Aspekte mit berücksichtigen. Künftig würde eine »Schwangerschaftsunterbrechung« auch erlaubt sein, wenn die betreffende Frau älter als vierzig Jahre war, wenn sie bereits fünf Kinder geboren hatte, wenn der Abstand zwischen den Geburten geringer als 15 Monate wäre oder die Schwangere jünger als 16 Jahre sei. Außerdem wurde angeregt, im Zuge der Strafrechtsreform die »Selbstabtreibung« als Straftatbestand abzuschaffen.

Wie schon in der Hausmitteilung Herings an Hager anklang, fürchteten die Funktionäre die Reaktion in der Bevölkerung auf diesen halbherzigen Reformschritt. Während einer Beratung von Mitarbeitern der ZK-Abteilung Gesundheit mit dem stellvertretenden Gesundheitsminister und mit führenden Gynäkologen am 21. April 1964 im Zentralkomitee, also noch vor der Präsentation der Experten-Empfehlungen, wurde vereinbart, dass eine »öffentliche Diskussion« über das Thema zu vermeiden sei. In einem schulmeisterlich verqueren Satz brachte der Rüdersdorfer Gynäkologe

---

59 Siehe hierzu auch: Harsch: Revenge of the Domestic, S. 143.

Dr. Weber zum Ausdruck, man wolle »in der Lenkung der Auffassung, in der Erziehung und Bildung den Menschen auf den richtigen Weg führen«.[60] Der Hallenser Gynäkologe Karlheinz Sommer gab zwar zu bedenken, man werde »nicht darum herumkommen, die Bevölkerung zu informieren, daß dieser sehr starre bisherige Standpunkt geändert wird«. Die Bevölkerung müsse merken, dass etwas geschehe, allerdings, so betonte auch er, »ohne allem Tür und Tor zu öffnen.«[61] Minister Friedeberger fasste die handlungsleitende Maxime prägnant zusammen: »Wir müssen die Kontrolle behalten«.[62]

Nachdem die »Vorschläge zur Förderung der Geburtenentwicklung und Erweiterung der geltenden Bestimmungen zur Schwangerschaftsunterbrechung in der DDR« im Juni 1964 vom Politbüro und im Oktober vom Ministerrat gebilligt worden waren, erließ der zuständige Minister für Gesundheitswesen, Max Sefrin, am 15. März 1965 eine interne Instruktion zur Anwendung des § 11 des Gesetzes über den Mutter- und Kinderschutz und die Rechte der Frau, welche die neuen Regeln zur Genehmigung eines Schwangerschaftsabbruchs enthielt. Damit war endlich die seit fast 15 Jahren ausstehende Rechtsgrundlage für die Arbeit der Interruptio-Kommissionen geschaffen.

Die vorgeschlagenen geburtenfördernden Maßnahmen (Erhöhung des Kindergelds, Zahlung einer Geburtenbeihilfe und Verlängerung des Schwangeren- und Wochenurlaubs) wurden in den folgenden Jahren, etwa bis 1976, schrittweise umgesetzt.

Nachdem die neuen Regelungen zur Schwangerschaftsunterbrechung in Kraft getreten waren, wurde beim Ministerium für Gesundheitswesen eine Kommission eingerichtet, die die Arbeit der Interruptio-Kommissionen auf der neuen Grundlage beobachten und begutachten sollte. Da allen Beteiligten bewusst war, dass die beschlossenen Regelungen die Probleme nur teilweise lösen würden, erhielt das Gremium darüber hinaus die Aufgabe, für eine größere Verbreitung von Wissen über Sexualität und Verhütung zu sorgen und die vorhandenen Verhütungsmittel einer Revision zu unterziehen. Dabei konnten sie sich auf eine Expertise stützen, die Karl-Heinz Mehlan (vermutlich) im Auftrag der Arbeitsgruppe zur Neuregelung

---

60 Notizen während der Beratung am 21.4.64 mit führenden Gynäkologen etc., in: BArch SAPMO DY 30/IV A 2/19/22, o. F.
61 Notizen, a. a. O.
62 Notizen, a. a. O.

des Schwangerschaftsabbruchs geschrieben hatte.[63] Darin stellte er den in der DDR vorhandenen Verhütungsmitteln ein überwiegend schlechtes Zeugnis aus. Zur Popularisierung der Schwangerschaftsverhütung müsse das verfügbare Sortiment an Verhütungsmitteln erweitert und müssten insbesondere Diaphragmen und Kondome – er empfahl eine Orientierung an britischen oder amerikanischen Produkten – qualitativ verbessert werden. Darüber hinaus schlug er auch die Einführung einer Pille vor:

> Zur Erzielung einer 100%igen Empfängnisverhütung in indizierten Fällen erscheint es notwendig, die Produktion von hormonellen Kontrazeptionsmitteln anlaufen zu lassen. Entweder durch den Kauf einer Lizenz, wie es z. B. Ungarn macht, dort wird Lyndiol NB Organon produziert, oder durch Entwicklung eines eigenen Präparates.[64]

Dass im VEB Jenapharm bereits an der Synthese geeigneter Gestagene und Östrogene zur Herstellung einer Pille geforscht wurde, war offenbar keinem der Beteiligten bekannt. Der Stand der Arbeiten zur Entwicklung eines eigenen Kontrazeptivums war zu keiner Zeit Thema der Beratungen der Expertenkommission, obwohl dies gerade der fehlende Mosaikstein an der politisch und medizinisch brisanten Schnittstelle von Geburtenförderung, Abtreibung und eben Verhütung gewesen wäre. Hier zeigen sich die Grenzen des zentralisierten Herrschaftsapparates, denn offensichtlich liefen die parallelen Entwicklungen nicht in den vorgesehenen politischen Leitungs- und Lenkungsinstanzen zusammen. Vielmehr wird deutlich, dass innerhalb des staatssozialistischen Systems mehrere Handlungsräume nebeneinander existieren konnten, die eigene Dynamiken entwickelten und eben nicht einer steten zentralen Steuerung unterworfen waren.

63 In seinem undatierten Gutachten verweist Mehlan auf die Möglichkeit der Lizenzproduktion einer Pille nach ungarischem Beispiel. Das ist ein Indiz dafür, dass sein Text erst nach 1962 entstanden sein dürfte. Er fand sich bei den Unterlagen der Arbeitsgruppe zu Problemen der Schwangerschaftsunterbrechung in der DDR von 1963/64.
64 Karl-Heinz Mehlan: Vorschläge zur Entwicklung der Schwangerschaftsverhütung, o. D, in: BArch SAPMO DY 30/IV A 2/19/22, o. F.

3   Die Ankunft der Pille im Alltag

3.1   Drei biografische Erzählungen

»Unsicherheit fand ich immer spannend.«

NINA AHREND, Jahrgang 1961, zwei Kinder, Filmkritikerin/Kulturreferentin in einer Stiftung, lebt in Berlin, zurzeit ohne festen Partner.

Ich bin geboren in der DDR 1961. Ich bin im Jahr des Mauerbaus geboren. Und zwar danach, im Dezember. Und dann hatte ich normale Schule irgendwie, POS, EOS ab der achten Klasse, Abitur. Studium war nicht so glatt. Ich hab mich für alles Mögliche beworben auf alle möglichen Empfehlungen von allen möglichen Leuten. Ich war umringt von lauter Kulturwissenschaftlern, die wollten alle, dass ich Kulturwissenschaft studiere. Das hab ich zum Glück dann nicht gemacht, sondern hab meine heimliche Leidenschaft nämlich Film …, hab ich mich einfach beworben an der Filmhochschule, bin dann angenommen worden und fand das ganz toll. Ich bin gleich zum Studium gegangen, hab nicht erst ein Volontariat gemacht. Dann hab ich vier Jahre studiert. Das nannte sich Filmwissenschaft/ Dramaturgie. Ich war in einer Zeit, wo die nicht so richtig wussten, was …, wo das eigentlich hingehen soll. 1986 hab ich Diplom gemacht, nach vier Jahren. Meine Eltern waren da schon beide tot. Die sind früh gestorben. Mein Vater starb, als ich noch Kind war, ich war neun. Meine Mutter ist gestorben während meines Studiums, da war ich 23. Beide sehr plötzlich – für mich.

A.L.: Bist du das einzige Kind?

Ich bin …, also ich bin ein überlebendes Kind. Es gab einen Bruder, der ist ein paar Tage nach meiner Geburt gestorben. Ich kenne ihn nicht, aber ich vermisse ihn.

Das Studium hab ich noch zu DDR-Zeiten abgeschlossen und mich 1986 bei der DEFA beworben, DEFA-Spielfilm, was ich damals für einen spannenden Betrieb gehalten habe, der sich aber – wie alles – schon in einem gewissen Verfall befand, wie ich dann später erst mitgekriegt habe. Ich war dort von 1986 bis 88 als Dramaturgin beschäftigt, hatte aber nichts weiter zu tun, als nur zu lesen. Das ging vielen Absolventen so, also an Filmen hab ich gar nicht mitgearbeitet. Erst kurz vor Schluss hab ich noch einen Film gemacht, als Dramaturgin.

1988 kam mein erstes Baby – Babyjahr – danach hab ich weiter bei der DEFA gearbeitet. Dann fiel die Mauer und die DEFA löste sich auf. Und dann fing die Zeit an, wo wir eigentlich nicht so genau wussten, was jetzt losgeht. Journalismus fand ich ganz spannend plötzlich. Da entstanden ganz viele Zeitungen. Ich war beim Basis-Druck Verlag ziemlich beheimatet, bei allen möglichen Blättern, *DIE ANDERE* und *Der Anzeiger*, und die Frauenzeitschrift *Ypsilon*, da war ich sogar in der Redaktion. Da haben wir alle gemacht, was uns Spaß gemacht hat, und wir haben sogar Geld dafür gekriegt. Das war eine schöne Zeit, aber eine kurze Zeit.

Und dann fing die Zeit an, wo sich Arbeitslosigkeit abwechselte mit allen möglichen Projekten, dann kam auch ABM, dann kam mein zweites Baby 1992. Ja, so eine gewisse Unsicherheit. Der Ehrgeiz, beruflich weiterzukommen und gleichzeitig die Kinder großzuziehen, das ging, da ich ja alleinerziehend war, das ging nicht zusammen. Ich hatte ja auch keinen Hintergrund. Keine Eltern, die mir die Kinder irgendwie hätten abnehmen können. Ich war in dieser Zeit überhaupt nicht »auf Draht« sozusagen mit beruflicher Neuorientierung und hab dann immer mal irgendwas gemacht. Für mich war eigentlich im Vordergrund, dass ich die Kinder großziehe. […] Weil ich gemerkt habe, es geht nicht beides. Das schaffst du einfach nicht. Und seit die Kinder größer sind, bin ich wieder zurückgekommen zum Filmjournalismus. Ich schreibe viel über Filme, über aktuelle, über Kinostarts, über Klassiker.

Die Kinder sind groß. Das ist 'ne ziemlich gute Sache. Die Große, die ist jetzt zweiundzwanzig, die wohnt schon eine ganze Weile nicht mehr bei mir. Die hat auch schon als Schülerin mal ein Jahr woanders verbracht. Aber der Kleine wohnt noch bei mir. Der ist achtzehn.

A.L.: Wie bist du sexuell aufgeklärt worden?

Ich kann mich überhaupt nicht an eine Aufklärung durch meine Mutter erinnern. Fand das auch immer komisch: Eltern und Sexualität. Also, das war was ganz Ulkiges. Das wollte ich nicht zusammenkriegen. Das war für mich Intimbereich, Privatsphäre, genauso wenig wie ich wollte, dass sie [die Mutter – A.L.] irgendwie sich in meine Sachen mischt.

Ich glaub nicht, dass wir über so was gesprochen haben. Jedenfalls nicht im Sinne der klassischen Aufklärung: Wir setzen uns hin und sie erklärt mir mal, wie das jetzt zustande kommt. Und unter Freundinnen haben wir wahrscheinlich eher über Gefühle geredet. Also am ehesten kann ich mich noch daran erinnern, dass ich im Biologie-Unterricht alles begriffen habe. Ich glaub, ich hab mir auch vieles zusammengereimt. Ich war schon immer ..., ich bin ja schon ins Kino gerannt, da konnt ich kaum laufen – und übers Kino, find ich, kriegt man auch 'ne Menge mit. Jedenfalls, irgendwann wusst ich's *[lacht]*.

Was Verhütung anbetrifft, die war meiner Mutter sehr wichtig. Das war für sie ganz, ganz wichtig, dass ich nicht zu früh schwanger werde, bevor ich überhaupt weiß, worum es sich handelt. Und als ich dann einen Freund hatte, wo sie gemerkt hat, es geht irgendwie doch schon in die Richtung Sexualität, da hat sie mich wirklich regelrecht zum Gynäkologen geschleppt. Es ging gleich um die Pille. Das war ganz selbstverständlich. Also auch nicht hinterfragt, von mir aus jetzt, woraus die besteht, was ich da einnehme. Die Pille war bekannt als das Ding, was man eben als Mädchen eben nimmt, wenn es so weit ist.

Also, Kondom war zum Beispiel völlig ..., kannt' ich überhaupt nicht. Vielleicht vom Hörensagen, aber wir fanden das extrem altmodisch. Für uns war das, glaube ich, der Fortschritt mit der Pille.

Mit sechzehn Jahren war ich eine der Ersten, nur eine war schon weiter. Die wohnte sogar schon bei ihrem Freund. Wir waren die ersten in unserer Altersgruppe, obwohl ich eigentlich eher schüchtern gegenüber Jungens war. Aber sobald das zu einer Zweierbeziehung kam, da war ich dann gar nicht mehr schüchtern.

A.L.: Hast du die Pille vertragen?

Ich hab sie nicht gut vertragen. Mir war ganz oft schlecht, ich weiß nicht, ob ich zugenommen habe, ich glaube ja. Ich kann mich an diese Übelkeit erinnern, das fand ich wirklich blöd, aber ich hab das ..., für mich war das ganz klar, dass ich die trotzdem nehmen muss, und ich hab die auch sehr, sehr lange ununterbrochen genommen.

A.L.: Hattest du einen festen Partner?

Nein, meine Freunde wechselten, da hat immer einer den anderen abgelöst. Ja, das war ganz klar. Mit sechzehn hatte ich ..., das würde ich heute nicht als Sex bezeichnen *[lacht]*, das war eher so ein Versuchen, bis ich dann den Dreißigjährigen traf, da war ich siebzehn, also nachdem der erste Freund irgendwie..., war jetzt nichts Tieferes. Und den Dreißigjährigen fand ich extrem spannend, einfach weil er älter war. Er war nicht besonders geistreich *[lacht]*, aber wenigstens kraft seines Alters wusste er mehr. Und das fand ich schön, und ab da war die Pille dann pausenlos im Einsatz und zu Recht, ja, das ging dann bis zum ersten Kind. Ich kann mich nicht erinnern, dass ich da mal aufgehört hätte.

A.L.: Obwohl du die Pille nicht gut vertragen hast...

Nee, das war schon gar kein Grund, weil die Vorstellung, ein Kind zu bekommen, die war schlimmer als jede Übelkeit, weil, das war einfach noch nicht dran, das war also ganz klar.

Mein erstes Kind hab ich nach dem Studium gekriegt, als ich schon eine Weile in Lohn und Brot stand bei der DEFA. Ich hatte das Gefühl..., ich hab gemerkt, ich will ein Kind. Da war ich 26, nee Quatsch, mit 26 hab ich sie gekriegt..., mit 25 war das. Also da war ich im zweiten Jahr bei der DEFA und ich..., das war sicher auch ein gesellschaftliches Ding. Es war überhaupt nicht verbunden mit irgendwelchen beruflichen Nachteilen, sodass man da irgendwelche Bedenken haben musste, oder es aufschieben, oder so. Bei Akademikerinnen eben ein bisschen später, normalerweise nach dem Studium dann so mit Mitte zwanzig, dass die dann gedacht haben, jetzt wird es Zeit. Ich hab das ganz klar mit meinen eigenen Gefühlen..., da hat niemand gesagt: Sag mal Kind..., oder Mann oder so... Ich hatte viel zu komplizierte Beziehungen, als dass ich mir mit jemandem zusammen jetzt ein Kind wünschen konnte *[lacht]*.

A.L.: Es war also keine gemeinsame Entscheidung mit dem Vater des Kindes?

Nee, nee, das war..., ick hatte ihm aber Bescheid gesagt. Ich hab gesagt, du, ich muss dir jetzt mal sagen, dass ich mit der Pille aufhöre, und dann kann ich schwanger werden, und das hat ihn nicht davon abgehalten. Es war keine Familienplanung dabei.

A.L.: Wie hat er darauf reagiert? Wollte er Vater werden?

Das wäre zu viel gesagt. Ich glaub, der hat das jetzt nicht so..., das war nicht sein Thema. Das ist übrigens für mich typisch DDR, jedenfalls zu der Zeit. Die Frauen waren unabhängig. Die haben ja ihre

Kinder ernährt, sowieso. Der Mann hat noch was dazugezahlt, aber das war nicht so viel. Es war alles so gemacht, dass die Frauen das irgendwie alleine schaukeln konnten. Ich glaub, dass das auch einer der Gründe ist, weshalb es so viele Frauen alleine gemacht haben, weil die Bedingungen dafür einfach sehr ..., ulkigerweise ..., weil man sagt immer, die DDR war so auf Kleinfamilie aus, aber sie war sehr dafür geeignet, dass Frauen ihr Ding alleine machen, auch mit Kind. Und insofern war ich da voll drin. Es entsprach mir offensichtlich auch irgendwie. Ich meine, ich hätte es ja auch anders machen können. Mit Familie und so. Aber ich war, ich war überhaupt kein Sicherheitsmensch. Wenn ich überhaupt was über mich sagen kann in meinem Erwachsenenleben, ist es, dass ich eher die Unsicherheit angestrebt habe als die Sicherheit, weil ich die immer spannender fand.

Ein Kind ..., das hieß für mich noch lange nicht, mich mit irgend 'nem Mann familiär zu verbinden. Sicherheit hab ich zwar auch als Bedürfnis, aber eben für mich, im Sinne von Nestbau und so. Ich wollte dieses Kind, und damit hing für mich jetzt keine Familiengründung zusammen.

A.L.: Dann hatte der Vater gar keine Chance?

Ja, der hatte keine Chance. Es ist nicht so, dass ich völlig abgeneigt bin, aber ich konnte mir den überhaupt nicht darin vorstellen. Wir hatten eher so eine »amour fou«, nicht so etwas Soziales ..., vielleicht deshalb. Ich hab mir sozusagen aus dieser unsicheren, verrückten Beziehung einfach ein Kind rausgeholt.

Ich glaube übrigens, dass ich unter anderem auch deshalb ein Kind wollte, weil ich einfach diese Pille mal nicht mehr nehmen wollte ..., dieses Natürliche zu erleben. Ich bin ganz schnell schwanger geworden, extrem schnell. Ich glaube, ich wollte mal sehen, ob das überhaupt klappt. Wie es mit dem Bauch ist. Ich war einfach extrem neugierig. Ich wollte da mitmachen. In jeder Hinsicht. Ich wollte meinen natürlichen Zyklus haben, in den Genuss kam ich gar nicht lange, weil ich ja so schnell schwanger wurde. Acht Monate lang hab ich das Kind gestillt. Ich hab das wirklich genossen – da hatte ich grad keinen Partner –, da hab ich es genossen, dass ich keine Pille nehmen musste.

Als ich die Pille verschrieben bekommen habe, hat man mir überhaupt nichts darüber erzählt. Als ich das erfuhr, dass sie meinen Zyklus künstlich erzeugt, das fand ich ganz gruslig. Weil eine meiner natürlichen Funktionen, die ja ganz klar zu mir gehören …, dass ich gar nicht so wahrnehme, wie es eigentlich ist. Das hab ich ja auch gemerkt, wenn ich zum Beispiel die Pille mal vergessen hatte, dass dann plötzlich 'ne Blutung kam. Also diese Künstlichkeit hab ich …, die empfand ich als beängstigend. Aber ich wusste keine Alternative. Kondom fand ich doof, und deshalb hab ich jetzt auch nicht drüber nachgedacht. Und so Temperatur[messen] und all so 'n Zeug, was wir ja mal irgendwie gehört hatten, war mir alles viel …, also, ich kannte mich selber viel zu gut, um zu wissen, dass ich das nicht packe *[lacht]*. Ich bin viel zu chaotisch.

Deshalb hab ich mit der Pille irgendwann wieder angefangen. Wahrscheinlich fand ich dann, es ist besser, wenn ich sie doch nehme, weil man nie wissen kann. Auch wieder dieses – dass man sich freier fühlt. Und sämtliche Bedenken hab ich dann wieder weggepackt. […] Ich hab mich letztendlich für Alternativen nicht interessiert, weil das so schön praktisch war.

Mein zweites Kind wurde 1992 geboren. Diesmal lebte ich mit dem Vater zusammen. Das war eine Beziehung. Wir hatten ein Zuhause zusammen, wir …, es war nicht das erste Mal, dass ich mit jemandem zusammengelebt habe, aber es war das erste Mal, dass schon ein Kind da war, wir waren schon mehr eine Familie. Ich wollte noch mal ein zweites, das war mir ganz wichtig, sicher auch deshalb, weil ich bin ja nun ein übrig gebliebenes Kind. Der Gedanke war mir ein Graus, dass mein Kind auch einzeln groß wird. Wenn man zwei Kinder aus zwei verschiedenen Beziehungen hat, dann wird das zweite oft viel später geboren, zehn Jahre Abstand, oder sechs Jahre Abstand. Meine beiden haben vier Jahre Unterschied. Die sind zumindest noch ein Jahr zusammen in den Kindergarten gegangen. Die haben noch miteinander gespielt. Das hab ich gerade so geschafft.

Die Beziehung mit dem Vater des zweiten Kindes ging auseinander.

Danach allerdings …, ich glaube aus so einer gewissen Abwehr, einem Antigefühl der Pille gegenüber, fing ich dann an, leichtsinnig zu werden. Aus der Zeit hab ich dann meine zwei Abtreibungen. Nach der Geburt des zweiten Kindes. Mir war immer klar, noch ein Kind will ich nicht kriegen. Sicher auch aus dem Gefühl heraus, wenn du alleine bleibst mit den Kindern, dann nicht drei. Eine Frau alleine mit zwei Kindern, das geht gerade noch.

Das erste Kind mit siebzehn

RENATE DIENER, Jahrgang 1962, Materialdisponentin/Badewärterin, seit 1996 arbeitslos bzw. in Beschäftigungsmaßnahmen, zwei Kinder, fünf Enkelkinder, geschieden, lebt mit ihrem Partner in Hoyerswerda.

Alles was Sie hier sehen, die große Wiese vor dem Haus, war alles voller Wohnblöcke, ist ja alles weg. Das ist deprimierend. Meine Tochter sagt immer, es gibt keine Erinnerungen mehr an früher. Deswegen sag ich, ich bin schön aufgewachsen. Ich hatte 'ne Kindheit in einem eigenen Haus, das gibt es heute noch, da kann ich immer noch hinfahren. Meine Kinder, die sind hier aufgewachsen. Wo meine Tochter zur Schule gegangen ist, wo wir früher gewohnt haben die ersten Jahre, die erste Wohnung, das steht alles nicht mehr. Wo ich mal gearbeitet habe, das ist alles weggerissen. Man kann nirgends hingehen und sagen: Hier war ich mal. Da ist 'ne Freifläche und Schluss. Da wachsen irgendwann Bäume, und das war's.

Geboren bin ich 1962 in Haldensleben. Aufgewachsen bin ich in Alleringersleben, also Haldensleben war bloß das Krankenhaus. Wir haben auf'm kleinen Dorf gewohnt. Im Grenzgebiet, in der Nähe von Marienborn, also zwei Kilometer von Marienborn. Mein Vater war beschäftigt beim Zoll, meine Mutter bei der Bahn. Ja, wie soll ich sagen …, war 'ne wunderschöne Kindheit dort oben. Irgendwann musste mein Vater von dort oben weg, weil sein Bruder, der war Schriftsteller in Berlin, den hatten sie damals politisch eingesperrt, weil er Bücher gegen die DDR geschrieben hat, was weiß ich …, da musste mein Vater beim Zoll aufhören und musste auch zur Bahn. Das war aber nicht seine Erfüllung, er wollte irgendwie beruflich weiterkommen, na ja, aufgrund dessen haben sie dann irgendwann …, ich glaube acht Jahre war ich dann, haben meine Eltern das Haus verkauft an meine Tante, und wir sind nach Hoyerswerda gezogen in 'ne Neubauwohnung, was uns gar nicht gefallen hat als Kinder. Ich konnte mich damit überhaupt nicht anfreunden.

Mein Vater hat denn studiert in Dresden und hat seinen Ingenieur gemacht. Ich bin normal zehn Klassen zur Schule gegangen und wollte einen Beruf machen. Ich wollte eigentlich immer was Körperliches. Ich wollte sehen, was ich zum Feierabend gemacht hab, also ich wär gern KfZ-Mechaniker geworden, oder so was.

Eine Freundin von mir, die hat schon gearbeitet in der Kohle hier, BKW[1] Welzow nennt sich das, ist ja hier bei uns alles Kohleindustrie, als Materialdisponent. Hab ich mir mal angeguckt, und das hat mir zugesagt, und dann hab ich das Jahr drauf auch dort angefangen. Hab dort meine Ausbildung gemacht, ja und hab dann eigentlich zwölf Jahre in der Kohle gearbeitet. Zwischendurch kam meine Tochter. Die Lehre hat deshalb ein bisschen länger gedauert, musst ich unterbrechen, kurzzeitig, wie meine Tochter gekommen ist, aber nicht lange. Die sind ja ziemlich zeitig früher in die Krippe gegangen und meine Mutter hat mich unterstützt, damals, also meine Eltern, denn ich war ziemlich jung, ich hab meine Tochter mit siebzehn bekommen. Ja, die ist heut auch schon 31 *[schmunzelt]*. Der Vater war nicht … *[zögert]*, das ist eine ganz lange Geschichte. Also, es war meine große Liebe, kann man sagen. Er war weg, er wusste aber nicht, dass ich schwanger bin, muss ich dazu sagen. Er war verschwunden, und am Tag der Entbindung, auf'm Abend haben wir uns wieder getroffen. War ein ganz dummer Zufall. Wir waren dann fünf Monate zusammen. Danach musste er wieder weg, Montage, ja dann hatte sich das irgendwie wieder auseinandergelebt, und dann waren's zehn Jahre, dass wir uns nicht gesehen haben. Nach zehn Jahren wieder. Es hat eigentlich nie aufgehört *[lacht gepresst]*.

Ich bin dann …, wie soll ich sagen, ich hab noch einen Sohn bekommen später, hab geheiratet. Ich wollte eigentlich meiner Tochter 'ne Familie geben. Aber die große Liebe war das nicht, der Mann nicht, den ich dort hatte, also der Vater von meinem Sohn. Es gab immer bloß einen Gedanken, gab immer bloß den einen Mann für mich.

Als die Ehe von Renate Diener scheiterte, befand sich ihre große Liebe gerade in einer anderen Beziehung. Diese Situation wiederholte sich mehrfach. Sie kamen nicht zusammen, aber voneinander lassen konnten sie auch nicht. Inzwischen ist Frau Diener seit zwanzig Jahren mit einem Mann liiert, mit dem sie ihre Kinder großgezogen hat, und den sie nicht verlassen will. Ihre große Liebe wohnt seit seiner Rückkehr in die Stadt im gleichen Haus.

Wir machen viel zusammen. Er macht Musik, hat selber schon 'ne CD rausgebracht und ich unterstütze ihn ein bisschen. Ich schreibe Texte, also ich schreibe Gedichte. Aus den Gedichten, die hat er

---

1 BKW = Braunkohlekraftwerk.

vertont, haben wir Musik gemacht. Sind auch schon einige schöne Lieder rausgekommen Das ist eben das, was uns noch verbindet.

Ich hab zwei Kinder und fünf Enkelkinder. Drüben *[sie weist auf die Fotos in der Schrankwand]* sehen Sie meine Tochter mit ihren dreien, und das sind meine beiden Kinder in der Mitte, das ist von meinem Sohn der Junge, und der Kleinste fehlt noch, der ist da oben mit drauf.

Ich hab gesagt in meinem Leben: zwei Kinder, mehr wollt ich nicht. Ich hab gesagt, das dritte lass ich mir irgendwo als Ausrutscher. Der Ausrutscher war auch da, muss ich sagen. Ich hätt das Kind auch genommen. Also hätt es behalten.

Nach einer schweren Gallen-Erkrankung und darauffolgender Notoperation musste ihre Schwangerschaft jedoch aus medizinischen Gründen abgebrochen werden. Die Medikamente, die sie einnehmen musste, so wurde ihr gesagt, hätten das ungeborene Kind schwer geschädigt.

Später bin ich nochmal schwanger geworden, da war ich schon mit meinem jetzigen Partner zusammen. Das war genau an dem Tag, als meine Tochter achtzehn geworden ist. Das war mir denn einfach …, die Lebensumstände …, und noch mal neu anfangen. Nee, wollte ich nicht mehr. Heute, wo ich älter bin, sag ich manchmal: Hättest du doch noch mal …, ja also, jetzt, wo die Wohnung so leer ist manchmal. Wenn die Kinder raus sind, ist ganz schlimm. Also die Zeit war schlimm, wie mein Sohn gegangen ist. Mein jetziger Partner hat ja seine eigene Wohnung, der wohnt nicht mit mir zusammen. Und wenn man zwanzig Jahre in 'ner Beziehung steckt, da sagt man sich nicht mehr so viel. Da hab ich manchmal gedacht: Mein Gott, warum hast du nun keins mehr, ne. Jetzt könnte noch eins da sein, was ein bisschen jünger wäre …, wo du noch ein bisschen was zu tun hast, also eigentlich fühle ich mich ziemlich unnütz, jetzt schon. Man ist noch nicht ganz fünfzig, und es ist mir einfach zu wenig.

Beruflich bin ich …, zwölf Jahre im Bergbau gearbeitet, als Materialdisponentin. Musste dann aus gesundheitlichen Gründen …, nach dieser Gallengeschichte hatte ich so eine Art Schonplatz gekriegt, durfte für ein Jahr keinen Kran fahren und keinen Gabelstapler. Hab mich dann nach was anderem umgeschaut. Wir hatten hier in Hoyerswerda eine Schwimmhalle, da hab ich als Badewart angefangen und Kassierer. Da bin ich einige Jahre gewesen, das hat mir

unheimlich Spaß gemacht. Weil wir viel mit Kindern, mit Erwachsene, eben mit dem Publikum da drinnen…, war ein ganz duftes
Arbeitskollektiv, ein schönes.

> Anfang der neunziger Jahre wurde die Schwimmhalle abgerissen. In dem
> neuen »Erlebnis-Bad« fand Renate Diener keine Anstellung mehr. Sie
> wechselte von Aushilfsstellen zu ABM-Stellen oder »Einsdreißig-Jobs«.
> Zum Zeitpunkt des Interviews war eine Maßnahme gerade zu Ende ge-
> gangen.

*A.L.: Sie haben mit siebzehn ihr erstes Kind bekommen. Wie war das
mit der Verhütung?*

Wollt ich gar nicht. Ich hab eigentlich gesagt, das war die große
Liebe und ich hatte keinen Mann vorneweg, das war mein erster
Partner, und man hat zwar zu Hause drüber gesprochen, ich hab mit
meinen Eltern gesprochen, ich war auch aufgeklärt, gut aufgeklärt,
muss ich sagen, wie das vonstattengeht. Na gut, das erste Mal wie
das passiert ist…, es war an dem Tag noch nicht geplant, es ist aber
passiert. Da hätten wir aufpassen müssen, das heißt, er passt auf,
oder was weiß ich. Aber in dem Moment, wo das so weit war, wollt
ich gar nicht, dass er das macht, dass er aufpasst. Ich wollt es eigentlich so erleben, wie…, wie es ist. Und hab gesagt, wenigstens das
eine Mal…, ich hol mir dann anschließend die Pille. Aber das hat
schon gereicht, da war es schon zu spät, das hat gleich gefruchtet. Na
ja, da war unsere Tochter unterwegs. Eigentlich war sie…, wir haben uns beide gefreut – dann später. Er war ja dann erst mal weg, wie
ich gesagt hab.

A.L.: Warum ist er weggegangen?

Die erste Zeit, das war ziemlich schwierig bei uns. Wie gesagt, ich
war noch sehr jung, siebzehn. Wie ich ihn kennengelernt hab, war
ich sechzehn. Ich hatte bestimmte Auflagen, dann und dann zu
Hause zu sein. Meine Eltern waren ziemlich streng. Die hatten viel
durch mit meiner großen Schwester, und bei mir sollte es eben anders laufen. Bei meiner Mutter hieß es: Um sieben bist du drin, und
am Wochenende denn eben um acht. Und er war einundzwanzig, er
hatte seine Lehre hinter sich, er hatte die Berufsausbildung hinter
sich, alles, er hat ’ne eigene Wohnung gehabt und musste mich jeden
Abend um sechse oder um sieben nach Hause schaffen. Dass das für

einen Mann auf Dauer nicht berauschend ist…, aber da hat kein Weg reingeführt bei meiner Mutter. Nicht mal am Wochenende, obwohl sie wussten, dass wir uns beide mögen und alles drum und dran…, aber ich durfte weder bei ihm bleiben noch er bei mir…, gab's nicht.

Und irgendwann war er denn verschwunden. Er ist denn für ein Jahr zur Schwester gemacht und hat die unterstützt, weil sie alleine war mit drei Kindern. Ich wusste gar nicht, wo er steckt. Abschied gab es nicht, wollte er nicht. Das war hart für mich. Diese neun Monate…, wo ich dann erfahren hab, dass ich schwanger war. Ich hab mehr abgenommen wie zugenommen. War 'ne harte Zeit.

A.L.: Wie haben Ihre Eltern darauf reagiert?

Ich hab eigentlich gedacht, sehr, sehr negativ. Mein Vater hat immer gesagt: komm nicht mit 'nem Kind nach Hause. Nachher, wie es so weit war, wie sie es beide wussten, hatte ich die volle Unterstützung. Also ich kann mich gar nicht beschweren.

Ich hab früh so weit meine Tochter fertig gemacht. Meine Mutter hat sie dann in die Krippe geschafft, damit ich früh einen Bus eher auf Arbeit fahren konnte. Dadurch hatte ich am Nachmittag eher Feierabend. Ich war dann immer schon um zwei zu Hause und bin aber um fünf auf Arbeit gefahren. Früh hat das meine Mutti halt erledigt. […]

A.L.: Wie haben Sie Ihren späteren Ehemann kennengelernt?

Wir haben uns bei einem Stapler- und Kranlehrgang kennengelernt, hier in der Nähe, in Spremberg, da hat er auch dran teilgenommen. Er saß in der Bank vor mir. War mir sympathisch. Abends mal nach Hause, oder mich dann mit dem Auto mitgenommen und mich zu Hause abgesetzt. So haben wir uns kennengelernt.

Ja, wie gesagt, ich hab mich eigentlich ziemlich alleine gefühlt zu der Zeit, und ich wurde in seine Familie…, ich meine, er hatte sich in mich verguckt, ich auch ein bisschen in ihn, also es ist ja nicht ganz ohne…, ganz ohne abgegangen, und wurde dort in der Familie gut aufgenommen. Seine Eltern kamen aus Schlesien. Also, dort war immer alles ganz groß mit Feiern und viel Kuchen backen und die Oma und Großfamilie. Ich hab mich dort pudelwohl gefühlt. Wir haben dann irgendwann geheiratet, haben den Sohn bekommen. Er war aber auch Musiker. Ist er heute noch. Hat zwar bei uns gearbeitet, bei uns im BKW, spielte aber schon jahrelang Schlagzeug. Er war hier in 'ner ganz bekannten Band in Hoyerswerda, die kennen auch viele …, Gundi Gundermann, haben Sie bestimmt schon mal gehört, da hat er mitgespielt. Wir waren Freunde von Gundi, also wir waren mit ihm bekannt. »Brigade Feuerstein« hieß das. Die waren eben auch viel unterwegs. Auch wo unser Sohn geboren wurde, waren sie gerade im Probenlager. Den hat er das erste Mal gesehen, da war er zehn Tage alt. Die Musik ging halt immer vor.

Wir haben uns gut verstanden, so, aber sein unstetes Wesen …, er wollte immer irgendwie was Neues anfangen, immer was Neues machen, von Versicherung über Pilze züchten. Einmal wollte er sogar zum Zirkus. Er war mir zu unruhig. Das war mir irgendwann zu viel. Ich hab ihm dann gesagt, es ist besser, wir gehen getrennte Wege.

A.L.: Hatte das auch was mit Ihrer großen Liebe zu tun?

Ja natürlich …, das war immer da. Wir sind ganz normal, ohne Streit und ohne großes Scheidungs-Tamtam, auseinander. Ich hab bloß gesagt damals zu ihm: Ich hoffe, wir sind als Paar geschieden, aber nicht als Eltern. Der Kleine hängt doll am Vater. Der hatte auch mächtig zu kämpfen, der war damals fünf.

A.L.: Jetzt nochmal ein Stück zurück: Ab wann haben Sie denn die Pille genommen?

Pille hab ich genommen, kann ich genau sagen, nach meiner Tochter. Zwischendurch, zwischen den Kindern. Bei meinem Sohn dann aufgehört, wie gesagt, der war gewollt, der war gewünscht. Direkt aufgehört mit der Pille, danach wieder angefangen. Ja, und denn die Pille genommen bis 38. Und wie gesagt, ich bin Raucher, man beliest sich ja auch. Das Rauchen zu lassen, das war immer schlimm, da hab ich gedacht, dann hörst du mit der Pille auf. Rauchen und Pille, nee hab ich gedacht, das tust du dir nicht an, und dann hab ich mit 38 mit der Pille aufgehört. Wir haben so verhütet und sind damit ganz gut gefahren. Und hab mich auch gesundheitlich besser gefühlt. Ich hatte nämlich ganz, ganz große Probleme. Ich hab manchmal richtige Panikattacken gehabt. Also ich konnt in keinem Bus fahren, ich konnt in keinen Fahrstuhl. Die haben mich untersucht, es hatte wirklich nichts mit der Psyche zu tun. Und das hat sich alles gelegt, nachdem ich mit der Pille aufgehört habe.

Ja, wie gesagt mit 38 keine Pille mehr. Ich hatte dann noch Unter-leib-OPs und was weiß ich... Wir haben nach 'ner Weile aufgehört zu verhüten, weil die Ärzte mir gesagt haben, es sind sowieso bloß noch ganz geringe..., und ist auch nie wieder was passiert. Ich bin schon ziemlich zeitig in die Wechseljahre gekommen. Die muss man auch erst mal überstehen.

Im Herzen immer Platz für ein Wunschbaby

THERESE HINZ, Jahrgang 1963, verheiratet, drei Kinder, Verkäuferin/Gemein-depädagogin in Leipzig.

Also, ich bin 1963 geboren, das siebte Kind, sozusagen hautnah mit-erlebt, mit vielen Geschwistern aufzuwachsen. Ich war die Jüngste, aber kein Nesthäkchen. In der rauen Welt in einer Dreiraumwoh-nung zu neunt aufzuwachsen, ohne Bad, Toilette auf halber Treppe, das hat mich einfach geprägt in meinem Leben. Da ist nichts mit Nesthäkchen, und da hab ich auch zeitig mitgekriegt, wie das ist, so eine Mutter zu erleben, die eigentlich immer überfordert ist mit vie-len Kindern, und hab gedacht, och nee, das machst du mal anders.

Also, meine Eltern, die sind ohne Eltern groß geworden, also in ihrer Hauptkindzeit, meine Mutter ist 1933 geboren, na ja, Flücht-lingskind, dann hier nach Leipzig gekommen, ohne Eltern, ohne alles, und dann hat sie meinen Vater kennengelernt, der selber im Heim groß geworden ist, und, ja – wenig Rückhalt und sicher auch keine Familienplanung. Hab ich nicht verstanden, warum meine Eltern sich keine Gedanken gemacht haben darüber, wie das so läuft, ich weiß nicht, ob die sich darüber überhaupt ausgetauscht haben, wie das funktioniert.

Ich denke, meine Mutter hatte in der Zeit so ihre Phase, wo sie das wirklich von Gott genommen hat. Nach mir ist ja noch ein Kind geboren, was dann leider gestorben ist, und das hab ich von meinen Eltern vorgelebt gekriegt, dass dann auch zu nehmen. Da muss ich dazu sagen, dass meine Mutter selber sechzehn Geschwister hatte. Die kommt aus Ostpreußen, die ist in einer Familie mit siebzehn Kindern groß geworden.

Trotz der vielen Kinder ist meine Mutter arbeiten gegangen, im wechselnden Schichtdienst. Woran ich mich erinnern kann, sie hat bei der Reichsbahn damals Pakete gepackt und Waggons mit beladen, das war 'ne schwere Arbeit. Und mein Vater hat bei der Energie gearbeitet als Raupenfahrer, also ganz bodenständige und einfache Leute. Ja, also, das war eben schwierig dann, den Haushalt zu schmeißen und immer zu kochen und auch zu sehen, dass das Geld reicht, ne. Mit allem. Wir hatten viel Unterstützung von Verwandten aus'm Westen mit Paketen und mit Kleidung. Das war ja zu DDR-Zeiten gar nicht so einfach, sieben Kinder zu kleiden und zu ernähren. Es ist verrückt, aber als ich später in der Boutique gearbeitet hab, fand ich es traumhaft, mir Sachen kaufen zu können, neue Sachen. Ich hab eigentlich als Kind und Jugendliche nur getragene Sachen gehabt.

KPA.: Bist du von deiner Mutter oder von den großen Schwestern sexuell aufgeklärt worden?

Nee, meine Eltern …, das war eine Generation, wo darüber nicht gesprochen wurde. Also das war Tabuthema. Das haben wir unter uns Geschwistern, Schule und so, überall, mit Gleichaltrigen …, ich hab meine Mutter auch nie nackig gesehen. Und meinen Vater – nie. Da kann ich mich nicht dran erinnern. Obwohl es in dieser kleinen Wohnung ja hätte möglich sein können. Früh war sie immer schon angezogen und abends war ich im Bett, oder wenn sie im Bett lag, hatte sie ein Nachthemd an. Heute ist nackig sein kein Thema für mich. Ich geh liebend gern in die Sauna, aber meine Eltern war'n eben so 'ne Generation, für die das überhaupt nicht in Frage kommt. […]

> Frau Hinz sagt, sie habe auch deshalb die Pille distanziert betrachtet, weil ihr die Vorstellung von wechselnden Partnerschaften sehr fremd gewesen sei. Ihr Ehemann, mit dem sie seit 28 Jahren verheiratet ist, war ihr erster Freund und ihr erster Liebhaber.

Als Jugendliche hab ich in der Schule, in der 10. Klasse, erlebt, wie Mädchen die Pille nahmen, und da hab ich so gedacht, das ist eigentlich nicht schön, das bestimmen zu lassen, diesen, diesen Zyklus bestimmen zu lassen …, na ja, vielleicht erst mal Spaß zu haben und zu verhüten. Das hab ich schon damals gedacht: So was willst du nicht. Na ja, und dann später, als ich meine Schwiegermutter kennenlernte – die nahm schon viele Jahre die Pille und die war sehr launisch und extrem den Gefühlen ausgeliefert, wo ich dachte, oh, liegt das vielleicht an der Pille? Mein Mann sagte dann immer: das sind wieder die Hormone, das ist die Pille. Die kriegte manchmal solche Schreianfälle, bei Kleinigkeiten. […]

Na ja, und dann war die Frage, wie gestalten wir die Familienplanung, und da war für mich, klar, durch die Kirchgemeinde auch geprägt: Natürliche Familienplanung (NFP) kommt für uns in Frage. Ich hatte 'ne Freundin, die hat vier Kinder gehabt, bei der war ich als junges Mädchen oft, hab die Kinder gehütet und im Haushalt geholfen. Das waren die Vorküstersleute hier in »Bethlehem«, und die Frau hat auch NFP gemacht und hat mir darüber erzählt. Ich fand das total gut und hab mich informiert. Aber das zu praktizieren ist schwierig. Also zum einen früh die Basaltemperatur messen und zum anderen sich selbst zu beobachten. Du musstest immer eintragen, wie ist früh die Temperatur, bevor du aufstehst, muss man es tun. Und dann die Selbstbeobachtung mit Schleimsymptomen. Das war alles anstrengend, aber ich dachte, das kriegt man gut hin, und – na ja, dann wurde ich das erste Mal schwanger und das war leider eine Fehlgeburt im vierten Monat. Also die erste Fehlgeburt war 1983, da war ich zwanzig, das war also ganz traurig. Die nächste Fehlgeburt war 1984, ein Jahr später – kurze Zeit später wurde ich wieder schwanger, und dann ist unser Sohn im Sommer 1985 geboren. Also, das ging so holterdiepolter, wo ich dann auch gemerkt habe, das NFP ist zwar gut und schön, aber das regelt nicht unbedingt, wenn man nicht schwanger werden will. Das heißt, wenn man NFP betreibt, muss man im Herzen immer einen Platz haben für ein Wunschbaby. Wir haben dann ooch mal als junge Familie eine Rüstzeit, also eine Freizeit miterlebt zum Thema »Natürliche Familienplanung«, und alle jungen Familien, die dort waren, die sich für diese Methode entschieden hatten, die haben viele Kinder, also vier, fünf, sechs Kinder *[lacht]*. Das ist schon wirklich so: Man muss einfach wissen, dass NFP nicht hundertprozentig klappt. Und man muss auch mit den Konsequenzen leben. Wenn ich schwanger bin, wie reagiere ich darauf? Das muss man vorher klären. Abtreibung kam für uns nie in Frage.

1987 ist unser zweiter Sohn geboren, und danach wurde ich wieder schwanger, das war leider ooch wieder eine – dritte – Fehlgeburt, das war auch ganz, ganz traurig. Ich war zu der Zeit mit beiden Kindern zu Hause – drei und ein Jahr alt – und wurde sofort stationär …, du hast dann Bettruhe, ich wurde gespritzt, damit das Kind bleibt. Ich hab mich aber auch gefragt …, der Körper hat doch 'ne natürliche …, ja, also, wenn irgendwelche Defizite am Kind sind …, das war ooch mein Herzenswunsch, dass hier nicht künstlich was aufrechterhalten wird, was dann schwer lebensfähig ist. Und ich hätte nicht neun Monate liegen können, mit zwei kleinen Kindern zu Hause. Es war dann auch so, dass dann nach dem dritten Tag trotz Spritzen, eh das Kind abge…, also, dass ich sie dann verloren hab, und das war für uns auch, äh – nicht in Ordnung, aber – man hatte dann auch einen Frieden drüber, die Sache war abgeschlossen und dann war's gut.

> Der Arzt riet ihr danach zu einer Ruhepause für den Körper. Sie sollte deshalb eine Zeitlang die Pille nehmen.

Das hab ich dann auch gemacht, aus Vernunftgründen. Mein Mann hat mir auch zugeredet, und da hab ich ein halbes Jahr die Pille genommen, und hab da eben doch gemerkt: also, Gewichtszunahme, spontane Gefühlsausbrüche. Es war noch die DDR-Pille, wahrscheinlich Ovosiston. Kann ich mich nicht so genau dran erinnern. Auf der einen Seite war ich froh, dass die Verhütung erst mal erledigt war, aber auf der anderen Seite, ja – immer dran zu denken und zu wissen, dass meine Hormone anders gesteuert werden, und nicht nur von mir, von meinem Körper, das war schon ein komisches Gefühl. Also glücklich war ich damit nicht. […]

Dann gab's ja die Kondome, und dann war gut, dann mal so…, vier Jahre sind wir ganz gut damit hingekommen.

1991 ist dann unsere Tochter geboren worden. Das ist eigentlich ein Jahrgang, wo keiner Kinder gekriegt hat. Also das ist ein ganz komischer Jahrgang, 91, die sind dünn besetzt und es gibt viele Lehrstellen noch. Aber, ich weiß nicht, wie ich das ausdrücken soll, das ist schon so ein Jahrgang, der in der Westzeit geboren wurde. Die ganzen Umbrüche, die die Eltern durchgemacht haben, hat man den Eindruck, das steckt in diesem Jahrgang drin.

> Die berufliche Entwicklung von Therese Hinz hatte viele Brüche und Kurven. Nach dem Abschluss der 10. Klasse wurde sie zunächst »Fachverkäuferin für Rundfunk- und Fernsehtechnik«. Danach arbeitete sie einige Zeit in der Aufnahme des Krankenhauses, in dem sie wegen ihrer Risiko-Schwangerschaften als Patientin behandelt wurde. Fast zehn Jahre blieb sie mit ihren mittlerweile drei Kindern zu Hause, engagierte sich in dieser Zeit ehrenamtlich in der Kirchengemeinde und arbeitete seit 1995 stundenweise in einem Steuerbüro als »Mädchen für alles«.

Im Jahr 2000 hab ich angefangen in der Boutique zu arbeiten, Designerboutique »Hoffmann«, hab dort verkauft, bisschen mit designert für die schönen und reichen Damen, hab auch Modenschauen mit organisiert. Das war total spannend, das war so was, was man als Frau gerne tut: einfach dasitzen, erzählen und Kaffee kochen. Und manchmal tat's eben auch gut, eh, sich ein neues Kleidungsstück zu kaufen. Und das als Arbeit! Das hab ich sechs Jahre gemacht, und dann wurde hier die Stelle der Gemeindepädagogik frei. Die hab ich bekommen und hab dann noch mal mit dem Studium angefangen. Das war der Hammer! Ich bin jetzt auch Religionslehrerin für die Grundschule, könnte sogar bis zehnte Klasse Gymnasium unterrichten. Ich hab auch 'ne Zeitlang in der Förderschule unterrichtet, und das hat mir total viel Spaß gemacht, da würd ich gerne wieder hingehen, wenn da mal 'ne Stelle frei ist. Sehr bodenständig und elementar arbeiten, das ist für mich wichtig. Und jetzt bin ich Gemeindepädagogin *[lacht]*. Das ist total verrückt. Wenn ich so zurückblicke – von vierzig bis fünfzig, das waren meine aufregendsten Jahre.

3.2 EXKURS: Gründerjahre der Sexualaufklärung

Der Start der »Wunschkindpille« in der DDR war begleitet von Hemmnissen und Vorbehalten, von Unsicherheiten in der Hormon-Dosierung, eng gefassten Verschreibungsrichtlinien, von der Skepsis mancher Gynäkologen und der abwartenden Haltung der Frauen. Der innovative Charakter des neuen Verhütungsmittels war – wenn man so will – sein größtes Problem. Es sei daran erinnert, dass die Pille vor der Einführung in der DDR weltweit erst in vier Ländern registriert war. Für alle Beteiligten, von den Produzenten über die Mediziner bis zu den Konsumentinnen waren die ersten Jahre der hormonellen Verhütung ein Lernprozess.

Wie bereits in Kapitel 2 dargelegt, beschloss die Zentrale Kommission für Familienplanung beim Gesundheitsministerium 1966/1967, den Kreis der Pillennutzerinnen erheblich zu erweitern, und Ovosiston nun auch ganz offiziell als Verhütungsmittel zu deklarieren. Der verabschiedete Katalog von Maßnahmen enthielt auch eine Aufforderung an die Gesundheitsfunktionäre und Mediziner, den weit verbreiteten »falsche[n] Vorstellungen« über das neue

Präparat mit fundierten Darstellungen über seine Zusammensetzung und Wirkungsweise entgegenzutreten.[2] In der von Staat und Partei gelenkten Medienlandschaft wurde diese Aufforderung zügig umgesetzt. Die Zeitungs- und Zeitschriftenredaktionen, die sich mit Berichten zum Thema Pille bis dahin weitgehend zurückgehalten hatten, begannen, in Zusammenarbeit mit MedizinerInnen und SexualberaterInnen, eine Fülle von Artikeln zu publizieren, allen voran die auflagenstarke Frauenzeitschrift *Für Dich*. Es hat den Anschein, als habe die ministerielle Aufforderung eine Schleuse geöffnet, als hätten sowohl die JournalistInnen als auch die ExpertInnen nur auf dieses Zeichen gewartet, um mit einer wahren Aufklärungsoffensive die angestauten Fragen der Leserinnen und Leser zu beantworten. Fragen der Paarbeziehung, von Liebe und Sexualität und vor allem von Familienplanung und Empfängnisverhütung wurden im letzten Drittel der 1960er Jahre in der DDR zu einem öffentlich präsenten Thema. Den Anfang machte Helga Rayner. Die Leiterin des Sektors Gesundheitsschutz für Mutter und Kind im Ministerium für Gesundheitswesen gab *Für Dich* im März 1967 ein Interview, in dem sie die Familienplanung als Weg bezeichnete, eigene Interessen mit den Interessen der Gesellschaft in Einklang zu bringen.[3] Dafür sei die Pille in der DDR entwickelt und produziert worden. Offen sprach Rayner die Enttäuschung über das bisher nur geringe Interesse der Frauen an Ovosiston an. Als mögliche Ursachen benannte sie zum einen die mit Aufwand verbundene, aber notwendige ärztliche Kontrolle über Verordnung und Anwendung hormonaler Kontrazeptiva sowie zum anderen eine (ihrer Auffassung nach unbegründete) Angst der Frauen vor einem erhöhten Krebsrisiko. Sogar das SED-Zentralorgan *Neues Deutschland* warb mit einem ausführlichen Artikel im Juli 1968 um Vertrauen in das neue Verhütungsmittel. Der Autor Dieter Hannes befragte dazu Gynäkologen aus Frauenkliniken einiger Großstädte. Er pries das hohe Verantwortungsbewusstsein der Mediziner und das straffe Kontrollregime im sozialistischen Gesundheitswesen und suchte die in der Bevölkerung vorhandenen Bedenken im Hinblick auf Nebenwirkungen und

2   Protokoll über die 3. Sitzung der Zentralen Kommission für Familienplanung am 7.9.1966 in Berlin, in: BArch DQ 1/4111, Bl. 40 ff.
3   Freude oder Angst. Für Dich-Gespräch zur Schwangerschaftsverhütung, in: Für Dich, Nr. 10/1967, S. 6 f.

Krebsgefahr zu zerstreuen.[4] Während die Sexualberaterin Lykke
Aresin erst im August 1969 in der *Wochenpost* ihr erstes uneinge-
schränktes »Plädoyer für die Pille« verfasste,[5] startete der Hausgynä-
kologe der *Für Dich*, Rolf Gerlach, bereits 1968 eine Artikelserie zum
Thema Ovosiston. Noch 1966, kurz nach der Einführung des neuen
Verhütungsmittels, hatte er in einer Antwort auf Leserinnen-Fragen
durchaus skeptisch auf den erheblichen hormonellen Eingriff in
die weibliche Biologie verwiesen und die zum Teil heftigen Nebenwirkungen hervorgehoben.[6] Nun aber suchte er entsprechende Bedenken zu zerstreuen, gab gar – eine gewissenhafte Anwendung
vorausgesetzt – die Garantie kontrazeptiver Sicherheit und gesund-
heitlicher Unbedenklichkeit. Er schrieb:

> Neben den klassischen Verfahren zum Verhüten von Schwanger-
> schaften (Kondom, Pessare, Cremes usw.), die in besonders gela-
> gerten Fällen durchaus noch eine Daseinsberechtigung haben,
> wird heute dem Ovosiston der Vorrang gegeben. Die uralte Frage
> nach den Möglichkeiten der Schwangerschaftsverhütung hat
> durch die Entwicklung der »Pille« in der Tat eine umwälzende
> Antwort erfahren.[7]

Der stete Verweis der Redaktion auf die große Zahl von Leserzuschriften zum Thema Pille an die *Für Dich*, die Anlass zu weiteren
Beiträgen boten, bezeugt das große Informationsbedürfnis in Fragen
der Schwangerschaftsverhütung. In einem weiteren Artikel, der
ebenso in einer Werbebroschüre hätte veröffentlicht werden können, pries Gerlach Ovosiston als »ein modernes, ja ideales Mittel«,
das den Sexualpartnern »unbeschwerte Hingabe ohne jede Zusatz-
maßnahmen« ermögliche:

> Das bewirkt in vielen Fällen ein Beleben und Vertiefen der Part-
> nerbeziehungen. Ausgeglichenheit, gesteigerte Lebens- und Schaf-
> fensfreude kennzeichnen das Wesen und das gute Allgemein-
> befinden derjenigen Frauen, die, von der ständigen Angst vor
> einer unerwünschten Schwangerschaft befreit, durch das Einneh-

---

4   Vgl. Dieter Hannes: Führt die Pille zum Kind auf Wunsch?, in: Neues Deutsch-
    land, 13. Juli 1968, S. 10.
5   Lykke Aresin: Plädoyer für die Pille, in: Wochenpost, Nr. 31/1969.
6   Vgl. Gerlach: Noch einmal: »Fragen an den Frauenarzt«, in: Für Dich, Nr. 18/1966,
    S. 6 f.
7   Rolf Gerlach: Ovosiston um jeden Preis?, in: Für Dich, Nr. 48/1968, S. 18.

men von Ovosiston glücklich sind. Aber nicht nur das persönliche Leben erhält Auftrieb, sondern auch die Arbeit wird mit neuem Elan vorangetrieben. So bedeutet Schwangerschaftsverhütung unter dem Schutz von Ovosiston letztlich für den einzelnen Menschen wie für die Gesellschaft einen Gewinn.[8]

Zeitgleich meldeten sich weitere namhafte Medizinerinnen und Mediziner der DDR zur Pille zu Wort. Die Arbeitsgemeinschaft »Ehe und Familie« der Gesellschaft für Sozialhygiene erarbeitete unter Leitung von Karl-Heinz Mehlan eine Handreichung mit dem Titel »Was Sie über Ovosiston wissen sollten«,[9] in der Anwendungshinweise und Antworten auf häufige Fragen zur Pille zusammengestellt waren. Erhältlich war das Merkblatt in den gynäkologischen Praxen und in Ehe- und Sexualberatungsstellen. Mehlan, der sich in den 1950er und 1960er Jahren als Regierungsberater in Fragen des Schwangerschaftsabbruchs einen Namen gemacht hatte, spielte auch bei der internationalen Vernetzung der DDR-Familienpolitik eine wichtige Rolle. Er trieb die Aufnahme der Arbeitsgemeinschaft »Ehe und Familie« in die International Planned Parenthood Federation (IPPF) voran, die 1967 erfolgte. Voller Hochachtung erinnert sich Dr. Rayner: »Mehlan war international ausgewiesen auf dem Gebiet Sozialmedizin, Sozialhygiene – und speziell war sein Gebiet die Verhütung Schwangerschaft, Aufklärung [...] Familienplanung. Da war er auch international eine, ja, kann man sagen, Größe.« Zweimal sei sie mit ihm im Ausland gewesen und habe erlebt, welche Wertschätzung er genoss. »Er war natürlich auch sehr lebendig vom Typ her, dann war er mit Sprachen sicher: Er sprach Englisch und sprach Französisch«. Mehlan habe sich ihr gegenüber, die damals noch über keinerlei internationale Kontakte oder Erfahrungen verfügte, stets sehr kameradschaftlich und entgegenkommend verhalten.[10] Auch Lykke Aresin, die viele Jahre gemeinsam mit Mehlan

---

8 Gerlach: Ovosiston. Vollkommener Schutz, in: Für Dich, Nr. 13/1968, S. 34 f., hier S. 34.

9 Was Sie über Ovosiston wissen sollten, hg. v. Karl-Heinz Mehlan in Zusammenarbeit mit der Sektion Ehe und Familie in der Gesellschaft für Sozialhygiene, Rostock o. J. Zur späteren Sektion Ehe und Familie in der Gesellschaft für Sozialhygiene, ihren Themen und der wissenschaftlichen Vernetzung siehe: Lykke Aresin: Ehe- und Sexualberatungsstellen und Familienplanung in der DDR, in: Joachim S. Hohmann (Hg.): Sexuologie in der DDR, Berlin 1991, S. 71-94, bes. S. 87 ff.

10 Interview Rayner/Ockel, 14.12.2011, 3:19:00.

die DDR in der IPPF vertrat, war von seinem selbstbewussten, unabhängigen Auftreten beeindruckt: »Der war so ein Typ, der kam überall hin«, sagt sie. Hinterher habe er manchmal Ärger mit dem Gesundheitsministerium bekommen oder sei sogar »gesperrt« worden, »aber der kam immer wieder hoch und wir hatten dadurch auch internationalen Anschluss«.[11]

Die DDR unterhielt zu dieser Zeit nur mit wenigen Staaten diplomatische Beziehungen. Für die Funktionäre im Gesundheitsministerium bedeutete die Aufnahme in die IPPF und Mehlans dortiges Engagement einen wichtigen Schritt in Richtung internationale Anerkennung. Deshalb ließen sie ihm wohl auch manche Eigenmächtigkeit durchgehen – zum Nutzen der ProtagonistInnen der DDR-Familienplanung und Sexualaufklärung, die ihrerseits durch den Anschluss an die internationalen Diskussionen wichtige Impulse bekamen.

Karl-Heinz Mehlan, der sich mit dem Thema Familienplanung ein weiteres Betätigungsfeld erschloss, legte 1969 mit dem Buch »Wunschkinder?« einen populärwissenschaftlichen Bestseller vor. Darin prägte er erstmals – in Abgrenzung von der westlichen »Antibaby-Pille« – den Begriff »Wunschkindpille«, der sich jedoch in der Familienplanungspropaganda der 1970er und 1980er Jahre nicht durchsetzten konnte. Seine Kolleginnen und Kollegen unter den Medizinern und Sexualberatern blieben in ihren Schriften eher bei der gebräuchlicheren »Pille«. Der Titel des Buches aber – »Wunschkinder« – wurde programmatisch für die pronatalistische Politik, die in der DDR mit der Einführung des neuen Verhütungsmittels eng verbunden war. Mehlan sprach sich für eine sinnvolle Empfängnisverhütung als Teil eines umfassenden gesellschaftlichen Konzepts der Familienplanung aus. Auch er pries die Hormonpille als ein bis dato an Zuverlässigkeit und Sicherheit beispielloses Mittel. Die Paare könnten mit ihrer Hilfe nicht nur ihre sexuelle Beziehung, sondern auch sozial-individuelle Lebensentwürfe in Eigenverantwortung gestalten. Die Befreiung von der Angst vor ungewollter Schwangerschaft ermögliche es der Frau, so der Autor, dem Mann als »physisch gleichberechtigter Sexualpartner« gegenüberzutreten.[12] Wesentlicher

---

11 Interview mit Lykke Aresin, geführt von Annette Leo am 29.7.2010 in Leipzig, Datei 1, 0:09:46.
12 Mehlan: Wunschkinder?, S. 110.

ANKUNFT DER PILLE IM ALLTAG

Bestandteil der Gleichberechtigung in der sozialistischen Gesellschaft sei die Berufstätigkeit der Frau.[13] Damit schloss Mehlan die Argumentationskette zwischen den »Wunschkindern« und der weiblichen Erwerbstätigkeit, zwischen dem neuen Verhütungsmittel und dem staatlichen Anspruch auf eine weiterhin hohe Geburtenrate. Dass die neuen »Freiheiten« auch neue Belastungen mit sich brachten, gestand er dabei gern zu. Die Anforderungen von Beruf und Familie, von persönlicher und gesellschaftlicher Entwicklung könnten jedoch mittels der »Wunschkindpille« miteinander in Einklang gebracht werden, so lautete seine optimistische Schlussfolgerung.

Ein Schritt zur Institutionalisierung der Aufklärungsoffensive in diesen Jahren war der Aufbau eines landesweiten Netzes von staatlichen Ehe- und Sexualberatungsstellen, wie es im Familiengesetz von 1965 festgelegt worden war.[14] Bis Anfang 1968 waren in den Kreisen knapp 200 Beratungsstellen entstanden. Das Rostocker Institut für Sozialhygiene erarbeitete die Leitlinien für deren Tätigkeit.[15] Als eine wichtige Aufgabe dieser Einrichtungen wurde die »Förderung des Willens zum Kinde« definiert. Die hilfesuchenden Paare sollten über Methoden der Familienplanung beraten werden, darüber, wie sie mit Hilfe der entsprechenden Verhütungsmittel eine für sie »optimale Kinderzahl« erreichen und günstige Abstände zwischen den Geburten sichern könnten.[16] Seit 1965 veranstaltete Karl-Heinz Mehlan in Rostock-Warnemünde regelmäßige Fortbildungstage für die MitarbeiterInnen der Beratungsstellen. Die TeilnehmerInnen

13 Mehlan: Wunschkinder?, S. 138.
14 Paragraph 4, Abs. 2 Familiengesetzbuch der DDR vom 20. Dezember 1965, in: GBl. I, Nr. 1/1966, S. 1; Erste Durchführungsbestimmung zum Familiengesetzbuch der DDR vom 17. Februar 1966, in: DDR GBl. II, Nr. 31/1966, S. 180.
15 Richtlinie für die Tätigkeit der Ehe- und Sexualberatungsstellen als medizinischer Zweig der Ehe- und Familienberatung vom 8. Januar 1968, in: Verfügungen und Mitteilungen des Ministeriums für Gesundheitswesen 3 (1968), S. 17 ff. Materialien zur Erarbeitung der Richtlinien siehe: BArch DQ 1/23881.
16 Vgl. Richtlinie Ehe- und Sexualberatung, a. a. O., S. 18. Mit der flächendeckenden Einrichtung der Ehe- und Sexualberatungsstellen nimmt auch das Ministerium für Gesundheitswesen einen entsprechenden Ratschlag zur Beratung über schwangerschaftsverhütende Mittel in die standardisierten Antwortbriefe auf Eingaben gegen ablehnende Entscheidungen der Interruptiokommissionen auf. Der entsprechende Passus lautete: »Wir möchten aber nicht versäumen, Ihnen den Rat zu geben, sich zu gegebener Zeit rechtzeitig an eine Ehe- und Sexualberatungsstelle vertrauensvoll zu wenden, um über die Möglichkeiten der Schwangerschaftsverhütung beraten zu werden.« Brief Abt. Gesundheitsschutz für Mutter und Kind an M. G., 30.12.1968, in: BArch DQ 1/6324, o. F.

dieser Veranstaltungen konnten von seinen weltweiten Kontakten profitieren und etwas über die neuesten internationalen Entwicklungen erfahren. So war das Rostocker Institut im Jahr 1966 Gastgeber eines fünftägigen internationalen Symposions über »Moderne Methoden der Contraception«,[17] das dem Austausch über Fragen der Familienplanung sowie über den aktuellen Stand oraler und intrauteriner Verhütungsmethoden diente.[18]

Die zweite Hälfte der 1960er Jahre wurden später als »sexualpädagogische Gründerjahre« der DDR bezeichnet.[19] Es erschienen zahlreiche populär geschriebene wie auch fachwissenschaftliche Publikationen zu den Themen sexuelle Aufklärung, Familienplanung und Verhütung. Lykke Aresin veröffentlichte 1967 ihr Buch »Sprechstunde des Vertrauens«, das sie auf der Grundlage ihrer jahrelangen Erfahrungen als Leiterin der Leipziger Ehe- und Sexualberatungsstelle geschrieben hatte. Im gleichen Jahr erschien auch in der *Wochenpost* zum ersten Mal ihre gleichnamige Kolumne, in der sie regelmäßig Beispiele aus der Beratungspraxis vorstellte. Ihr Kollege Siegfried Schnabl legte 1969 sein Aufklärungsbuch »Mann und Frau intim« vor, das rasch zum Standardwerk der DDR-Aufklärungsliteratur avancierte[20] und an das sich auch zahlreiche unserer Interviewpartnerinnen noch erinnern. In wissenschaftlichen Qualifizierungsarbeiten entwickelten Sexuologen die Grundlagen der Sexualpädagogik. Rolf Borrmann publizierte eine empirische Untersuchung über die Beziehungen Jugendlicher zum anderen Geschlecht und formulierte Thesen zur erzieherischen Einflussnahme im Sinne einer »sozialisti-

---

17 Jahresplan 1966. Zentrale medizinisch-wissenschaftliche Veranstaltungen, die von Gesellschaften, Sektionen und Arbeitsgemeinschaften der DDR organisiert werden, 23.12.65, in: BArch DQ 1/6165, o. F.
18 Z. B. Karl-Heinz Mehlan (Hg.): Probleme der Ehe- und Sexualberatung, Tagungsbericht der 1. Rostocker Fortbildungstage über Probleme der Ehe- und Sexualberatung vom 22. bis 24. Oktober 1965 in Rostock-Warnemünde, Berlin 1966; Ders.: (Hg.): Arzt und Familienplanung. Tagungsbericht der 3. Rostocker Fortbildungstage über Probleme der Ehe- und Sexualberatung vom 23. bis 25. Oktober 1967 in Rostock-Warnemünde, Berlin 1968.
19 Kurt Richard Bach: Zur Entwicklung der Sexualpädagogik in der DDR, in: Joachim S. Hohmann (Hg.): Sexuologie in der DDR, Berlin 1991, S. 228-238, hier S. 231.
20 Siegfried Schnabl: Mann und Frau intim. Fragen des gesunden und des gestörten Geschlechtslebens, Rudolstadt 1969. Schnabls Ratgeber erlebte 18 deutschsprachige Auflagen in der DDR und BRD und wurde in zahlreiche Sprachen übersetzt.

schen Ethik und Moral«.[21] In den 1980er Jahren sollte Borrmann dann im Jugendmagazin *neues leben,* analog zu den Kolumnen in der westdeutschen *Bravo,* die Fragen der ostdeutschen Jugendlichen auf dem Gebiet der Sexualität beantworten. 1967 gab der wissenschaftliche Beirat für Jugendfragen beim Amt für Jugendforschung des Ministerrates die überarbeitete Fassung der Habilitationsschrift von Heinz Grassel, Dozent für Pädagogische Psychologie an der Wilhelm-Pieck-Universität Rostock, heraus, der sich mit der Geschlechtserziehung befasste.[22] Der Pädagoge Kurt Bach lieferte schließlich ein gestuftes Modell für die schulische Sexualerziehung bis zur 10. Klasse der allgemeinbildenden polytechnischen Oberschule, das die Wissensvermittlung als fächerübergreifendes Prinzip implementieren sollte.[23] Unterrichtsmittel wurden entwickelt, Lehrfilme produziert, über Fachzeitschriften und Publikationen wurden den Pädagogen Anregungen für Unterrichtsstunden bis hin zu »bewährten Sprechmustern« gegeben. Allein, die Aufbruchsstimmung erhielt schon bald erste Dämpfer. In den siebziger Jahren verlor die Sexualwissenschaft und -pädagogik die politische Unterstützung. Die theoretischen Vorarbeiten führten nicht zu einer tiefgreifenden Umgestaltung der Schulwirklichkeit.[24] Wie Kurt Bach 1991 in einem rückblickenden Aufsatz beklagte, habe in der schulischen Sexualerziehung die »Biologielastigkeit« nicht überwunden werden können. In vielen Fällen hänge »Umfang und Intensität sexualerzieherischer Einwirkungen vom persönlichen Engagement der einzelnen Pädagogen« ab.[25] Immerhin wurde die »Familienplanung« in den Lehrplan für die achte Klasse aufgenommen. Mittel und Methoden der Schwangerschaftsverhütung, allen voran die »Pille«, standen damit auf dem Stundenplan der Achtklässler und gehörten – zumin-

---

21 Rolf Borrmann: Jugend und Liebe. Die Beziehungen der Jugendlichen zum anderen Geschlecht, Leipzig/Jena/Berlin 1966.
22 Heinz Grassel: Jugend, Sexualität, Erziehung. Zur psychologischen Problematik der Geschlechtserziehung (Ergebnisse und Probleme der Jugendforschung in der DDR), hg. v. Wissenschaftlichen Beirat für Jugendforschung des Amtes für Jugendfragen beim Ministerrat der DDR, Berlin 1967.
23 Kurt Richard Bach: Geschlechtserziehung in der sozialistischen Oberschule. Entwicklung und Realisierung eines Programms zur systematischen Geschlechtserziehung in den Klassen 1 bis 10 der Oberschule der DDR – ein Beitrag zur Vorbereitung der Heranwachsenden auf Ehe und Familie, Berlin 1973.
24 Vgl. Bach: Sexualpädagogik, in: Hohmann (Hg.): Sexuologie, S. 228-238, hier S. 233 ff.
25 Vgl. Bach: Grundpositionen und Ziele der Sexualerziehung in der DDR, in: Hohmann (Hg.): Sexuologie, S. 239-261, hier S. 251.

dest theoretisch – zur Allgemeinbildung der »sozialistischen Persönlichkeit«.[26]

Neben der Aufklärungsoffensive der MedizinerInnen und Sexual-
pädagogInnen soll hier noch eine weitere Initiative zur Popularisierung der Pille genannt werden, die von den Mitarbeiterinnen und
Mitarbeitern der Brigade »Steroidsynthesen« des VEB Jenapharm
selbst ausging. Sie griffen 1968 zu einem ungewöhnlichen Mittel, das
man heute wohl als Pharma-Marketing bezeichnen würde.[27] Im Brigadetagebuch hielten sie ihre Aktion »Klimmzug« fest, die sie liebe-
voll mit Zeichnungen und Collagen illustrierten. Wissenschaftliche
Mitarbeiter der Brigade suchten auf ihren »Informations- und Ser-
vicereisen« Kontakt zu den Apothekern in den Bezirken und Kreisen
und versorgten diese, und damit indirekt auch die Ärzte und Ärztinnen, mit zielgerichteten Informationen über die DDR-Pille. Umgekehrt profitierte Jenapharm, jenseits der Planzahlen, von Informationen aus erster Hand zum tatsächlichen Arzneimittelbedarf. Ende
des Jahres 1968 konnte die Aktion »Klimmzug« als voller Erfolg
verbucht werden. Die Illustratoren des Brigadetagebuches ließen
angesichts des »explosionsartigen« Anstiegs beim Absatz der Pille
symbolisch eine Ovosiston-Rakete in den Himmel steigen. Die Um-
satzzahlen des VEB Jenapharm belegen den Erfolg: 1970 konnte der
Betrieb in der DDR bereits etwa 5 Millionen Pillenpackungen absetzen.[28] Ein Vermerk in den Akten des Bundesvorstands des Demokratischen Frauenbundes bestätigt den Entwicklungssprung. Bis 1970
sei in Berlin der Anteil der Frauen, die mittels »Wunschkindpille«
verhüteten, sprunghaft auf 20 Prozent angestiegen, sodass die Zahl
der Gynäkologen nicht ausreiche, allen Anfragen der Frauen gerecht
zu werden.[29]

Die Pille erfuhr in der DDR innerhalb weniger Jahre einen be-
merkenswerten Aufstieg von einem Nischenprodukt zum bevorzugten und empfohlenen Mittel der Schwangerschaftsverhütung.
Darüber hinaus wurde sie als »Wunschkindpille« zum politischen

26 Vgl. Bach: Sexualerziehung, in: Hohmann (Hg.): Sexuologie, S. 239-261, hier S. 254f.
27 Brigadetagebuch der Abteilung Steroidsynthesen, Buch 2, Firmenbesitz Jena-
    pharm.
28 Kumulativer Absatz von Jenapharm-Kontrazeptiva im Inland, in: Jenapharm
    GmbH & Co. KG: 50 Jahre Jenapharm, S. 64.
29 Bundesvorstand DFD, Abt. Frau und Staat, Vermerk über Verabreichung von
    Ovosiston, 17.12.1970, in: BArch SAPMO DY 31/1079, Bl. 248 f.

Steuerungselement, mit dessen Hilfe die staatlich propagierte Gleich-
berechtigung vorangetrieben und das Arbeitskräftepotenzial der
Frauen in der DDR weiter erschlossen werden sollte. Auf die »soziale
Wirkung« der Pille hatte der bereits zitierte Dieter Hannes in seinem
grundlegenden Beitrag im *Neuen Deutschland* verwiesen. Ganz im
Sinne der damaligen Technik- und Fortschrittsgläubigkeit schrieb er:

> Die Befreiung der Frau von der Angst einer unerwünschten
> Schwangerschaft befreit sie gleichzeitig von vielen Nachteilen
> (beispielsweise unterschiedliche berufliche Entwicklung), die sie
> von Natur aus hat. [...] Je mehr der Mensch die Natur beherrscht,
> umso besser muß er auch seinen Körper beherrschen. [...] Ovo-
> siston ist kein »Wundermittel!«, aber es scheint eine Art medizini-
> scher Beitrag für die Gleichberechtigung der Frau zu sein.[30]

3.3 Die »Babyboomerinnen« – ein Generationenbild

Unsere Interviewpartnerinnen, die Anfang bis Mitte der sechziger
Jahre geboren wurden, gehören einer Generation an, die mitunter
als »Mauerkinder«[31] bezeichnet wurde und die von Soziologen und
Publizisten im Jahr 2014 erneut entdeckt und gemeinsam mit ihren
westdeutschen AltersgefährtInnen das Etikett »BabyboomerInnen«
erhielt. Tatsächlich wurde in beiden deutschen Staaten in diesen
Jahren eine Rekordzahl an Geburten registriert. Der Scheitelpunkt
der Kurve befand sich im Jahr 1964, als in Ost und West insgesamt
1,3 Millionen Babys zur Welt kamen. Die Zahlen suggerieren eine
gesamtdeutsche Situation, die beim genaueren Hinschauen so jedoch nicht existiert hat. Abgesehen von einigen anderen Unterschieden, hat sich die Entwicklung eher zeitversetzt abgespielt, und das
auch noch andersherum als zunächst angenommen. Die Geburten-

---

30 Hannes: Kind auf Wunsch?, in: Neues Deutschland, 13. Juli 1968, S. 10.
31 Vgl. u. a. Ines Geipel: Generation Mauer. Ein Porträt, Stuttgart 2014. Das sind
    aber – je nach Fokus – changierende Zuschreibungen. Marc-Dietrich Ohse por-
    rätiert in seinem Buch: Jugend nach dem Mauerbau, Berlin 2003, die Generati-
    on, die sich 1961 im Jugendalter befand. Als »Mauerkinder« bezeichnen sich auch
    Männer und Frauen, die 1989 beim Fall der Mauer Jugendliche waren. Thomas
    Ahbe und Rainer Gries nennen die in den sechziger Jahren Geborenen die »ent-
    grenzte Generation«, vgl. Ahbe/Gries: Geschichte der Generationen in der DDR
    und in Ostdeutschland. Ein Panorama, Erfurt 2007, S. 50 ff.

zahlen in der DDR hatten nämlich schon 1963 ihren Höchststand erreicht und gingen bereits ab 1965, erst allmählich und dann deutlich, zurück, während im westdeutschen Nachbarstaat erst ab 1967 signifikant weniger Kinder geboren wurden. Die Zeitpunkte, zu denen die Pille in beiden Ländern eingeführt wurde, scheinen zu diesen Angaben nicht recht zu passen. Während nämlich in der Bundesrepublik hormonelle Kontrazeptiva bereits seit 1961 verfügbar waren, konnten Ärzte in der DDR frühestens 1966 die ersten Pillenrezepte verschreiben – und taten dies erst ab 1968/69 in nennenswertem Umfang. Die große Zahl von Kindern, die in den Jahren 1963 bis 1965 auch in der DDR geboren wurden, ist also offenbar nicht allein auf die (Noch-)Abwesenheit eines sicheren Verhütungsmittels zurückzuführen, sondern war, ähnlich wie im Westen, ebenso von einer Situation der politischen Entspannung und sozialen Stabilität beeinflusst. Die Generationenerfahrung von sozialer Sicherheit sowie das Gefühl, zu einer großen Gruppe zu gehören, das den »BabyboomerInnen« in Feuilletons zugeschrieben wird, trifft zweifellos auch für die in der DDR geborenen »1964er« zu. Sie waren überall viele – in der Krippe, im Kindergarten, in der Schulklasse. Eine weitere prägende Erfahrung dieser Altersgruppe ist wohl die Selbstverständlichkeit von Lebensumständen, die von ihren Eltern noch als Errungenschaft angesehen wurden. Sie wuchsen in Haushalten mit Kühlschrank, Waschmaschine und Fernsehapparat auf, auch ein eigenes Auto rückte in vielen Familien in erreichbare Nähe. Ihre Ferien verbrachten sie im Betriebsferienlager oder fuhren mit den Eltern an die Ostsee. Zur Jugendweihe bekamen sie Transistorradios mit eingebautem Kassettenrekorder geschenkt, mit deren Hilfe sie die »angesagte« Musik – natürlich von RIAS oder Deutschlandfunk – aufnehmen konnten.

Selbstverständlich war für die BabyboomerInnen eine fast hundertprozentige Mitgliedschaft in der Pionierorganisation, in der FDJ wie auch die Teilnahme an der Jugendweihe, ebenso selbstverständlich aber auch ihre wachsende Distanz zu den politischen Parolen und Verheißungen, die ihnen dort vorgesetzt wurden. Als sie das rote Halstuch der Thälmannpioniere überreicht bekamen, war die Schlussakte von Helsinki bereits unterzeichnet, die DDR wurde zusammen mit der BRD endlich Mitglied der UNO und konnte diplomatische Beziehungen zu fast allen Staaten der Erde aufnehmen. Zwar veränderte diese Entwicklung den Alltag der damals Zehn-

und Elfjährigen vorerst nicht, doch die Tatsache, dass die DDR-Regierung sich mit ihrer Unterschrift verpflichtet hatte, die Menschenrechte zu respektieren, trug wesentlich dazu bei, dass in den achtziger Jahren, als unsere »1964er« aus dem Teenager-Alter herauswuchsen, das System zu erodieren begann. Ausreiseanträge, Botschaftsbesetzungen und die Existenz von Oppositionsgruppen waren nur die spektakulärsten Zeichen der Entwicklung. Unter den Zehntausenden Ausreisewilligen, die 1989 die Verhältnisse letztlich in ihren Grundfesten erschütterten, befanden sich überproportional viele Angehörige dieser Altersgruppe.

Voreheliche Sexualität war für sie so sehr zur Normalität geworden, dass noch nicht einmal mehr die Bezeichnung selbst so recht in die Zeit zu passen schien. Die Ehe – staatlich zwar aufwändig gefördert – hatte als Institution, die gleichermaßen für Moral wie für wirtschaftliche Versorgung stand, bereits stark an Bedeutung verloren. Die jungen Frauen verfügten über sichere Mittel, um ungewollte Schwangerschaften zu verhindern. Häufig wurde ihnen die Pille bereits von ihren Müttern angeraten oder sogar verordnet. Weibliche Erwerbstätigkeit galt als ebenso selbstverständlich wie die Sicherheit des Arbeitsplatzes und die Möglichkeit, die Pflichten in Beruf und Familie miteinander zu vereinbaren.

Sie waren etwa Mitte zwanzig, als die Mauer fiel, das SED-Politbüro abdankte und die DDR sich auflöste. Berufsausbildung und Studium lagen zu diesem Zeitpunkt meist hinter ihnen, sie hatten kurz zuvor Familien gegründet oder als Alleinerziehende erste Kinder geboren. In dieser Situation eröffneten sich ihnen neue Möglichkeiten und Freiräume, während gleichzeitig viele der bisherigen Selbstverständlichkeiten zur Disposition standen und ein Umdenken erforderten.

»Das Ding, das man als Mädchen eben nimmt…«

Sexuell waren die »BabyboomerInnen« frühzeitig aufgeklärt – und frühzeitig aktiv. Das gesellschaftliche Klima insgesamt war freizügiger geworden, vor allem in den Großstädten. Dank der in den sechziger Jahren einsetzenden Bemühungen der MedizinerInnen und SexualberaterInnen um Karl-Heinz Mehlan und Lykke Aresin gehörten mittlerweile in den Schulen und in den Redaktionen von Jugendradio, Jugendzeitung und -zeitschrift Aufklärungsprogramme zum Standard. Gudrun Gerstner, die seit 1980 in der Ehe- und Sexualberatungsstelle Greifswald für die Geschlechtserziehung der Jugendlichen zuständig war, erzählt, sie habe im Rahmen der Jugendweihe-Vorbereitung »alle Vierzehnjährigen in Greifswald aufgeklärt«. Die Jugendlichen waren nicht mehr abhängig davon, was ihre Eltern, die sich anhaltend schwer mit dem Thema taten, ihnen an Informationen zugestanden. Karin Herz erinnert sich:

> In der Schule im Biologieunterricht wurden irgendwann die schwarzen Rollos runtergelassen und alle saßen da im Dunkeln und kicherten und freuten sich schon diebisch, und dann wurde der Film gezeigt, wie das also ist mit Eisprung und Sperma, und wo sich was trifft, und wann und wie entsteht ein Kind. Und damit waren wir aufgeklärt. Meine Mutter versuchte das dann später irgendwann, da war aber schon …, da war es schon passiert. War alles schon klar. Oder was man so darunter versteht.

Die Mutter war bei diesem Thema nicht ihre gewünschte Gesprächspartnerin. Eine solche Haltung, die auch schon bei den »Kindern des Aufbaus« deutlich wurde, zeigt sich auch in anderen Interviews. Die jungen Mädchen, die im Begriff waren, sich von den Eltern abzugrenzen, zogen das Gespräch mit gleichaltrigen oder älteren Freundinnen vor, oder sie suchten sich ihre Informationen aus Büchern zusammen. Yvonne Sandmann erinnert sich:

> Ich will nicht sagen, dass es so extrem war, dass sie mit den Schmetterlingen angefangen haben, aber das ging so fast in die Richtung und …, ich glaub, es war mir auch unangenehm. Das wollt ich nicht mit meinen Eltern besprechen, das hab ich mit Freundinnen gemacht.

Im Arbeitszimmer des Vaters stand das Buch von Siegfried Schnabl »Mann und Frau intim«. Wenn ihr Vater nicht zuhause war, erzählt sie, habe sie darin gelesen und immer sorgfältig darauf geachtet, es an den gleichen Platz zurückzustellen. »Ich weiß nicht, wie es in der heutigen Generation ist, für mich wäre es unvorstellbar gewesen, zu meinem Vati zu sagen: kann ich mir mal das Buch nehmen?«

Während Karin Herz schon mit sechzehn einen Liebhaber hatte, einen zwölf Jahre älteren Mann, verlief die Entwicklung bei Yvonne Sandmann ein bisschen langsamer:

Also, die Freundinnen, die ich hatte, da hat mit Sicherheit in dem Alter noch keine mit 'nem Jungen geschlafen. Küssen war …, und da ging's denn auch so: na, wie denn küssen? Bis denn eine sich mal getraut hat, das auszusprechen, dass sich da auch die Zungen berühren. In dem Kreis, in dem ich mich so bewegt habe, waren alle so 'n bissl spät dran.

Christina Ullmann kann sich an kein Aufklärungsgespräch mit ihren »superspießigen« Eltern erinnern. Vielleicht, räumt sie ein, habe sie es verdrängt. »Das ist ein bisschen so ein Minenfeld, ich rede da echt nicht gerne drüber – über diese ganzen Geschichten mit meinen Eltern«. Auf alle Fälle jedoch habe sie Bescheid gewusst. Mit sechzehn hatte sie ihren ersten Freund, und da hätten sie »halt so mit Aufpassen, klassisch« verhütet, ehe sie mit achtzehn vom Frauenarzt die Pille verschrieben bekam.

Auch Nina Ahrend berichtet, Eltern und Sexualität, das habe für sie nicht zusammengepasst. Das sei für sie eine Art »Intimbereich, Privatsphäre« gewesen. Ihre Mutter habe lediglich dafür gesorgt, dass sie mit sechzehn zum Gynäkologen ging. Die Verschreibung der Pille sei ganz selbstverständlich gewesen, »die war ja auch bekannt als das Ding, das man eben als Mädchen eben nimmt, wenn es so weit ist.«

Wenn es so weit ist! – In den späten siebziger und achtziger Jahren war die Vorstellung von einem »rechten Zeitpunkt« für erste sexuelle Erfahrungen nicht mehr an Volljährigkeit, Verlobung oder Eheschließung geknüpft. Die Eltern – wie unbeholfen, überfordert oder »spießig« sie auch in diesem Zusammenhang beschrieben werden – haben kaum mehr versucht, die ersten sexuellen Kontakte ihrer Töchter zu verhindern, sondern sich eher pragmatisch dem Problem der Verhütung zugewandt. Im Vordergrund stand nicht mehr die Wahrung der Moral, sondern die Sicherung der Ausbildung, die für die Mädchen dieser Jahrgänge als ebenso wichtig erachtet wurde wie die ihrer männlichen Altersgenossen. Die propagierte Vorstellung von der Gleichberechtigung der Geschlechter hatte bereits Eingang in das Alltagsbewusstsein und Alltagshandeln gefunden. Die Mutter von Karin Herz zum Beispiel, die es versäumt hatte, ihrer Tochter die Pille zu besorgen, setzte sich energisch für eine Abtreibung ein, um das Schauspielstudium des Mädchens nicht zu gefährden.[32]

---

32 Vgl. auch Kapitel 4: Die Liberalisierung der Abtreibung.

Die Initiationsgeschichten der Frauen, die aus Kleinstädten und Dörfern stammen und in deren Elternhäusern keine Aufklärungsbücher greifbar in den Regalen standen, weichen ein wenig ab. Rita Heinke, in einem Lausitzer Dorf als Tochter eines Bergmanns und einer Melkerin aufgewachsen, lacht nur auf die Frage nach der sexuellen Aufklärung. Von ihren Eltern sei da nichts zu erwarten gewesen – keine Aufklärung, aber offenbar auch keine Einschränkungen. Als sie mit siebzehn ihren ersten Freund und späteren Ehemann kennenlernte, kümmerte sie sich selbst um die Verhütung und besorgte sich die Pille.

Die Geschichte, die Elisabeth Ammer berichtet, hätte sich ebenso dreißig Jahre zuvor abspielen können. Sie wurde in Neustrelitz in einem vaterlosen Haushalt von Mutter und Großmutter streng erzogen. Ausgehen durften nur ihre jüngeren Brüder, sie selbst musste abends zu Hause sein. Erst später erfuhr sie, dass Mutter und Großmutter beide mit siebzehn schwanger geworden waren und der Tochter bzw. Enkelin dieses Schicksal ersparen wollten. Obwohl beide ausgebildete Krankenschwestern waren, teilten sie ihr auch nicht mit, wovor genau sie sich eigentlich hüten sollte. Mit sechzehn dachte Elisabeth immer noch, man würde vom Küssen Kinder bekommen. Ihren ersten Freund hatte sie während ihrer Lehrzeit – mit siebzehn:

> Da war ich im Gegensatz zu meinen Klassenkameradinnen schon ein ganz spätes Mädchen. Die hatten alle schon immer berichtet, da wusste ich immer gar nicht, wovon die erzählen *[lacht]*. Ich bin auch nie aufgeklärt worden, das ist so ein Punkt. Ich bin von zu Hause aus nicht aufgeklärt worden. Und in der Schule war das auch nicht der Fall.

Als sie mit ihrem ersten Freund eine Urlaubsreise plante, bestand ihre Mutter allerdings darauf, dass sie sich vorher beim Frauenarzt die Pille holte. Paradoxerweise traute sich das Mädchen noch nicht einmal, ihr zu sagen, dass sie noch gar keinen Sex mit dem Freund hatte.

> Mir war so schlecht diesen Urlaub über. Ich hab nur gespuckt von dieser Pille. Das Einzige, was ich essen mochte, war Rote Bete, was ich sonst gar nicht so mag. Ich hab das gar nicht eingesehen,

warum ich die jetzt nehmen muss. Aber sie wollte eben damit vermeiden, dass mir das Gleiche passiert wie ihr.

Bis zu ihrer ersten Schwangerschaft, sieben Jahre später, nahm Elisabeth Ammer dennoch die Pille. Auch Christel Groß, in einem Badeort an der Ostseeküste aufgewachsen, glaubte noch mit sechzehn, dass sie vom Küssen schwanger werden könnte. Sie sei erst mit siebzehn von Freundinnen aufgeklärt worden, sagt sie. Zu diesem Zeitpunkt habe sie sich für Sex noch gar nicht interessiert.

Mit achtzehn lernte sie ihren späteren Ehemann kennen, der wie sie bei der Bahn arbeitete. Zwei Monate, nachdem sie das erste Mal miteinander geschlafen hatten, heirateten sie. Bereits in der Hochzeitsnacht, so Christel Groß, sei sie schwanger geworden. Verhütung sei zu dem Zeitpunkt kein Thema gewesen, »Wenn man geheiratet hat, gehört auch irgendwann dann ein Kind zu«. Nach der Geburt des ersten Kindes ließ sie sich die Pille verschreiben.

Ob von Müttern »verordnet«, von Ärzten empfohlen oder auf eigene Initiative beschafft, ob vor dem ersten Sex oder nach der ersten Schwangerschaft – die Pille war in den achtziger Jahren das bevorzugte Verhütungsmittel der Generation der »BabyboomerInnen«. Sie konnte dafür sorgen, dass die Mädchen frei von Angst vor einer Schwangerschaft ihre ersten sexuellen Erfahrungen machen konnten, und das meist zu einem früheren Zeitpunkt als ihre Mütter. Es fällt auf, dass die Interviewpartnerinnen, die mit achtzehn oder neunzehn zum ersten Mal Sex hatten, sich selbst als »späte Mädchen« oder als »Spätentwicklerinnen« bezeichneten – zweifellos ein Reflex der sich verändernden Normvorstellungen.

Die »Wunschkindpille«, die keine von unseren Interviewpartnerinnen in den Gesprächen so genannt hat, war im Alltag der DDR angekommen. Der Gang jedes Vierteljahr zum Frauenarzt, um ein neues Pillenrezept zu holen, »war ganz normal«, sagt Nina Ahrend, »wie 'ne Monatskarte oder so«.

Für Beate Cramer war der Griff zur Pille »sozusagen die Fortsetzung dessen, was meine Mutter getan hat«. Sie geht noch eine Generation weiter zurück zu ihrer Großmutter, für die das immer »ein Fluch mit dem Kinderkriegen« gewesen sei, weil sie mit achtzehn Jahren ungewollt schwanger geworden sei und deshalb einen Mann habe heiraten müssen, den sie nicht liebte. Die Pille habe für ihre Mutter deshalb als »ein Segen« gegolten. Das Kinderkriegen »ein

Fluch«, die Pille »ein Segen« – das sind starke Zuschreibungen, von denen Beate Cramer als Kind und junges Mädchen zweifellos geprägt wurde. »Ich bin ein Sicherheitsmensch und ehrgeizig, ich bin sozusagen vorm ersten Geschlechtsverkehr zum Frauenarzt gegangen und hab die Pille genommen.« Das sei schon – sie überlegt – in der 10. Klasse gewesen: »Wir haben uns die Freiheit rausgenommen, und wenn man einen Freund wollte, war das eben so.« Die Freiheit, von der sie spricht, stellt sich jedoch bei genauer Betrachtung eher als ein neuartiger Gruppendruck dar. Es scheint, als hätten unsicheren Mädchen im Pillenzeitalter die Argumente gefehlt, um Sex zu verweigern, wenn sie ihn eigentlich noch nicht wollten:

> Und sexuelle Lust hatte man nicht besonders. Also, dass man aus dem Grund jetzt Geschlechtsverkehr hatte …, war bei mir null. War nur weil – es gehörte eben dazu, wenn man ein' Freund kennenlernte. […] So war's doch meistens, weil die Jungs das dann wollten. Weil's dazu gehörte, so zum guten Ton gehörte.

Im Vergleich dazu startete Paula Kelling mit mehr Selbstbewusstsein in die Welt der Geschlechtlichkeit. Sie beschreibt sich als eine umschwärmte, lebenslustige Sechzehnjährige, der die Jungen nur so »zuliefen«. Sie habe sich schnell verliebt, es sei dann aber auch schnell wieder vorbei gewesen: »Ich hatte, glaube ich, einen ganz schönen Verschleiß.« Auf die Idee, »den ersten Besten zu nehmen«, wäre sie nie gekommen. »Ich wollte schon mich bissl ausprobieren.« Die Pille besorgte sie sich aber erst mit knapp achtzehn, »für alle Fälle, bevor was passiert, so schlau war ich immerhin«. Ihre Mutter, die sie als vereinnahmend und kontrollierend schildert – nach dem Tod des Ehemannes und dem Auszug der älteren Kinder habe sie sich an die jüngste Tochter geklammert –, durfte davon nichts erfahren. Paula Kelling lebte mit ihrer Mutter in einem mecklenburgischen Städtchen. Im nahe gelegenen Schwerin begann sie nach dem Abschluss der 10. Klasse eine Lehre als Buchhändlerin. Als besonders spannend erinnert sie, dass sie zum theoretischen Unterricht jeweils für einige Wochen nach Leipzig fahren musste:

> Leipzig war ja die Riesenstadt für mich: Straßenbahn und Ampeln an der Straße, irgendwas, weiß ich …, so viel Möglichkeiten, abends fortzugehen und sich rumzutreiben und im Café zu sitzen und zu rauchen und, ehm, nächtelang Aktionen. Das hab ich

wirklich weidlich genutzt, und da hatt ich viele Freunde, also keinen Sexpartner, aber erobern und wieder verabschieden, das war so ein bisschen auch Lebenselixier.

Zu Hause habe sie die Pillenpackung in ihrem Zimmer versteckt – wegen der Mutter.

Ich hab die immer genommen, ich kann mich nicht erinnern, dass ich sie vergessen hätte. Und wenn ich kein' Verkehr hatte, war's nicht so schlimm, konnte man die auch den nächsten Tag noch nehmen. Dadrüber war ich eigentlich schlau genug, dass da keine Panik aufgekommen ist.

Die Einnahme der Pille gehörte zum Alltag für die jungen Mädchen. Freundinnen erinnerten sich im Internat gegenseitig daran. Meist steckte die Packung im Zahnputzbecher, oder sie lag auf dem Nachttisch. Die einzig verbliebene Unsicherheit im Umgang mit dem sichersten aller Verhütungsmittel war nur noch die eigene Vergesslichkeit. Hilde Schuster stellte sich sonntags, wenn sie länger schlafen konnte, sogar den Wecker, um die Pille pünktlich zu nehmen. Die Erzählungen ihrer Mutter, die in einer Ehe- und Familienberatungsstelle arbeitete, hatten bei ihr große Ängste vor einer Schwangerschaft »trotz Pille« ausgelöst. Nina Ahrend erzählt, es sei hin und wieder vorgekommen, dass sie die Pille zu spät genommen, oder zu Hause liegen gelassen habe, wenn sie unterwegs war: »… dann hab ich eben *[lacht]* drei Pillen hintereinander gegessen.« Renate Diener erinnert sich an diese Ängste ebenfalls. Ein weiteres Risiko, das wusste sie, stellten Alkohol oder Antibiotika dar, die die Wirkung der Hormone aufheben konnten. »Denn hat man auch manchmal gesessen und gehummelt und gesagt: Oh Gott, krieg ich's jetzt, oder krieg ich's nicht. Hat die Pille jetzt gewirkt, oder hat sie nicht gewirkt. Aber meistens ist es eben gut gegangen.«

Im Vergleich zu den befragten Frauen aus der Gruppe der »Kriegskinder« und der »Kinder des Aufbaus« verliefen die Beziehungsgeschichten der »Babyboomerinnen« vielschichtiger – bunter, aber auch gebrochener. Bei ihnen kam es nur noch selten vor, dass gleich der erste Sexualpartner auch der Ehemann wurde und blieb. Neben dem traditionellen Vater-Mutter-Kind-Modell, das natürlich auch in dieser Altersgruppe angestrebt und gelebt wurde, berichten unsere Interviewpartnerinnen häufig von ihrem Leben als alleinerziehende Mütter, von den Lebensabschnitten mit den verschiedenen Vätern ihrer Kinder, von Eheschließungen und Trennungen, von Untreue, Verrat und Verletzungen sowie ihren erneuten Versuchen, Familien – auch Patchwork-Familien – zu gründen. Peggy Sandersson spricht offen davon, dass sie nach einigen heterosexuellen Versuchen ihre Liebe zu Frauen entdeckte und über viele Jahre in lesbischen Beziehungen lebte.

In einer Gesellschaft, in der Sexualität zunehmend nicht mehr an die Ehe gebunden war und Geburten geplant werden konnten, eröffneten sich den Mädchen und jungen Frauen Freiheiten, die bis dahin vorwiegend ihren männlichen Altersgefährten vorbehalten waren: sich zu verlieben, unkonventionelle Verbindungen einzugehen, erst einmal herauszufinden, was und wer für sie gut sein könnte. Doch ob sie diese Freiheiten nutzen konnten, ob sie ihre eigenen Ansprüche ernst nahmen, hing auch von den familiären Prägungen, von den über Generationen tradierten Verhaltensmustern ab.

Elisabeth Ammer erzählt, sie habe sich mit ihrem späteren Ehemann anfangs nur aus Mitleid getroffen, weil er einen so einsamen Eindruck machte:

> Und der hat mich eigentlich immer so weggestoßen und mich wie Dreck behandelt, also ich weiß gar nicht, warum ich mir das hab alles bieten lassen. Das würde ich aus der heutigen Sicht überhaupt nicht mehr tun, aber zu dem Zeitpunkt war ich wirklich so devot, weil ich von zu Hause auch so erzogen wurde.

Die Ehe zerbrach, als der Mann eine Affäre mit Elisabeths Schwägerin begann. Die gemeinsamen Kinder waren fünf und sechs Jahre alt. Sie ging tagsüber putzen und nähte in der Nacht, um sich und die Kinder zu ernähren und um die Schulden zu bezahlen, die ihr nach der Scheidung geblieben waren.

> Der Vater hat immer gut verdient, aber hat sich finanziell aus der Pflicht geschlichen. Das war so mein Bestreben und mein Stolz, das allein zu schaffen. Und manchmal war es wie ein Déjà-vu, weil meine Mutter ein ähnliches Schicksal erlitten hat.

Yvonne Sandmann trennte sich nach dreizehn Jahren von ihrem Lebensgefährten, dem Vater ihres Sohnes. Sie sei nicht glücklich in der Beziehung gewesen, sagt sie, der Alltag mit ihm sei nicht mehr lebenswert gewesen. Lange habe sie die Entscheidung gescheut, »weil ich hätte ja dann eine Familie zerstört«.

Bei Paula Kelling, die eine feste Beziehung und die Gründung einer Familie gar nicht angestrebt hatte, passierte es einfach im chaotischen Umbruchsjahr 1990, als ihr damaliger Freund plötzlich die Chance bekam, für ein Jahr in den USA zu studieren. In dieser Zeit verliebte sie sich in einen anderen Mann und wurde von diesem sofort schwanger. Einige Jahre zuvor bereits hatte sie aufgehört, die Pille zu nehmen. Die »Natürliche Empfängnisverhütung«, die sie seither mit Erfolg praktiziert hatte, versagte in dieser Situation. Nach einer dramatischen Zerreißprobe – mitten im Abschluss ihres kirchlichen Pädagogikstudiums – entschied sie sich für den Vater des Kindes. Eigentlich, so sagt sie, hatte sie sich vorgestellt, nach dem Studienabschluss ins Ausland zu gehen, die neue Reisefreiheit zu nutzen, etwas zu erleben, »… und da saß ich plötzlich mit so 'nem Hosenschisser da, mit 'nem anstrengenden Hosenschisser«. Eine Abtreibung habe sie verworfen. Sie war mittlerweile 29 Jahre alt: »Wenn ich mal ein Kind kriegen wollte, wurd's ja auch vielleicht Zeit«. Zwei Jahre später wurde das zweite Kind geboren, ebenfalls ungeplant, wie sie sagt.

Ob mit oder ohne Trauschein – das Ziel vieler unserer Interviewpartnerinnen auch in dieser Altersgruppe blieb nach einer Zeit des Suchens und Probierens eine feste Partnerschaft als sicherer Rahmen für eine Familiengründung. Auch Peggy Sandersson wollte Mitte der neunziger Jahre zusammen mit ihrer damaligen Lebensgefährtin ein Kind groß ziehen, das – so war der Plan – die etwas jüngere Freundin zur Welt bringen würde. Doch bevor es dazu kam, zerbrach die Beziehung. Allein, so sagt sie, habe sie sich eine solche Aufgabe nicht zugetraut.

Eine Ausnahmestellung nehmen in dieser Hinsicht Nina Ahrend und Christina Ullmann ein, die beide häufig ihre Partner wechselten und im Interview hervorheben, eine Ehe oder Lebenspartnerschaft sei kein vorrangiges Ziel gewesen, Kinder hingegen schon. Sie sei nicht der Typ für eine feste Beziehung, erzählt Christina Ullmann betont gelassen, ihr fehle einfach das »Werkzeug«, um mit Konflikten umzugehen, die ja beim Zusammenleben unvermeidlich aufträten. Sie führt das auf das Erlebnis der ständigen Streitigkeiten und Trennungen in ihrer Herkunftsfamilie zurück. Als sie 1996, im Alter von 32 Jahren, nach einer Abtreibung erneut schwanger wurde, war für sie klar, dass sie dieses Kind behalten wollte. Der Vater des Kindes, ein fünf Jahre jüngerer Kollege, der eine feste Beziehung und eine eigene Familie ablehnte, ergriff umgehend die Flucht. Christina Ullmann erlitt einen Zusammenbruch, weil sie sich letztlich doch eine andere Reaktion erhofft hatte: »Ich hab nur geheult, logisch. Die Schwangerschaft war echt Scheiße, ich hab ganz viel geheult«.

Es fällt auf, wie oft in den Interviews mit den »Babyboomerinnen« von überraschenden Schwangerschaften, von ungeplanten Kindern die Rede ist. Theoretisch verfügten diese Frauen über alle Möglichkeiten, ihre Geburten zu planen und nach ihren Bedürfnissen bezüglich Familiengründung und beruflicher Entwicklung auszurichten. Die Praxis, das Leben, sah jedoch häufig anders aus. So bunt und vielschichtig die Beziehungsgeschichten sind, so unterschiedlich und widersprüchlich stellt sich auch der Umgang mit der Verhütung und der Mutterschaft bzw. Elternschaft dar – aus den ebenso unterschiedlichen Gründen.

Nina Ahrend zum Beispiel sagt, sie sei nach der Geburt ihrer beiden Kinder »leichtsinnig« geworden, »ich glaube, aus so einer gewissen Abwehr, einem Antigefühl der Pille gegenüber«. Das Ergebnis waren zwei ungewollte Schwangerschaften bzw. zwei Abtreibungen, ehe sie sich auf Drängen ihrer Frauenärztin eine Spirale einsetzen ließ. Christel Groß wurde einige Monate nach der Geburt ihres ersten Kindes trotz Pille gleich wieder schwanger. Niemand hatte ihr gesagt, dass die Medikamente, die sie wegen ihrer schweren Hautkrankheit täglich nehmen musste, die Wirkung der Hormone aufheben könnten.

Karin Herz, die nach ihrer Abtreibung als Siebzehnjährige die Pille noch vom Klinikarzt quasi verordnet bekam, setzte sie nach einem halben Jahr wieder ab. Sie sagt, sie habe eine Abneigung gegenüber diesem »Chemiecocktail« entwickelt, der sie permanent – so stellte sie sich das vor – »in eine Form von Schwangerschaft« versetzte. Mit zwanzig wurde sie deshalb erneut schwanger, diesmal wollte sie das Kind auf jeden Fall behalten, »und hab dann Gottseidank auch den Mann dafür gefunden, der gesagt hat, ja, okay, wir kriegen das zusammen, wir machen das«. Ihr Sohn wurde im letzten Jahr ihres Schauspielstudiums geboren, das sie mit Erfolg abschloss:

Man hatte unglaublich viel Rücksicht genommen auf junge Mütter, das war ja sagenhaft. Wir mussten keine Abschlussarbeiten schreiben und man wurde wirklich in Watte gepackt. Als alleinerziehende Mutter [die Hochzeit fand erst ein Jahr später statt –

A. L.], also unglaublich. Kindergarten, Kinderkrippe war überhaupt kein Problem; 'ne Wohnung war auch kein Problem. [...] Wir waren im Wohnheim, aber hatten dann eigene Wohnungen.

Auch Beate Cramer wurde in der letzten Phase ihres Studiums, in ihrem Falle der Medizin, schwanger. Das sei nicht geplant gewesen, sagt sie, um an einer anderen Stelle des Interviews zu erzählen, sie habe im fünften Studienjahr die Pille abgesetzt, »weil ich für mich beschlossen hatte, irgendwann musst du ja mal jetzt ein Kind kriegen. Gerade jetzt!« Sie wiederholt noch einmal den in diesem Zusammenhang sehr rätselhaft erscheinenden Satz, das sei wirklich nicht geplant gewesen. Offenbar umschreibt sie auf diese Weise einen zu diesem Zeitpunkt bereits übermächtig gewordenen Kinderwunsch, der sich gegen alle rationalen Erwägungen ausgerechnet in der Phase der Abschlussprüfungen durchsetzte. Beate Cramer schaffte es trotzdem, ohne längere Unterbrechung das Studium zu beenden. »Man« habe eben »die Zähne zusammenbeißen« müssen, schildert sie die damalige Situation. Der Vater des Kindes und ihr späterer Ehemann, selbst Chemiestudent im fünften Jahr, habe das Baby häufig betreut.

Elisabeth Ammer hatte 1988 hochschwanger noch ihre Ausbildung zur Schneidermeisterin abgeschlossen. Der Sohn sei ein Wunschkind gewesen. Das Timing zwischen Meister-Ausbildung und Geburt sei zwar nicht ideal gewesen, sagt sie, aber sie habe einfach nicht damit gerechnet, dass es so schnell nach dem Absetzen der Pille »klappen« würde. Nach der Geburt bekam sie keine Gelegenheit, die Pille wieder zu nehmen, weil sie noch in der Stillphase erneut schwanger wurde.

In den geschilderten Beispielen kamen Schwangerschaften ungeplant und zu eher ungünstigen Zeitpunkten zustande, weil die Frauen die Pille aus gesundheitlichen Gründen nicht mehr nehmen durften, weil sie schlicht keine Lust mehr hatten, täglich Hormone zu schlucken, oder weil sich ein dringender Kinderwunsch plötzlich nicht länger aufschieben ließ bzw. weil die Stillphase – ein Phänomen, das eigentlich als bekannt vorausgesetzt werden dürfte – keinen sicheren Schutz vor einer erneuten Schwangerschaft bot.

Die Frauen entschieden sich meist – durchaus nicht immer einvernehmlich mit ihren Partnern – die Kinder auszutragen. »Entweder uns drei oder gar nischt«, will Christel Groß in der Auseinandersetzung zu ihrem Mann gesagt haben. Aus dieser Gruppe entschloss sich nur Nina Ahrend, die bereits zwei Kindern hatte, für einen Abbruch.[33] Drei Kinder allein großzuziehen, so ihre Begründung, hätte ihre Kräfte überstiegen.

Die Entscheidung für das ungeplante Kind bedeutete in keinem der geschilderten Fälle den Abbruch der Ausbildung oder das vorläufige Ende der Berufstätigkeit. Die wachsende Selbstverständlichkeit, mit der Frauen in der DDR einen Beruf ausübten, den sie selbst gewählt hatten und der mehr als nur einen Zuverdienst zum Familienbudget bedeutete, gründete sich nicht allein auf die Existenz eines sicheren Verhütungsmittels, etliche weitere Faktoren spielten hierbei eine Rolle: ökonomische Motive, weil ein Gehalt für die Familie nicht reichte, die gesellschaftlichen Möglichkeiten mit weitreichenden Hilfen für studierende Mütter, mit Krippen- und Kindergartenplätzen, die gewandelten Ansprüche der Frauen an ihr Leben, in dem Mutterschaft und Beruf einander nicht länger ausschlossen, und nicht zuletzt die Verantwortung, die (einige) Väter zu übernehmen bereit waren – wenn auch der größere Teil der häuslichen Pflichten weiterhin bei den Müttern blieb. Elisabeth Ammer, die noch unter diesen Bedingungen mit viel Energie und Ehrgeiz gestartet war und es bis zur Meisterin und Abteilungsleiterin in einem Textilbetrieb gebracht hatte, fand sich nach der deutschen Vereinigung in einer veränderten Situation wieder, in der ihre Anstrengungen erst einmal ins Leere liefen.

Im Hinblick auf die Planung ihrer Geburten unterscheiden sich die Erzählungen der »Babyboomerinnen« eigentlich im Wesentlichen nur darin von den »Kindern des Aufbaus«, dass die Phasen von sicherer Verhütung und von Unsicherheit jeweils zeitlich verschoben sind. Während die »Babyboomerinnen« die Pille überwiegend seit Beginn ihrer auch deutlich früher einsetzenden sexuellen Aktivität nutzten, spielte die Pille bei den »Kindern des Aufbaus« für ihre ersten sexuellen Kontakte kaum eine Rolle – entweder weil sie ihnen noch nicht zur Verfügung stand, oder weil sie Vorbehalte gegenüber dem neuartigen Verhütungsmittel hegten. Die Pille rückte erst in ihr Blickfeld, nachdem etwa das erste Kind – wie im Fall von Birgit Herfurt – während des Studiums geboren wurde. Oder sie wandten sich dem Kontrazeptivum ganz bewusst erst nach der Geburt der zwei

33   Siehe auch Kapitel 4: Die Liberalisierung der Abtreibung.

oder drei gewünschten Kinder zu, weil sie schädliche Auswirkungen der Hormone auf das ungeborene Leben befürchteten. Dann aber wollten sie wenigstens für einige Jahre Sicherheit haben, um ihre berufliche Entwicklung fortzusetzen, aber auch die erreichte Lebensqualität der Familie nicht durch weitere Geburten aufs Spiel zu setzen. Die Jüngeren, die häufig die Pille bereits von ihren Müttern empfohlen bekommen hatten und sie zunächst unreflektiert nutzten, begannen erst später, ihr Verhältnis zu ihrem Körper und die Wirkung der künstlichen Hormone zu hinterfragen. In beiden Altersgruppen bilden jene Frauen, die von einem mithilfe der Pille quasi durchgeplanten Leben sprechen, eher die Ausnahme. Ebenso eine Ausnahme in unserem Sample waren Interviewpartnerinnen, die die Hormone vom ersten Sexualkontakt bis zur Menopause ohne größere Unterbrechungen eingenommen haben. Früher oder später suchten fast alle nach Alternativen zum »Chemiecocktail« – sei es, weil sie ihn schlecht vertrugen oder weil ihr inneres Unbehagen mit den Jahren wuchs.

»Subjektive Nebenwirkungen«

Die Nebenwirkungen der Hormone waren ein wichtiges Thema in den Interviews. Viele Frauen beschreiben bildhaft, was in ihren Körpern vorging, nachdem sie begonnen hatten, täglich die kleinen Dragees zu schlucken. Häufig ist von Kopfschmerzen und Übelkeit die Rede. Sie habe sich jeden Tag gefühlt »wie in den ersten Schwangerschaftsmonaten«, erinnert sich Ursula Erksen, »ich konnte das Wort ›Ei‹ nicht mal hören, geschweige denn ein Kochbuch aufschlagen, wo stand: ›nimm zwei Eier‹, musste ich sofort mich übergeben«. Ihr sei »schlecht« gewesen, erinnert sich auch Margit Unger. »Also ein bisschen so wie Schwangerschaftssymptome, überhaupt keine Lust mehr auf Sex, gar nicht.«

Rita Heinke hatte Migräne-Anfälle, »immer in der Pillenpause«.[34] »Das war so 'ne blöde Nebenwirkung«. Andere Frauen, die auch unter Migräne litten, waren sich nicht sicher, ob das hormonelle Verhütungsmittel wirklich die Ursache ihrer Beschwerden war. Manchmal verschwanden die Anfälle, wenn sie die Pille absetzten,

---

34 Mit »Pillenpause« sind die sieben Tage pro Monat gemeint, während derer keine Pille eingenommen wird.

kehrten jedoch später wieder. So erging es Hilde Schuster, die aber außerdem einen »netten Nebeneffekt« des Verhütungsmittels vermisste. Ihr Gesicht sei irgendwann »von Pickeln übersät« gewesen, sie habe sich im Spiegel gar nicht mehr anschauen mögen, erzählt sie. Mit fast fünfzig Jahren folgte sie dem Rat ihrer Frauenärztin und nahm die Hormone wieder, »also nicht aus Fragen der Verhütung, sondern aus Fragen des Wohlgefühls und der Schönheit letztendlich, und das hab ich bislang noch nicht geändert, in gewisser Weise ist die Pille heute ein Jungbrunnen«.

Als »Huddelei« beschreibt Paula Ernst ihre Probleme: »Blutungen, immer Blutungen. Nee, so schmerzfrei war man ja nicht.« Auch Henriette Elvers erzählt, sie hätte pro Monat höchstens zwei Tage hintereinander keine Blutung gehabt.

Wegen ihrer allgemeinen Skepsis gegenüber den »Chemikalien« hatte Marianne Busch ohnehin erst nach der Geburt ihrer beiden Kinder angefangen, die Pille zu nehmen. »Ich weiß nicht mehr, wann das mit dem Contergan aufkam, wo die verkrüppelten Kinder kamen, das spielte auch mit rein.« 1989 wechselte sie von der Wochenpille zu einem anderen Präparat. Davon habe sie »so leichte Beklemmungen« bekommen und das Gefühl, als gingen Veränderungen in ihr vor, die sie schwer fassen, kaum beschreiben kann: »Irgendwie war se anders, das hatte nichts mit meinem Leben zu tun, sondern es war …, ich kann's nicht erklären, irgendwie funktionierte mein Körper anders.« Ein erneuter Wechsel des Präparats brachte keine Besserung, im Gegenteil: Sie hatte Blutungen, ihre Brüste schmerzten, »da brauch ich keene Pille, wenn ich sowieso dann keen Sex hab, ne, is ganz klar«.

In den Beipackzetteln von Ovosiston, Non-Ovlon und Gravistat wurde über mögliche Nebenwirkungen, im Gegensatz zur heute üblichen Praxis, nicht informiert. Es gab lediglich einen Hinweis, sich im Fall des Auftretens von »abnormen Nebenwirkungen« an den Arzt zu wenden.[35] Die jeweiligen Prüfberichte anlässlich der Zulassung der Präparate enthalten indes Hinweise für Ärzte und Apotheker, wonach zu Beginn »ganz vereinzelte Nausea, Gewichtszunahme, Kopfschmerzen und Spannung in den Brüsten beobachtet werden«

---

35 Beipackzettel Ovosiston, in: BfArM, ONGNR: 38492, o. F.

könnten. Im Verlauf der weiteren Einnahme würden diese Erscheinungen jedoch zurückgehen bzw. völlig verschwinden.[36]

Die Erfahrungen unserer Interviewpartnerinnen jedoch sahen häufig anders aus. Auch nach fünf oder sechs Monaten – und noch darüber hinaus – stellte sich keine Besserung ihres Zustands ein. Beate Cramer, später selbst Gynäkologin, erzählt, sie habe von Anfang an unter Scheidenpilzinfektionen gelitten, was sie sehr lästig fand. Heute sei erwiesen, dass ein Zusammenhang mit der Pilleneinnahme bestehe, doch damals habe sie dies nicht gewusst und habe sich damit an den Hautarzt gewandt. »Instinktiv« aber habe sie die Pille immer mal abgesetzt »wegen dieser komischen Infektionen«. Über viele Jahre nahm sie die Infektionen als unangenehme aber unvermeidliche Begleiterscheinung hin. Ähnlich verhielten sich Nina Ahrend und Rita Heinke, die beide betonen, trotz Nebenwirkungen habe die sichere Verhütung für sie im Vordergrund gestanden. Paula Ernst verwendet in diesem Zusammenhang den Begriff »Durchziehen«. Um ihrer Familie willen habe sie es halt ertragen. Für andere befragte Frauen wiederum waren solche Unverträglichkeiten der Anlass, sich zeitweise oder – wie Ursula Erksen – ganz von der hormonellen Verhütung zu verabschieden.

Obwohl die Beipackzettel darüber nicht informierten und die MedizinerInnen anlässlich der Erstverschreibung eines Hormonpräparats keineswegs immer auf die Nebenwirkungen hinwiesen, kann es als allgemein bekannt vorausgesetzt werden, dass man von der Pille dick werden konnte. Und gerade vor einer Gewichtszunahme fürchteten sich viele Frauen. In den Interviews berichten sie davon, wie erleichtert sie waren, wenn dies nicht eintrat. Andere versuchten, sich mit den zusätzlichen Pfunden zu arrangieren, die – anders als in der medizinischen Fachinformation behauptet – nicht von allein wieder verschwanden. Wieder andere probierten es mit Diäten. Hella Karsch sagt, »man« sei »nicht mehr so mit sich zufrieden« gewesen, »weil man so dick geworden war«. Sie habe »Appetitzügler« geschluckt, die ihr tatsächlich auf Wunsch von der Frauenärztin verschrieben worden seien. Ohne nachhaltigen Erfolg: »Ich bin so ein richtiger Jojo.«

Im April 1966, erst wenige Wochen nach der Zulassung von Ovosiston, hatte sich der Gynäkologe Dr. Rolf Gerlach in der Zeitschrift

---

36 Vgl. Information für Ärzte und Apotheker, 1982, in: BfArM, ONGNR: 38492, o. F.

Für Dich durchaus sensibel über die möglichen Nebenwirkungen des neuen Verhütungsmittels geäußert, das damals allerdings noch höher dosiert war. Die »Anti-Baby-Tablette« stelle einen »erheblichen Eingriff in die normale Biologie der Frau dar«, schrieb er und zählte eine ganze Reihe bekannter Störungen auf, die Körper und Psyche betrafen. Die Verordnung müsse hin und wieder »wegen Unverträglichkeit« abgebrochen werden.[37] Zwei Jahre später, auf dem Höhepunkt der offiziellen Propaganda für die »Wunschkindpille«, stellte derselbe Autor den Pillennutzerinnen jedoch quasi eine gesundheitliche Unbedenklichkeitsbescheinigung aus.[38] Der Wissenschaftsredakteur der Zeitung *Neues Deutschland* schrieb 1968 in einem bilanzierenden Artikel, Mediziner in Leipzig und Berlin hätten herausgefunden, dass ein Zusammenhang »zwischen Nebenwirkungen und Intelligenz« bestehe. Die Nebenwirkungen würden mit zunehmender Intelligenz steigen, so zitiert er die Aussage der Ärzte, und fügt erklärend hinzu, wenn die Frauen keine Angst mehr vor ungewollter Schwangerschaft hätten, würden sie beginnen, »in sich hineinzuhorchen«. Den Zusammenhang von »Hineinhorchen« und Intelligenz jedoch lässt der Autor im Unklaren. Der folgende Satz erhellt in seiner Widersprüchlichkeit ein seltsames Frauenbild und scheint als Werbung für die Pille denkbar ungeeignet: Nebenwirkungen würden besonders bei »psychisch-labilen, seelisch unausgeglichenen Frauen« auftreten. »Am wenigsten klagen kinderreiche Mütter. Sicherheit geht vor Unwohlsein!«[39] Sollte das heißen, Frauen mit vielen Kindern seien nicht intelligent? Oder Übelkeit und Kopfschmerzen seien leichter zu ertragen als ein fünftes Kind?

Auch Gunther Göretzlehner, jener Frauenarzt, der in Rostock die Hormonpräparate für Jenapharm getestet hatte, bagatellisierte das Problem fast fünfzig Jahre später im Interview. »Wir haben nichts Negatives beobachtet«, sagt er, »Übelkeit, Erbrechen und Zusatzblutungen, mehr war nicht«. Auf das Phänomen der Gewichtszunahme angesprochen, antwortete er, die Frauen seien nicht von der Pille, sondern vom Essen dick geworden.[40] Sein Jenaer Kollege Dr. Carol bezeichnet Übelkeit und Erbrechen als »Nebenwirkungen subjek-

37 Gerlach: Noch einmal: »Fragen an den Frauenarzt«, in: Für Dich, Nr. 18/1966, S. 6 f.
38 Gerlach: Ovosiston um jeden Preis?, in: Für Dich, Nr. 48/1968, S. 18. Vgl. auch Kapitel 3.2: Exkurs: Gründerjahre der Sexualaufklärung.
39 Hannes: Kind auf Wunsch?, in: Neues Deutschland, 13. Juli 1968, S. 10.
40 Interview Göretzlehner, 6.5.2011, Datei 1, 0:02:15.

tiver Art«, die lediglich in den ersten drei Monaten auftreten würden und der anfänglich zu hohen Hormondosierung geschuldet seien. Blutungsstörungen kategorisiert er als objektive, Kopfschmerzen als subjektive Nebenwirkungen, wobei sein Unterscheidungskriterium offenbar die Messbarkeit der Beschwerden bildet. Dr. Carol verweist auf die »breite Palette« von Hormonpräparaten, die den Frauen etwa seit Ende der siebziger Jahre zur Verfügung gestanden hätten, womit es gewissermaßen für jeden Typ die passende Pille gegeben habe und »eigentlich alle Bedürfnisse in der DDR für die Frauen abgedeckt« worden seien.[41]

Die individuelle Körpererfahrung der betroffenen Frauen geht jedoch in solchen Experten-Auskünften nicht auf. Wenn selbst die damals führenden Mediziner auf dem Gebiet der hormonellen Kontrazeption das Problem der Nebenwirkungen kleinredeten, lässt sich leicht vorstellen, dass die Frauen in den gynäkologischen Praxen bei Medizinerinnen und Medizinern, die oftmals nur das wussten, was in den Verschreibungsrichtlinien stand, auf wenig Anteilnahme und kompetenten Rat zählen konnten.

Noch weniger greifbar wurde es, wenn es sich um psychische Veränderungen handelte. Im Jahr 1960, als die DDR-Mediziner auf einer internationalen Tagung in Warnemünde zum ersten Mal von der neu entwickelten Pille erfuhren, war ihre Skepsis bekanntlich groß. Sie befürchteten damals nicht nur eine Schädigung der weiblichen Physiologie infolge der Hormongaben, sondern auch, wie es Dr. Hesse aus Weimar formulierte, »Persönlichkeitsveränderungen«.[42] Nachdem die Pille jedoch ganz offiziell zum bevorzugten Verhütungsmittel in der DDR avanciert war, spielten solche Bedenken offenbar kaum noch eine Rolle, und wenn sie aufgegriffen wurden, dann lediglich, um sie zu zerstreuen.

In den siebziger und achtziger Jahren wurden an den medizinischen Fakultäten einiger Universitäten zwar wissenschaftliche Untersuchungen über »subjektive Nebenwirkungen« in Auftrag gegeben, in deren Rahmen die befragten Frauen unter anderem über Symptome wie Nervosität, Haarausfall und Libido-Störungen berichteten. Doch die Schlüsse, die die Forscherinnen aus diesen Be-

41   Interview mit Wolfgang Carol und Gottwalt Klinger, geführt von Christian König am 16.5.2011 in Jena, 0:10:15.
42   Vgl. Kapitel 2.2: Exkurs: Die gestohlene Rezeptur und eine Goldmedaille.

funden zogen, legen nahe, dass hier die Selbstwahrnehmung der Patientinnen, ihr Körpergefühl, gar nicht ernst genommen, dass vor allem Zweifel beschwichtigt werden sollten: »Unklare Vorstellungen und zweifelhafte Gerüchte über ein Medikament wie Ovosiston«, schreiben Ingeburg Böttcher und Judit Knauer in ihrer 1973 vorgelegten Dissertation, »lassen es leicht werden, viele Beschwerden auf den Gebrauch hormoneller Kontrazeptiva zurückzuführen«.[43] »Sekundäre Frigidität durch Ovosiston«, so Rolf Gerlach in der *Für Dich*, sei ein »seltener Ausnahmefall«.[44] Auf die besorgte Frage einer Leserin, ob ihr Desinteresse an Sex, seitdem sie die Pille nehme, etwa »der Preis« für die Sicherheit vor Schwangerschaft sei, antwortete Siegfried Schnabl, solche Klagen würden vor allem von Frauen vorgetragen, die ohnehin ein schwaches sexuelles Bedürfnis hätten und denen nun das Argument zur Verweigerung intimer Kontakte fehle. »In keinem Falle ist aber die Pille Ursache der sexuellen Fehleinstellung, ihr Gebrauch deckt sie höchstens auf.«[45]

Dennoch gab es sie – die Beklemmungen und Angstgefühle, den Verlust der Libido, die starken Stimmungsschwankungen. Besonders schlimm traf es Renate Diener, die jahrelang unter Panik-Attacken litt, die sie sich nicht erklären konnte: »Also richtige Angstzustände hab ich gehabt. Warum und wieso? Todesangst, kann man sagen, in der Zeit manchmal. Keine Luft oder zu enge Räume …, es kam auch manchmal wie aus dem heiteren Himmel, keine Ahnung woher und wieso.«

Als sie im Alter von 38 Jahren wegen ihres Zigarettenkonsums die Pille absetzte, ließen diese Zustände nach, bis sie schließlich ganz verschwanden. Erst rückwirkend sei ihr der Gedanke gekommen, dass es wohl einen Zusammenhang gegeben habe.

Dagegen war sich Monika Augustin sehr schnell im Klaren darüber, dass der plötzliche Verlust ihrer sexuellen Lust nur von der Pille herrühren könnte. Der Gefühlskontrast zwischen »vorher« und »nachher« ließ offenbar keine Zweifel aufkommen. Sie habe »nichts

43 Ingeburg Böttcher/Judit Knauer: Kritische Betrachtungen zu vergleichenden Untersuchungen über subjektive Nebenwirkungen unter Ovosiston-Einnahme, unveröff. Diss., Berlin 1973, S. 69; vgl. auch Beate Storand: Biosoziale Aspekte bei sekundärer Inakzeptanz bei hormonaler Kontrazeption, unveröff. Diss., Berlin 1986.

44 Rolf Gerlach: Sexualstörungen der Frau, in: Für Dich, Nr. 51/1968, S. 34 f.

45 Siegfried Schnabl: Dämpft die Pille das Verlangen?, in: Für Dich, Nr. 6/1972, S. 46.

empfunden dabei«, berichtet sie, »da hab ich gedacht, nee, weg damit, und hab sie nicht mehr genommen«. Vermutlich in Abhängigkeit vom Temperament und der Bedeutung, die sie der Sexualität jeweils beimaßen, reagierten andere Interviewpartnerinnen verhaltener auf solche Symptome. Beate Cramer bezeichnete die Pille im Interview als »Liebeskiller«, sie war sich aber letztlich nicht sicher, ob es nicht auch an ihren damaligen unsensiblen Partnern gelegen habe.

Von einer konträren Erfahrung berichtet Christine Ullmann, der die Pille ein übersteigertes sexuelles Verlangen bescherte. Sie habe etwa mit 25 Jahren aufgehört, dieses »Ding zu schlucken«, weil es ihr »extrem unangenehm« geworden sei. Erst danach sei ihr klar geworden, »dass ich immer unglaublich Lust auf Sex hatte, als ich die genommen habe«. Sie habe es als sehr störend empfunden, »einfach im Alltag so in der S-Bahn zu sitzen und den Männern auf die Ärsche zu gucken, also wirklich, ist ja anstrengend.«

»Wir schalten die Frau monoton«, so erklärt Gunther Göretzlehner die Wirkungsweise der Hormone:

> Wir fahren den Zyklus runter, wir können ihn nicht völlig unterdrücken. [...] Die Frau hat eben durch den Zyklus 'ne wunderschöne Schwankung mit Vor- und Nachteilen. Und da wird sie »gleichgeschaltet«. Es könnte durchaus sein, dass bei einem Teil dadurch in der psychischen Reaktion das eine oder andere verändert wird. Das halte ich durchaus für möglich.

Das sei jedoch das altbekannte Problem, setzt er hinzu, man müsse halt zwischen zwei Übeln wählen, nur den Vorteil gebe es nie. Göretzlehner spricht hier vom Preis des Fortschritts, vom Preis für eine sichere Verhütung, der paradoxerweise auch darin bestehen konnte, dass das Lustempfinden verloren ging – und damit eigentlich das alleinige Motiv, Sex zu haben, wenn er nicht der Fortpflanzung dienen sollte.

Die Folgen des »Monoton-Schaltens«, wie Göretzlehner es nennt, konnten aber auch segensreich sein. Die Hormone sorgten dafür, dass die Haut reiner, die Haare kräftiger wurden. Frauen mit Menstruationsbeschwerden, die unter heftigen Blutungen und Bauchkrämpfen litten, erlebten mit dem künstlichen Zyklus einen deutlich leichteren Verlauf. Wenn sie die Pille später absetzten, kamen die Schmerzen oft nicht wieder.

Je nach Jahrgangsgruppe verhielten sich die befragten Frauen unterschiedlich zu den Nebenwirkungen der Hormone. Die ältesten

Interviewpartnerinnen aus der Gruppe der »Kriegskinder« neigten, wenn sie sich überhaupt zur Pilleneinnahme entschlossen, eher dazu, auftretende Beschwerden zu ignorieren oder sie zu ertragen. In der mittleren Gruppe der »Kinder des Aufbaus« gibt es alle Varianten von Reaktionen – von der kompletten Zufriedenheit über die Hinnahme von Schmerzen und Unwohlsein bis zur zeitweiligen oder gar radikalen Abkehr von der hormonellen Verhütung. Den Frauen dieser Altersgruppe standen zunächst nur zwei, allenfalls drei Pillensorten zur Verfügung. Ihre Möglichkeiten, bei Bedarf zu einer für sie passenderen Zusammensetzung zu wechseln, waren begrenzter als die der jüngeren »Babyboomerinnen«. Die »Aufbau-Kinder« setzten die Pille aber nicht nur aufgrund von körperlichen Beschwerden ab, es spielen auch allgemeine Ängste, die Nachrichten über den Contergan-Skandal in der BRD sowie Gerüchte über mögliche Krebsrisiken eine Rolle. Die Angehörigen der jüngsten Jahrgangsgruppe berichten ebenfalls von unterschiedlichen Beschwerden, die aber tatsächlich oft nach einer gewissen Eingewöhnungszeit abklangen. In den achtziger Jahren existierte bereits eine größere Auswahl an unterschiedlich dosierten Präparaten, womit sich die Chance, zu einem besser verträglichen Produkt zu wechseln, erhöht hatte. Einige der befragten Frauen aus dieser Altersgruppe entschlossen sich dennoch jenseits der dreißig gegen eine hormonelle Verhütung, weil sie ein unspezifisches Unbehagen verspürten. Sie hatten das Gefühl, sich von ihrem eigenen Körper und seinen natürlichen Prozessen zu entfremden.

Nina Ahrend und Rita Heinke, die als junge Frauen um der sicheren Verhütung willen Kopfschmerzen oder Übelkeit in Kauf genommen hatten, wechselten in den neunziger Jahren beide zur neu entwickelten Hormonspirale, die ähnlich wie die Pille den Eisprung verhinderte, zudem aber die monatliche Blutung gleich mit unterband. Beide meinen, am Anfang hätten sie das als »sehr praktisch« empfunden, nach einigen Jahren aber entschieden sie sich wieder gegen diese Methode. Nina Ahrend erklärt dies folgendermaßen: »Weil ich wieder was nicht erlebe, was eigentlich da ist – was Natürliches«, und Rita Heinke: »Es war zwar praktisch, aber für meinen Körper selbst war es nicht gut, denn es ist ja normal, dass 'ne Frau ihre Tage bekommt. Das gehört einfach dazu.« Die Entfernung der Hormonspirale sei für sie »wie ein Befreiungsschlag« gewesen.

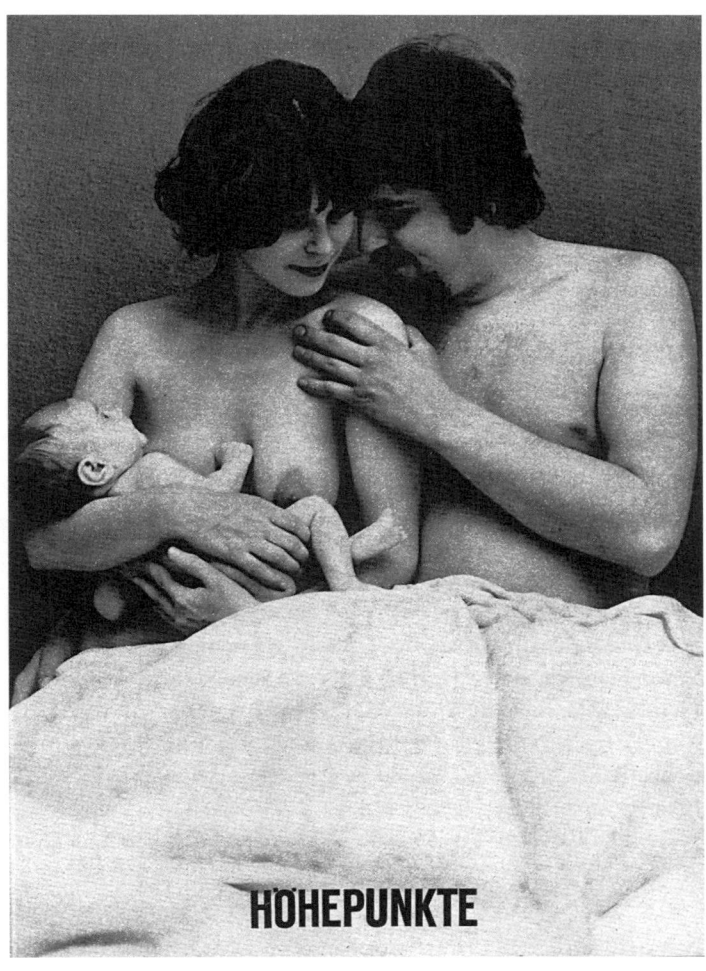

HÖHEPUNKTE

Die neue Unbefangenheit. Illustration aus: »Deine Gesundheit«, Nr. 4/1978.

3.4 EXKURS: Ost-West-Verwicklungen

Die Akzeptanz der »Wunschkindpille« war in hohem Maße abhängig von Diskussionen um Risiken und Nebenwirkungen, die in der gelenkten DDR-Öffentlichkeit nur begrenzt, doch über den internationalen und speziell den westdeutschen Mediendiskurs zumindest eingeschränkt auch in der DDR rezipiert wurden. Wie verwoben der diskursive grenzüberschreitende Konnex zwischen Ost und West in dieser Frage war, wird noch deutlicher, wenn man sich vor Augen führt, dass Ovosiston eine Nachentwicklung des Präparats des Darmstädter Pharmaherstellers Merck war. Es war gerade diese Verknüpfung, welche die inzwischen zu einer Institution gewordene DDR-Pille Ovosiston im Jahr 1970 auf eine – beinahe – existenzielle Krise zusteuern ließ, als sich im Westen Negativmeldungen über schädliche Nebenwirkungen der Pille häuften. Laut einer amerikanischen Studie sei in einem Tierversuch an Beagle-Hunden eine krebserregende Wirkung des gestagenen Wirkstoffs Chlormadinonacetat (CMA) nachgewiesen worden, der auch in der DDR-Pille Ovosiston enthalten war. Nach der Contergan-Affäre Anfang der 1960er Jahre herrschte weltweit eine große Verunsicherung und eine gesteigerte Sensibilität gegenüber Arzneimittelwirkungen und -nebenwirkungen. Führende Pharmazeuten und Gynäkologen sowie die zuständigen Mitarbeiter des DDR-Gesundheitsministeriums beobachteten intensiv die Berichterstattung westlicher Medien und die weitere internationale Entwicklung. Hersteller in den USA und in Westdeutschland begannen bald, ihre Präparate mit dem Wirkstoff Chlormadinonacetat vom Markt zu nehmen – unter ihnen auch Merck.[46]

Die Gesundheitspolitiker der DDR nahmen zunächst eine abwartende Haltung ein. Doch besondere Brisanz erhielt die Diskussion um den Krebsverdacht des Wirkstoffs Chlormadinonacetat, als der bekannte DDR-Fernsehmoderator Karl Eduard von Schnitzler das Thema in seiner Sendung »Der schwarze Kanal« am 2. November 1970 aufgriff[47] und es damit aus der stummen Anwesenheit westdeutscher Medienöffentlichkeit in der DDR zur besten Sendezeit in

---

46 Information, Betrifft: Ovulationshemmer auf Chlormadinon-Basis, o. D., in: BArch DQ 1/23796, o. F.; vgl. auch in der gleichen Akte: Mitteilung von HA VI: 2. Information, Betreff: Ovulationshemmer mit Chlormadinonazetat, 24.11.1970.
47 Vgl. »Gewöhnlicher Kapitalismus«, Sendemanuskript »Der schwarze Kanal« am 2.11.1970, URL: http://sk.dra.de/grape/seite6.htm [25.3.2012].

die »offizielle« Öffentlichkeit des DDR-Fernsehens transferierte. Alarmmeldungen aus dem Westen kamen Schnitzlers Sendekonzept sehr gelegen: Eben jener westdeutsche Chemiekonzern »Grünenthal«, so erklärte er, der durch sein Medikament »Contergan« schwere Missbildungen bei Kindern zu verantworten habe, habe jüngst seine Antibabypille »Eunomin« wegen Krebsverdachts vom Markt nehmen müssen. Für Schnitzler der klare Beweis für die Profitgier des menschenverachtenden kapitalistischen Systems. Er wetterte:

[D]ie Schuldigen am Contergan-Verbrechen sind bis zum heutigen Tag immer noch straffrei. Denn hier handelt es sich um einen Exponenten des gesellschaftlichen Systems, einen Chemiekonzern. Und dieselbe »Chemie Grünenthal« in Stolberg bei Aachen, die mit ihrem Contergan viele tausend von Kinderschicksalen auf dem Gewissen hat, mußte in der vorigen Woche die Produktion ihres »Eunomin« einstellen, weil dieses Präparat mit hoher Wahrscheinlichkeit Krebs erzeugt. Aber erst einmal – ohne ausreichende Versuche – auf den Markt! Des Profites wegen! Das ist das menschenfeindliche System.[48]

Die Experten der pharmazeutischen Industrie und des Gesundheitswesens der DDR waren alarmiert. Für den 12. November 1970 wurde eine Sondersitzung des für die Medikamentenzulassung zuständigen Zentralen Gutachterausschusses für Arzneimittelverkehr (ZGA) einberufen.[49] In der Zwischenzeit hatten alle westdeutschen Hersteller chlormadinonhaltiger Kontrazeptiva ihre Pillen vom Markt genommen. Geladen waren zu der außerordentlichen Sitzung des ZGA Vertreter der VVB Pharmazeutische Industrie, Dr. Chemnitius als leitender Pharmakologe des Herstellers VEB Jenapharm, Abgesandte des Gesundheitsministeriums und des Deutschen Instituts für Arzneimittelwesen (DIAR), führende Gynäkologen der DDR, die klinische Untersuchungen zu Ovosiston durchgeführt und nunmehr fünf Jahre praktische Erfahrungen mit dem Kontrazeptivum gesammelt hatten, sowie Onkologen des Zentrums für Krebsforschung

---

48 »Gewöhnlicher Kapitalismus«, Sendemanuskript »Der schwarze Kanal« am 2.11.1970, S. 3 f., URL: http://sk.dra.de/grape/seite6.htm [25.3.2012].
49 Protokoll der außerordentlichen ZGA-Sitzung am 12.11.1970 zwecks Erarbeitung eines Standpunktes über chlormadinonhaltige Antikonzeptiva, in: BfArM, ONGNR: 38492, o. F.

der Akademie der Wissenschaften (AdW) in Berlin-Buch.[50] Drei Varianten für das weitere Vorgehen standen zur Diskussion:

1. Ein sofortiger Auslieferungsstopp des Ovosiston,
2. Die weitere Auslieferung des Ovosiston und die Veröffentlichung einer entsprechenden Argumentation oder
3. Die Änderung der Zusammensetzung des Ovosiston durch Austausch des Gestagens.

Im Ergebnisprotokoll wurde festgehalten, dass sich die versammelten Experten nach eingehender Prüfung für die zweite Variante entschieden hätten. Zur Begründung wurden mehrere Argumente angeführt: Zum einen lägen bisher keine exakten, nachprüfbaren Untersuchungsbefunde der amerikanischen Arzneimittelbehörde FDA bezüglich der Kanzerogenität von Chlormadinonacetat vor. Zum anderen sei die beobachtete Knötchenbildung in den Mammae der Beagle-Hunde, die ohnehin für Gewebswucherungen prädisponiert seien, bei einer sehr hohen Dosierung des CMA aufgetreten und in Versuchen mit Mäusen, Ratten und Affen nicht reproduzierbar. Darüber hinaus gäben die internationalen und nationalen Erfahrungen mit chlormadinonhaltigen Kontrazeptiva keine klinischen Anhaltspunkte für eine krebserzeugende Wirkung beim Menschen; vielmehr hätten neuere Untersuchungen Hinweise auf eine tumorhemmende Wirkung von Gestagenen geliefert. Nicht zuletzt musste aus wirtschaftlicher Perspektive festgestellt werden, dass ein sofortiger Ersatz des Chlormadinonacetats von der pharmazeutischen Industrie nicht zu realisieren war. Mitte des Jahres 1970 war zwar mit Non-Ovlon ein zweites Kontrazeptivum mit der anderen Gestagen-Komponente Norethisteronacetat zugelassen worden, doch war der VEB Jenapharm produktionstechnisch nicht in der Lage, kurzfristig die Rezeptur des Ovosiston umzustellen bzw. den gesamten Bedarf durch das neue Präparat zu decken – schließlich seien zwischen Januar und November 1970 in der DDR etwa 4,5 Millionen Packungen Ovosiston verschrieben worden.[51] Die versam-

50   Protokoll außerordentliche ZGA-Sitzung, a. a. O.
51   Protokoll außerordentliche ZGA-Sitzung, a. a. O. In der Folge bemühte sich das Ministerium für Gesundheitswesen allerdings, den »Ausweichovulationshemmer« Non-Ovlon besonders zu fördern und über gesteigerte Produktion und Einflussnahme auf die Verschreibungspraxis der Gynäkologen dessen Anteil am Gesamtumsatz der Kontrazeptiva zu erhöhen. Ziel war es, ein Verhältnis von

melten Fachvertreter waren sich einig: »Die in der BRD durch die Tages-Presse ausgelöste Psychose gegenüber der Pille, der die notwendige fachliche Untermauerung fehlt, bietet keine Veranlassung zu einer analogen Verhaltensweise.«[52] Das Gesundheitsministerium wurde aufgefordert, »gezielte Maßnahmen« zur Beruhigung der Öffentlichkeit zu ergreifen. Im Klartext bedeutete das: Zensur. »Kommentare zu den aus dem Ausland bzw. der BRD bekannt gewordenen Verhaltensweisen gegenüber CMA-haltigen Kontrazeptiva« seien zu unterbinden.[53] Eine Gegenargumentation des DDR-Gesundheitswesens sollte aktiv propagiert werden; nötigenfalls mithilfe der Massenmedien. Darüber hinaus wurden die DDR-Gynäkologen angewiesen, bei den vorgeschriebenen Kontrolluntersuchungen der Pillennutzerinnen besonders auf Knötchenbildungen in den Brüsten zu achten.[54] Um potenzielle Risiken weiter zu minimieren, wurde festgelegt, dass die internationale Entwicklung fortlaufend beobachtet und zugängliche Materialien gesammelt werden sollten. Außerdem wurde der VEB Jenapharm verpflichtet, eigene Kanzerogenitätstests durchzuführen, die allerdings aufgrund von Kapazitätsproblemen niemals stattfinden sollten.[55]

Die Entscheidung über die weitere Produktion und den Einsatz von Ovulationshemmern wurde in der Krisensituation des Jahres 1970 nicht von der politischen Führung angeordnet, sondern von einer Expertenrunde aus Medizinern, Pharmakologen und Abteilungsleitern beteiligter Behörden des Gesundheitswesens und der Industrie getroffen. Mit dem im Rückblick von DDR-Gynäkologen gepriesenen Mut[56] zu dieser Entscheidung und vor dem Hintergrund internationaler wissenschaftlicher Befunde, die die Ergebnisse der Beagle-Studie zunehmend zweifelhaft erscheinen ließen, gelang

Non-Ovlon zu Ovosiston von 4:1 zu erreichen, was eine Umkehrung der ursprünglichen Mengenverhältnisse bedeutete. Gründe für diese Maßnahmen waren allerdings nicht allein medizinische Erwägungen, sondern auch ökonomische Schwierigkeiten in der Bereitstellung der nötigen Rohstoffe für die Herstellung des Ovosiston. Ergebnisprotokoll über die Beratung zur Sicherung der Versorgung mit Ovulationshemmern, Berlin, den 23.4.1974, in: BfArM, ONGNR: 38492, o. F.

52   Protokoll außerordentliche ZGA-Sitzung, a. a. O.
53   Protokoll außerordentliche ZGA-Sitzung, a. a. O.
54   Protokoll außerordentliche ZGA-Sitzung, a. a. O.
55   Aktennotiz zum Problem Kanzerogenitäts-Testung Chlormadinonacetat (Ovosiston), 28.5.1981, in: BfArM, ONGNR: 38492, o. F.
56   Interview Carol/Klinger, 16.5.2011, 1:00:06.

es, eine Krise von Ovosiston für den Inlandsmarkt erfolgreich abzu-
wenden. Allerdings war der erhoffte devisenbringende Export nach
den Negativ-Schlagzeilen aussichtslos geworden.

Wenige Jahre später ereignete sich ein ähnlich gelagerter Fall. Seit
Mitte der 1970er Jahre kam eine neue Debatte um hormonhaltige
Gynäkologika auf. Speziell handelte es sich um das Präparat »Duogynon« der Westberliner Schering AG. Das Hormonmittel, 1950 auf
den Markt gebracht, diente der künstlichen Herbeiführung einer
ausbleibenden Regelblutung und wurde auch als Schwangerschaftstest eingesetzt. Bereits 1967 kam in Großbritannien der erste Verdacht
auf, dass das Mittel im Falle einer tatsächlichen Schwangerschaft zu
Missbildungen bei den Föten führen könne. In den folgenden Jahren
wurde der Verkauf von Duogynon in einer Vielzahl von Ländern
weltweit verboten – in der Bundesrepublik Deutschland jedoch blieb
das Präparat auch weiterhin auf dem Markt. Noch ein Skandal, den
Karl-Eduard von Schnitzler Anfang Januar 1979 in seiner Sendung
»Der schwarze Kanal« aufgriff. Nach bewährtem Muster zog er die
Parallele zum Contergan-Fall und klagte die westdeutsche Industrie
und das politische System an, die wider besseren Wissens nichts zum
Schutz der Bürger unternommen hätten:

> Also nicht etwa die Produktion eingestellt, da seien Gott und der
> Profit vor. Internationales Jahr des Kindes, na und? Nein, erst
> reagiert man überhaupt nicht, dann dementiert man, dann gibt
> man den Ärzten zaghafte, unauffällige versteckte Hinweise und
> schließlich gibt man dem schädlichen Mittel einen anderen Na-
> men und produziert weiter. Und alles, obwohl sich die Firma […]
> der Risiken bewußt war. Und niemand greift ein, keine Regie-
> rung, kein Minister, kein Gesundheitsamt.[57]

Schnitzler sprach von »260 Müttern in der BRD und über 700 Müttern in Großbritannien«, denen durch Duogynon missgebildete
Kinder beschert worden seien, während die Schering-Aktiengesell-
schaft zur gleichen Zeit »ihr Verkrüppelungspräparat« vom italieni-
schen und finnischen Markt zurückzuziehen gezwungen worden sei.
Als Bürger eines sozialistischen Staates, so schloss der Moderator
seine Argumentation, sei es gut, zu wissen, dass Herstellung, Erpro-

---

57   »Alles Gute und vor allem: Gesundheit!«, Sendemanuskript »Der schwarze Ka-
      nal« am 8.1.1979, S. 3, URL: http://sk.dra.de/grape/seite6.htm [25.3.2012].

bung, Verschreibung und Anwendung von Medikamenten »strengen Vorschriften und Kontrollen unterliegen, [...] sodaß hier weder ein schädliches Mittel in Umlauf kommen noch aus Leichtfertigkeit Medikamente unkontrolliert verschrieben oder über ihren Anwendungszweck hinaus mißbraucht werden können.«[58]

Schnitzlers Kritik an der inhumanen westdeutschen Profitgesellschaft und sein Loblied auf das sozialistische Gesundheitswesen wiesen allerdings einen argumentativen Haken auf: Denn genau jenes »Verkrüppelungspräparat« hatte die volkseigene pharmazeutische Industrie ebenfalls nachentwickelt, und die Gynäkologen setzten es unter dem Namen »Jephagynon« in der DDR gleichfalls als Schwangerschaftstest ein. Die Jenaer Professoren Wolfgang Carol und Gottwalt Klinger erinnern sich, dass der Vorsitzende des Zentralen Gutachterausschusses für Arzneimittelverkehr, Jung, damals sofort reagierte und die Wiederholung des »Schwarzen Kanals« im Frühprogramm des Fernsehens der DDR mittels persönlichem Anruf unterbunden habe.[59] Die Experten in den zuständigen Arzneimittelbehörden, in der Industrie und der Ärzteschaft hatten bereits seit Jahren die internationalen Nachrichten über das umstrittene Präparat verfolgt. Noch 1975 hatte die Gesellschaft für Gynäkologie und Geburtshilfe der DDR die Streichung eines vergleichbaren DDR-Hormonpräparates namens »Turignost« aus dem Arzneimittelverzeichnis abgelehnt. Im Oktober 1978 jedoch – lange vor Schnitzlers »Kanal«-Sendung – als sich die internationale Situation weiter zugespitzt hatte und Duogynon mittlerweile auch in Korea, Japan, Schweden, Australien, Neuseeland und England verboten worden war, hatte der DDR-Gesundheitsminister Mecklinger mit sofortiger Wirkung die Anwendung von Turignost und Jephagynon als Schwangerschaftsdiagnostika untersagt. Die Produktion von Turignost sollte zum 1. Januar 1979 eingestellt werden.[60] Dem Präparat Jephagynon wurde die Zulassung zwar nicht entzogen, jedoch wurde die Anwendung auf die rein medizinische Indikation einer

---

58 »Alles Gute und vor allem: Gesundheit!«, Sendemanuskript »Der schwarze Kanal« am 8.1.1979, S. 3 f., URL: http://sk.dra.de/grape/seite6.htm [25.3.2012].
59 Interview Carol/Klinger, 16.5.2011, 0:56:28.
60 Schreiben der HA Pharmazie und Medizintechnik an das Sekretariat des ZGA, 8.11.1978, in: BArch DQ 1/26698, Teil 2, o. F.

Gelbkörper-Insuffizienz begrenzt[61] und eine Verwendung ausdrücklich erst nach Ausschluss einer Schwangerschaft zugelassen.[62] Als weitere Sicherungsmaßnahme wurde verfügt, dass der Vorstand der Gesellschaft für Gynäkologie und Geburtshilfe unter Mitwirkung anderer medizinischer Fachkommissionen ein System der Meldepflicht für alle Kinder zu erarbeiten hatte, deren Müttern während der Schwangerschaft Östrogene und/oder Gestagene verabreicht wurden, um im Rahmen einer retrospektiven Studie die Frage des möglichen Zusammenhanges zwischen Hormongabe und erhöhtem Missbildungsrisiko klären zu helfen.[63]

Insofern hatte Schnitzler mit seiner Sendung im Januar 1979 im Grunde kein für das DDR-Gesundheitswesen wirklich heikles Thema berührt. Dennoch: zweifellos aus Furcht, eine uninformierte Öffentlichkeit, die von diesen Debatten und Entscheidungen hinter den Kulissen keinerlei Kenntnis hatte, könnte auf die Sendung mit Misstrauen und Unruhe reagieren, zog der oberste Gutachter die Notbremse und verhinderte die Zweitausstrahlung. Das Problem der Nicht-Information wollte man demnach mit weiterer Informationssperre wieder in den Griff bekommen.

Die Konflikte um die Hormonpräparate Chlormadinonacetat und Duogynon/Jephagynon zeigen exemplarisch die Funktionsmechanismen innerhalb des DDR-Gesundheitswesens. Unübersehbar sind der weitreichende Einfluss und die Macht von Experten aus Industrie und Medizin sowie von Leitungskadern staatlicher Institutionen. Politischer Steuerungswille und fachlicher Steuerungsanspruch trafen in der Entscheidungsfindung und im Handeln zusammen, ohne dass es im Einzelfall der politisch-ideologischen Anleitung übergeordneter Instanzen bedurft hätte. Unter Ausnutzung der ärztlichen Autorität wurde die Informationspolitik bewusst gesteuert, beschwichtigende Informationen über Risiken und Nebenwirkungen ausgegeben und die straffen Untersuchungs- und Kontrollsyste-

---

61 Protokoll der 209. ordentlichen Sitzung der Sektion Humanmedizin des ZGA vom 21.9.1978, Berlin, den 12.11.1978, in: BArch DQ 1/26698, Teil 2, o. F.; Protokoll der 226. ordentlichen Sitzung der Sektion Humanmedizin des ZGA am 4.12.1980, Berlin, den 29.12.1980, in: BArch DQ 1/26698, Teil 1, o. F.

62 Vgl. Klaus Gerecke: Arzneimittel-Verzeichnis. Ausgabe 1986, Teil 1: zugleich Preiskatalog für Arzneifertigwaren und Standard-Rezepturen, im Auftrag des Ministeriums für Gesundheitswesen hg. v. Institut für Arzneimittelwesen der DDR, Berlin ²1986, S. 170, 228, 260.

63 Protokoll 209. ZGA-Sitzung, in: BArch DQ 1/26698, Teil 2, o. F.

me des DDR-Gesundheitswesens als besonders effektive Sicherungsinstanzen propagiert. Die rasch steigende Anzahl der Pillennutzerinnen in der DDR ist ein Indiz dafür, dass diese Strategie Erfolg hatte. Zugleich jedoch unterstreichen diese Befunde, dass es im Gefüge des Machtapparates neben der zentralen und allmächtigen SED-Führung noch Raum für ein selbstbewusstes Handeln der intermediären Eliten gab, die in Form von Expertennetzwerken prägenden Einfluss auf die (Gesundheits-)Politik in der DDR ausübten.

Der VEB Jenapharm hatte unterdessen seine Hormonforschung und -produktion konsequent vorangetrieben. Bereits in der ersten Hälfte der 1960er Jahre war unter strengster Geheimhaltung mit wissenschaftlichen und chemisch-technischen Arbeiten zur totalsynthetischen Herstellung von Steroidhormonen begonnen worden.[64] Dieses Verfahren versprach eine vom Rohstoffimport unabhängige, mengenmäßig abgesicherte und international konkurrenzfähige Herstellung von Steroidhormonen und damit auch der Pille.[65] Dabei orientierte sich Jenapharm abermals an den Entwicklungen der Konkurrenten im Westen. Mit der totalsynthetischen Herstellung des östrogenen Pillenbestandteils Mestranol wurde Ende 1966 der Nachweis erbracht, dass die Verfahren funktionierten. Die Kolleginnen und Kollegen des Forscherkollektivs bekamen dafür eine Wettbewerbsprämie in der stattlichen Höhe von 10.000 Mark überreicht.[66] 1970 konnte mit Non-Ovlon eine weitere Pille auf einer neuen Wirkstoffbasis in der DDR eingeführt werden.[67] Mit Ovosis-

64 Interview Onken, 15.2.2012, 0:21:23.
65 Die Planungen sahen für den Zeitraum von 1966 bis 1970 den Übergang zur Totalsynthese vor, da die Produktion auf Basis von Schweinegalle nicht weltmarktfähig sei. Mit einem finanziellen Investitionsaufwand von 10,5 Millionen Mark sollte bis 1970 die totalsynthetische Großproduktion von Steroidhormonen umgesetzt werden. Aufgabenkomplex zum Plan Neue Technik 1966/1970, in: BArch DF 4/4467, Bd. 2, o. F. (Zahlenangaben in den Planungen z. T. abweichend).
66 Interview Onken, 15.2.2012, 1:24:30; Abschrift Wettbewerbsvertrag der sozialistischen Arbeitsgemeinschaft »Neue Hormonpräparate«, Jena, 20.6.1965, in: BArch SAPMO DY 38/1858, Bl. 98 ff.
67 Non-Ovlon, ein Kombinationspräparat mit 1 mg Noräthisteronacetat und 0,08 mg Mestranol wurde mit Wirkung zum 6.10.1970 in das Arzneimittelverzeichnis der DDR aufgenommen. Ab 1972 wurde der östrogene Wirkstoff Mestranol, um internationalen Anforderungen zu genügen, durch 0,05 mg Ethinylöstradiol ersetzt. Die klinischen Erprobungen fanden an den Universitätsfrauenkliniken in Jena, Leipzig, Rostock und Greifswald statt. Als internati-

ton, Non-Ovlon und dem ebenfalls 1970 zugelassenen Sequenz-Ovosiston standen den praktizierenden Gynäkologen nunmehr drei Varianten von hormonellen Verhütungsmitteln zur Verfügung. Sie konnten Frauen bei Bedarf ein für sie möglicherweise verträglicheres Präparat verschreiben. Non-Ovlon, so schrieben die Jenaer Gynäkologen Klinger, Hempel und Böhm in einem Beitrag für die Fachzeitschrift *medicamentum*, sei für eine individuelle hormonelle Therapie als »Bereicherung« anzusehen. Dank der »geringen Nebenwirkungsrate« sei das Präparat in der Lage, den Kreis der Pillennutzerinnen weiter zu vergrößern.[68] Die Verhütung mittels Pille wurde im Verlauf der 1970er Jahre zur Normalität in der DDR.

In der Ära Honecker erfuhr die »Wunschkindpille« im Kontext des weiteren Ausbaus der Familien- und Sozialpolitik einen nochmaligen Aufschwung, und im Gesetz über die Unterbrechung der Schwangerschaft vom 9. März 1972 wurde die kostenfreie Abgabe hormonaler Kontrazeptiva auf Rezept festgeschrieben. Die »Wunschkindpille« wurde zum Massenphänomen: Bis 1980 stieg der Anteil der Frauen zwischen 15 und 45 Jahren, die die Pille zur Empfängnisverhütung nahmen, auf etwa 40 Prozent an.[69] Der eingeschlagene Weg einer als modern verstandenen Form der Verhütung und Familienplanung mittels Pille war unumkehrbar geworden. Politische Ziele und individuelle Bedürfnisse liefen an diesen Punkt zusammen.

onale Vergleichspräparate wurden etwa die Pillen Etalontin von Parke-Davis oder Minovlar von Schering angegeben. BfArM, ONGNR: 38516, o. F.

68 Gottwalt Klinger/E. Hempel/W. Böhm: Non-Ovlon – Erfahrungen mit einem neuen oralen Kontrazeptivum, in: medicamentum 9/1970, S. 262-267, hier S. 267.

69 Abteilung Frauen, Bericht über die Ergebnisse der Untersuchung über die Handhabung der gesetzlichen Festlegungen über die Schwangerschaftsunterbrechung, Berlin, den 9. Juni 1980, in: BArch SAPMO DY 34/14615, o. F. Der Soziologe und Sexualwissenschaftler Kurt Starke schätzt ein, dass über 90 Prozent der Frauen in der DDR Erfahrungen mit hormoneller Kontrazeption gehabt hätten. Interview mit Kurt Starke, geführt von Christian König am 21.3.2011 in Zeukritz, 0:05:00.

4 Die Liberalisierung der Abtreibung

4.1 Fristenlösung im Eilverfahren

Die Volkspolizistin Simone Möller,[1] Mutter von vier Kindern, wandte sich am 3. Juli 1968 mit einer Eingabe an das Gesundheitsministerium, nachdem ihr Antrag auf Abbruch einer fünften Schwangerschaft von der örtlichen Interruptio-Kommission abgelehnt worden war. Sie bat die »Genossen« im Ministerium, die Entscheidung der Kommission zu überprüfen. Sie sei dreißig Jahre alt, ihre Kinder seien 1956, 1960, 1961 und 1964 geboren. »Sie wissen selbst, eine Familie mit 4 Kindern, täglich 8 Stunden angestrengte Arbeit, der Haushalt u. viele Kleinigkeiten mehr, wie schwer das ist, alles unter einen Hut zu bringen. Ein weiteres Kind würde es mir unmöglich machen, meine Arbeit weiter aufrecht zu erhalten.« Die »Zukunft einer Frau«, so schrieb sie, »würde im wahrsten Sinne des Wortes zerstört«. Auch nervlich sei sie am Ende ihrer Kräfte. Am Schluss ihres Schreibens fügte sie noch eine versteckte Drohung an: Als Angehörige der Volkspolizei wolle sie nicht – wie andere »Bürger unserer Republik« – in die ČSSR oder nach Polen fahren, um dort »gegen Bezahlung eine ärztliche Unterbrechung« machen zu lassen.[2]

Die zuständige Sachbearbeiterin im Ministerium ließ sich jedoch weder von der Ankündigung der Schreiberin beeindrucken, ihren Beruf aufzugeben, noch reagierte sie auf den Verweis auf alternative Möglichkeiten in den sozialistischen Nachbarländern. Sie beantwortete die Eingabe von Frau Möller routiniert mit Standardformulierungen, und wies darüber hinaus noch darauf hin, dass die Genossin es offensichtlich versäumt habe, sich rechtzeitig über Verhütungsmöglichkeiten beraten zu lassen.[3]

Das Schreiben der verzweifelten Polizistin ist kein Einzelfall. Es verdeutlicht, wie eng nach wie vor der Entscheidungsspielraum der Interruptio-Kommissionen war, bzw. wie restriktiv die Anordnung

---

1   Name geändert.
2   Eingabe Simone Möller an Ministerium für Gesundheitswesen, 3.7.1968, in: BArch DQ 1/6324, Bl. 159 f.
3   Schreiben Abendroth, Sektor Gesundheitsschutz für Mutter und Kind, Ministerium für Gesundheitswesen, an S. Möller, 9.7.1968, in: BArch DQ 1/6324, Bl. 158.

von 1965 ausgelegt wurde. Die Unzufriedenheit vieler Frauen und Männer mit der bestehenden Situation konnte sich öffentlich nicht artikulieren. Aber es gab die DDR-typische Kommunikationsform zwischen Bürgern und Staatsfunktionären – die Eingaben. Sie kamen in der Mehrzahl von jungen, gut ausgebildeten Frauen. Die Historikerin Atina Grossmann untersuchte in den neunziger Jahren Schreiben von Frauen aus der zweiten Hälfte der 1960er Jahre, die gegen die Ablehnung ihrer Anträge auf Unterbrechung der Schwangerschaft Beschwerde einlegten.[4] Diese Frauen, so Grossmann, hätten sich die Rhetorik des Regimes bezüglich der gesellschaftlichen Teilhabe und Entwicklung der Frauen durchaus selbstbewusst zunutze gemacht. Sie argumentierten nicht selten aus der Position loyaler sozialistischer Bürgerinnen heraus, die bestrebt waren, ihre gesellschaftlichen Verpflichtungen von Berufstätigkeit und Mutterschaft miteinander zu vereinbaren. Darüber hinaus jedoch forderten sie das Recht auf eigenverantwortliche Geburtenregelung ein – in besonderen Fällen eben auch durch die Abtreibung.[5]

Der Historiker Michael Schwartz spricht in diesem Zusammenhang von einem »doppelten Reformdruck«, der für den Kurswechsel der SED in Sachen Abtreibung zu Beginn der siebziger Jahre entscheidend gewesen sei. Neben den Protestschreiben der Frauen, die zunehmend nicht mehr baten, sondern forderten, hätten sich auch die in den Bereichen Justiz und Gesundheit aufgestiegenen jüngeren Funktionärinnen für eine Liberalisierung eingesetzt.[6] Dabei konnten sie auf Unterstützung der deutlich älteren Mitglieder der Frauenkommission im Politbüro rechnen.

Zu den internen Einflüssen kamen externe Faktoren aus West und Ost hinzu. Gegenüber den osteuropäischen Nachbarländern hatte die DDR einen Nachholbedarf: In Polen, der ČSSR und Ungarn war der Schwangerschaftsabbruch nach sowjetischem Vorbild bereits Mitte der 1950er Jahre freigegeben worden. Gleichzeitig eröffnete sich dem DDR-Regime in der Frage des Schwangerschafts-

4 Atina Grossmann: »Sich auf ihr Kindchen freuen«. Frauen und Behörden in Auseinandersetzungen um Abtreibungen Mitte der 1960er Jahre, in: Alf Lüdtke/Peter Becker (Hg.): Akten. Eingaben. Schaufenster. Die DDR und ihre Texte. Erkundungen zu Herrschaft und Alltag, Berlin 1997, S. 241 ff.
5 Vgl. Grossmann: »Sich auf ihr Kindchen freuen«, S. 251 f.
6 Michael Schwartz: Zwei deutsche Abtreibungspolitiken und das vereinigte Deutschland, unveröffentlichter Vortrag während des Historikertages in Göttingen 2014.

abbruchs eine der seltenen Möglichkeiten, sich aufgeschlossener und moderner zu präsentieren als der westliche Nachbarstaat. In der Bundesrepublik flammte zu Beginn der 1970er Jahre eine heftige Auseinandersetzung um den § 218 auf, angestoßen von den Reformankündigungen der sozialliberalen Koalition und befeuert durch die spektakuläre Selbstanzeige von mehr als 300 prominenten Frauen in der Zeitschrift *Stern* unter der Überschrift: »Ich habe abgetrieben.«[7]

Nach der Deutung von Herta Kuhrig habe die Vorsitzende der SED-Frauenkommission, Inge Lange, diese aufgeheizte Situation in der Bundesrepublik zu nutzen verstanden. »Und das war also der Moment, wo sie zugeschlagen hat im Interesse der Frauen«, erinnert sich die damalige Leiterin der Forschungsgruppe »Die Frau in der sozialistischen Gesellschaft«. Im Interview schildert Kuhrig, wie es Inge Lange »in weiblicher Schläue« gelungen sei, die Männer des Politbüros an ihrem neuralgischen Punkt, dem Gedanken des Wettlaufs mit dem Westen, zu packen. Sie habe ihnen klargemacht, »dass das wohl der angegebene Moment wäre, wo man nun damit uffräumen muss, also dass man die Schwangerschaftsunterbrechung freigibt. So, und das war '72«.[8]

Herta Kuhrig bezieht sich hier vermutlich auf die Sitzung des Sekretariats des SED-Zentralkomitees am 1. Dezember 1971, auf der Inge Lange als Leiterin der Frauenabteilung einen Bericht »Über die Entwicklung der Beschäftigung der Frauen in der Produktion« vortrug und sich wieder einmal mit dem Problem der Vereinbarkeit von Familie und Beruf auseinandersetzte. Gegenüber Erich Honecker, der Mitte 1970 Walter Ulbricht als Parteichef abgelöst hatte und der den Ehrgeiz besaß, sozialpolitisch neue Akzente zu setzen, forderte Lange einerseits Anstrengungen zur Qualifizierung der Industriearbeiterinnen, um mehr Frauen in Vollzeitbeschäftigung zu bringen und andererseits soziale Fördermaßnahmen zur Stimulierung der Geburtenentwicklung.[9]

Eher beiläufig fügte sie dann noch hinzu, der Vergleich mit anderen sozialistischen Staaten zeige, dass die (unbefriedigende) Gebur-

---

7 Stern, Nr. 24/1971 vom 6.6.1971.

8 Interview mit Herta Kuhrig, geführt von Christian König am 3.11.2011 in Berlin, 0:05:30

9 Abt. Frauen: Bericht »Über die Entwicklung der Beschäftigung der Frauen in der Produktion«, Berlin, den 24.11.1971, in: BArch SAPMO DY 30/J IV 2/3/1815, Bl. 50 ff.

tenentwicklung offensichtlich in Zusammenhang mit der veränderten gesellschaftlichen Stellung der Frau, sprich ihrer Berufstätigkeit, stehe. Kein Zusammenhang bestehe hingegen mit der gesetzlichen Regelung des Schwangerschaftsabbruchs. Schließlich gelte in den anderen sozialistischen Staaten (außer Rumänien) seit Mitte der 1950er Jahre bereits die Fristenlösung.

Offenbar konnte Inge Lange – mit dem ihre Position stärkenden Hinweis auf die Debatte in Westdeutschland – die versammelten SED-Kader überzeugen. Daraufhin wurde sie beauftragt, bis Mitte Dezember (!) einen Vorschlag für die Einführung der Fristenlösung in der DDR auszuarbeiten. Nur zwei Tage später hatte Inge Lange das prinzipielle Einverständnis Erich Honeckers zum weiteren Vorgehen eingeholt.[10] Zur entscheidenden abschließenden Sitzung des Politbüros am 14. Dezember 1971 waren als Fachvertreter Gesundheitsminister Mecklinger, der Leiter der Abteilung Gesundheitspolitik beim ZK der SED, Werner Hering, sowie Inge Lange als Verantwortliche der Beschlussvorlage geladen. Das Politbüro legte auf dieser Sitzung fest, dem Ministerrat eine »Empfehlung« für die Ausarbeitung einer neuen gesetzlichen Regelung der Schwangerschaftsunterbrechung in der DDR zu unterbreiten. Diese Empfehlung wurde umgehend zum gemeinsamen Beschluss von Politbüro, Zentralkomitee und Ministerrat deklariert – und auch der Inhalt des Gesetzes stand bereits fest: Frauen sollten innerhalb der ersten drei Monate eigenverantwortlich über den Abbruch einer Schwangerschaft entscheiden können.[11] Der Fristenlösung wurde in der DDR damit im Eilverfahren der Weg geebnet.

Durch eine parteiinterne Information waren alle Bezirks- und Kreisleitungen über die neuen Bestimmungen in Kenntnis zu setzen. Eine Troika – bestehend aus dem Staatssekretär für Kirchenfragen, Kurt Seigewasser, dem Abteilungsleiter für Kirchenfragen des ZK der SED, Willi Barth, sowie einem leitenden Genossen des Ministeriums für Gesundheitswesen – sollte den Kirchenleitungen die Bedeutung des Politbürobeschlusses in einem Gespräch näherbringen. Dass die Vorgabe des Politbüros im staatssozialistischen Herrschaftssystem umgesetzt werden würde, stand außer Frage. Allerdings ging

10   SED-Hausmitteilung von Abteilung Frauen an Genossen Honecker, 3.12.1971, in: BArch SAPMO DY 30/ IV A2/17/83, o. F.
11   Anlage Nr. 5 zum Protokoll Nr. 29/71: Sitzung des Politbüros des Zentralkomitees am 14. Dezember 1971, in: BArch SAPMO DY 30/J IV 2/2/1370, Bl. 13 f.

es diesmal nicht, wie noch im Jahr 1965, lediglich um eine Verordnung des Gesundheitsministers, in diesem Fall musste die Volkskammer ein neues Gesetz beschließen. Eine öffentliche Diskussion darüber aber fand auch in diesem Fall nicht statt. Am Abend des 22. Dezember 1971 berichtete die *Aktuelle Kamera* von dem Beschluss des Politbüros, tags darauf war im *Neuen Deutschland* die knappe Ankündigung zur Neuregelung der Schwangerschaftsunterbrechung zu lesen.[12]

4.2 Erlaubt, aber nicht empfohlen

»Das kam ganz über Nacht«, erinnert sich Lykke Aresin, eine der Pionierinnen der Sexualaufklärung in der DDR,[13] und bezieht sich damit auf die Ankündigung des SED-Politbüros und des Ministerrates der DDR, die »Schwangerschaftsunterbrechung« – so die offizielle Diktion – gesetzlich neu zu regeln. An dem Tag, als der Beschluss publik wurde, fand in Rostock gerade eine Tagung der »Gesellschaft für Familienplanung« statt. Dort traf sich alles, was in der DDR Rang und Namen hatte auf dem Gebiet der Geburtenregelung, Sexualaufklärung, Gynäkologie und Sozialpolitik. Und anscheinend wurden alle von der Nachricht überrascht. Lykke Aresin: »Wir hatten einen Professor von der Charité, also den Chef damals, eingeladen, um dort zu sprechen, aber über ein ganz anderes Thema. Und in der Nacht ist dann entschieden worden, also kriegten wir die Nachricht, dass das freigegeben ist.«

Der »Professor von der Charité«, vermutlich ist der bekannte Gynäkologe Helmut Kraatz[14] gemeint, habe plötzlich vor einem leeren Saal gestanden, »weil alles rüberlief« in einen anderen Raum, wo diese Neuigkeit verkündet wurde. In einem Detail erinnert sich Lykke Aresin nicht ganz korrekt, denn an diesem Tag wurde die Abtreibung noch nicht »freigegeben«. Zwischen dem Politbüro-Beschluss am 22. Dezember 1971 und der Formalität der Abstimmung

---

12 Gemeinsamer Beschluß des Politbüros des ZK der SED und des Ministerrates der DDR, in: Neues Deutschland, 23. Dezember 1971, S. 2.

13 Interview Aresin, 29.7.2010, Datei 1, 0:37:23.

14 Prof. Dr. Helmut Kraatz, einer der bedeutendsten Gynäkologen der DDR, hatte von 1951 bis 1970 den Lehrstuhl für Frauenheilkunde und Geburtshilfe an der Berliner Charité inne.

in der Volkskammer über die Fristenlösung, die den Schwangerschaftsabbruch ohne Einschränkungen bis zur zwölften Woche erlaubte, vergingen noch etwa zweieinhalb Monate.

Wenn Lykke Aresin im Interview auch versicherte, sie sei an der Vorbereitung der gesetzlichen Neuregelung nicht beteiligt gewesen, so hatten doch sie und andere Akteure auf dem Gebiet der Familienplanung, der Sexualaufklärung sowie der Frauenpolitik hinter den Kulissen zweifellos ihren Beitrag zu dieser Entwicklung geleistet, wobei es ihr und ihren Kolleginnen und Kollegen dabei vor allem um eine Eindämmung der immer noch hohen Zahl der illegalen Abtreibungen ging.

Wie auch schon im Mutterschutzgesetz von 1950 und in der Instruktion über die Indikationserweiterung von 1965 blieb es auch im neuen Gesetz bei dem etwas seltsamen Begriff »Schwangerschaftsunterbrechung«. Die von uns interviewten Frauen benutzen diese Formulierung bisweilen, aber sie verwenden auch andere, historisch ältere Bezeichnungen. Gerda Ehlers spricht davon, dass man bei einer ungewollten Schwangerschaft nach Berlin fahren und sich »das abnehmen« lassen konnte. Jemandem etwas abnehmen: das könnte auch bedeuten, dass jemand anderes etwas an seiner/ihrer Stelle weiterträgt. Es bezeichnet jedoch einen illegalen und zugleich höchst gefährlichen Vorgang. Das drastischere »wegmachen lassen« stammt ebenfalls aus der Zeit, in der verzweifelte Frauen Hilfe bei »Kurpfuscherinnen« oder »Engelmacherinnen« suchten. Brigitte Rösler sagt, sie habe ihr drittes Kind nicht »wegmachen« lassen wollen: »… kostete viel und das wollte mein Mann nicht, weil er Angst hatte.« Hier scheint es so, als hätten die Vorbehalte des Mannes den Ausschlag für die Entscheidung gegeben. Anschließend jedoch unterstreicht sie noch einmal die eigene Distanz gegenüber einer Abtreibung und erwähnt unvermittelt ihre Schwester: »aber die hatte meiner Ansicht nach öfter mal 'ne Fehlgeburt, oder so was am Unterleib«. »Fehlgeburt« oder »was am Unterleib« konnten offenbar auch Deckworte für eine illegale Abtreibung sein. Für die befragten Frauen aus der Gruppe der »Kriegskinder« war ein legaler Schwangerschaftsabbruch erst in ihren letzten fruchtbaren Jahren möglich. Ihr Sprachgebrauch ist von Andeutungen und Umschreibungen geprägt. Helga Brinkmann berichtet als Einzige überhaupt aus dieser Gruppe von einer Abtreibung, die sie im Alter von 41 Jahren vornehmen ließ, und sie spricht das Wort direkt aus: »Wir wollten keine

Kinder mehr [...], und da war das ja denn freigegeben, dass wir abtreiben können. Und das weiß ich noch, da war ich in Buch und da haben wir abtreiben lassen«, sagt sie und möchte mit diesem »wir« wohl vor allem die Tatsache unterstreichen, dass ihr Ehemann ebenso hinter der Entscheidung stand.

Die zu den »Kindern des Aufbaus« gehörende Monika Augustin war zwanzig Jahre alt, als die Fristenlösung beschlossen wurde. Mit insgesamt drei, vielleicht sogar vier Abtreibungen – ganz deutlich wird das in ihrer Erzählung nicht – hält sie den »Rekord« unter unseren Interviewpartnerinnen. Es scheint, als sei sie recht unbekümmert mit dieser neuen Möglichkeit verfahren, gleichzeitig aber hat sie Schwierigkeiten, das Geschehen überhaupt in Worte zu fassen:

Klingt vielleicht jetzt blöde, aber dann sind ..., ich bin ehrlich, ja noch dreie zustande gekommen. Aber, war mir von vornherein klar: Nicht behalten! Das war für mich normal, der Gang oder die Gänge, sag ich mal. [...] Sie wissen, was ich meine?
A.L.: Ja, Sie haben die Kinder abtreiben lassen.

Sie sei damit »zurechtgekommen«, setzt sie sogleich hinzu, nachdem die Interviewerin das Wort ausgesprochen hat. Doch ihre Sprachlosigkeit und die Tatsache, dass sie »es«, wie sie sagt, außer ihrer Schwester niemandem erzählt habe, verweisen auf ihre ambivalente Haltung. Ihre Schamgefühle bezogen sich zumindest auf die Reaktion des sozialen Umfeldes, »... ist schon lange her, schon lange her«, sagt sie, wie um sich selbst zu beruhigen, und um das Thema endlich abzuschließen.

Fünf Jahre nach der Geburt ihres ersten Kindes hatte Birgit Herfurt 1973 eine »Unterbrechung«. Sie und ihr Mann waren sich zu dieser Zeit nicht sicher, ob sie überhaupt ein zweites Kind wollten. Auf jeden Fall, meint Frau Herfurt, sei es der falsche Zeitpunkt gewesen. Sie kann nicht sagen, wie es zu der ungewollten Schwangerschaft kam, ob sie die Pille vielleicht unregelmäßig genommen hatte, offenbar gibt es da eine Erinnerungslücke, die sie auch so benennt: »Das wollte ich richtig streichen«, sagt sie. Man habe »nicht groß« darüber gesprochen, »man wurde auch dort [in der Klinik – A.L.] nicht noch mal irgendwo ..., dass man über die Sache reden musste, warum und weshalb ...« Einerseits habe es sie »Überwindung« gekostet, andererseits habe sie nicht das Gefühl gehabt, dass »ich nu was ganz Schlimmes mache«. Ihre zwiespältigen Gefühle versuchte sie zu beherrschen, indem sie »die Sache« nicht wirklich an sich herankommen ließ. Doch letztlich sei sie das »ganz lange irgendwie nicht losgeworden, sodass dann irgendwann doch der Wunsch kam, wahrscheinlich, mit dem zweiten Kind«. Die zweite Tochter, ein Nachkömmling wie Frau Herfurt selbst, wurde vier Jahre nach der Abtreibung geboren.

Ebenso direkt zieht Christina Ullmann die Verbindung zwischen ihrer Erfahrung eines Schwangerschaftsabbruchs und der späteren Geburt ihrer Tochter: Als sie mit 31 Jahren zum ersten Mal schwanger wurde, tat sie, was der Vater des Kindes – der ausdrücklich keine feste Beziehung, keine Familie wollte – von ihr erwartete:

> Deswegen hab ich das Kind abgetrieben und danach ging's mir aber scheiße, also richtig scheiße, hinterher so, total geheult…, das war nicht so ein bewusstes Bereuen, sondern anscheinend war das ganz tief in meiner Seele…, hat mich das sehr traurig gemacht.

Als sie ein Jahr später erneut schwanger wurde, sei es für sie »absolut kein Thema« gewesen, »nochmal abzutreiben«.

Kaum eine der Frauen, die von ihren Schwangerschaftsabbrüchen berichten, hat diesen Eingriff leichtgenommen, auch wenn seelische Belastung oder nachträgliche Verlustgefühle manchmal nur indirekt in den Sätzen aufscheinen. Wie bei Hella Karsch, die mit dem »Schwangerschaftsabbruch« ein Jahr nach der Geburt ihres ersten Kindes und mitten im Abendstudium »keine Probleme« hatte, wie sie versichert: Nur das indirekte »man«, zu dem sie wechselt, verrät eine vorsichtige Distanz zu den eigenen Gefühlen: »Man« habe die Möglichkeit gehabt, und »man« habe sich entschieden. Auch der Satz, den sie noch anhängt, lässt ahnen, dass diese Unbeirrbarkeit durchaus Mühe kostete: »Wenn man sich einmal entschieden hat, dann sollte man hinterher auch nicht mehr zweifeln.« Eine solche Haltung fiel Margit Unger sichtlich schwerer. »Hinterher«, zu Hause vor dem Fernseher, habe sie weinen müssen, als ein Film lief, in dem eine Frau ein Baby bekam. Aber das habe sie »mehr heimlich« getan, sagt sie, und mit ihrem Mann nicht darüber gesprochen, »dass es ja doch ein Stück Leben ist von uns beiden – also, wir hatten gesagt, wir wollen das nicht und basta«.

Von den insgesamt 47 befragten Frauen aller drei Altersgruppen erzählten uns elf, dass sie einmal oder mehrmals abgetrieben hatten.

Die meisten von ihnen gehören – erwartungsgemäß – zur Gruppe der »Babyboomerinnen«, denen die neue gesetzliche Regelung vom Beginn ihrer fruchtbaren Periode als Möglichkeit zur Verfügung stand. Das ist jede fünfte Frau innerhalb dieses Samples – natürlich keine statistisch relevante Größe. Aus den Statistiken jener Jahre geht hervor, dass die Zahl der Geburten in der DDR seit Mitte der sechziger Jahre erst allmählich und dann immer schneller abnahm und die Zahl der legalen Aborte seit 1972 steil in die Höhe schnellte.[15] Auf alle Fälle wurden zunächst bedeutend mehr Kinder abgetrieben, als von den Entscheidungsträgern im Politbüro erwartet und gewünscht war. Eine der Befürworterinnen des Gesetzes, Herta Kuhrig, damals Leiterin der Forschungsgruppe »Die Frau in der sozialistischen Gesellschaft« an der Akademie der Wissenschaften der DDR und Mitglied der Frauenkommission des SED-Zentralkomitees, spricht im Rückblick von »Fehlern«, die gemacht worden seien. Im Hinblick auf die »Freigabe der Schwangerschaftsunterbrechung« hätten sie »furchtbar viel verschenkt«. Kuhrig fällt es sichtlich schwer, den Zwiespalt, die ideologische Klemme, in der sie und vermutlich auch die anderen Frauen in der Kommission steckten, zu formulieren: Einerseits habe man den Frauen das Recht geben müssen, die Schwangerschaft »zu unterbrechen«, andererseits jedoch sei es »was Negatives [gewesen,] es sollte nicht sein«. Darüber habe man aber überhaupt nicht diskutiert.[16] Während also die Initiatorinnen der Fristenlösung einerseits stolz waren auf die neue Freiheit und den Gewinn an Eigenverantwortung, die sie den Frauen bescherten, gerieten sie andererseits durch den Anstieg der Abtreibungen und die sinkenden Geburtenzahlen in Erklärungsnöte.

Unter den Interviewpartnerinnen, die mehrheitlich die Frage, ob sie je abgetrieben haben, verneinten, zeichnen sich im Wesentlichen zwei Haltungen ab: Für die einen war eine Abtreibung – zumeist aus christlicher Motivation oder familiärer Prägung – grundsätzlich keine Option. Die anderen zeigten sich fragend oder schwankend. Sie berichten davon, dass sie einen Schwangerschaftsabbruch zunächst erwogen, sich dann aber im Verlaufe eines oft sehr emotionalen Konflikts dagegen entschieden haben. Valerie Bartmann war

15 Henry P. David (ed.): From Abortion to Contraception. A Resource to Public Policies and Reproductive Behavior in Central and Eastern Europe from 1917 to the Present, Westport Connecticut/London 1999, S. 124 ff.
16 Interview Kuhrig, 27.9.2011, Datei 1, 0:54:20.

zunächst der Meinung, »unterbrechen«, wie sie es nennt, käme für sie durchaus in Frage. Wie Ursula Erksen nahm auch sie keine Pille und verhütete nach der Kalendermethode. Als sie zum dritten Mal – diesmal ungewollt – schwanger wurde, wurde ihr jedoch bewusst, dass sie es nicht fertigbringen würde, das Kind abzutreiben. »Es hat nichts mit Glauben oder irgendwas zu tun, aber ich konnte das nicht. Wenn man dann abends das zweite ins Bett legt und denkt, na ja, das dritte hat kein Recht zu leben, nur weil du das so bestimmst.« Diese Erfahrung war für Frau Bartmann der Anstoß, nun doch die Pille zu nehmen (»Schluss aus, soll passieren, was will«), denn noch einmal wollte sie nicht in solche Gewissensnöte geraten.

Wie ambivalent die emotionale Situation der betroffenen Frauen sein konnte, und wie groß manchmal die Kluft zwischen damaliger Haltung und späterer Bewertung, zeigt das Beispiel von Katharina Merker, deren widersprüchliche Äußerungen es erschweren, sie einer der beiden Gruppen zuzuordnen. Abtreibung sei für sie »Mord«, sagt sie, das habe mit ihrer Religion – sie ist praktizierende Katholikin – nichts zu tun. Im Zusammenhang mit ihrer vierten, eher ungewollten, Schwangerschaft 1969/70 erklärt sie zunächst, ein legaler Abbruch sei zwar möglich gewesen, sowohl für sie als auch für ihren Mann sei das aber nicht infrage gekommen.[17] In einem anderen Zusammenhang erzählt sie die Geschichte noch einmal, nun mit einer anderen Note: »Er [der Ehemann – A.L.] wollte nur dieses letzte Kind …, da hätte er sich beinahe entschlossen, dass man das abtreiben könnte.« Sie jedoch hätte das strikt verneint. Im weiteren Verlauf ihrer Erzählung entsteht allerdings der Eindruck, als hätte auch sie zunächst geschwankt. Sie berichtet nämlich von zwei Beratungsterminen mit zwei verschiedenen Ärzten, die mit Verweis auf ihre vorangegangenen Kaiserschnitte einen Schwangerschaftsabbruch abgelehnt hätten: Ihr behandelnder Frauenarzt, so sagt sie, habe sie zu einem Kollegen geschickt: »Und da hat der gesagt, nee, bei Ihnen brauchen wir … Sie brauchen sich gar nicht auf den Stuhl setzen, wenn hier drei sectios[18] waren, dann mache ich keine Unterbrechung, würde ich gar nicht befürworten, da kann was schiefgehen.«

---

17 Frau Merker spricht hier von einer Zeit, als der Schwangerschaftsabbruch noch nicht freigegeben war, aber in ihrem Falle (viertes Kind und mehrere Risikoschwangerschaften und -geburten) hätte ein entsprechender Antrag vor der Interruptio-Kommission wohl durchaus Chancen gehabt.

18 Sectio = Kaiserschnitt.

Warum sollten zwei Ärzte einen Eingriff ablehnen, um den sie gar nicht gebeten wurden? Es scheint, als habe Frau Merker es verdrängt, dass sie ebenso wie ihr Mann einen Schwangerschaftsabbruch zunächst erwogen hat. Nur so ergeben die Aussagen der Ärzte, die sie in der quasi zwingenden Logik ihrer detailreichen Erzählung offenbar getreulich wiedergibt, einen Sinn.

Es fällt auf, dass in den Argumenten unserer Interviewpartnerinnen für das zunächst nicht in den Lebensplan passende Kind oft vom »Herzen« die Rede ist: »Ich hab es nicht übers Herz gebracht«, im »Herzen« müsse noch Platz für ein weiteres Kind sein, so als ob hier Herz und Kopf, Gefühl und Verstand miteinander im Widerstreit lagen. Gleichsam im Umkehrschluss sagt Paula Kelling, ihr habe 1990, als sie sich zwischen zwei Männern entscheiden musste, der »klare Kopf« gefehlt, um sich zu einer Abtreibung zu entschließen. Bei der Abwägung aller Ambitionen, Ängste und Überzeugungen hatten wohl letztlich nur wenige – allerdings entscheidende – Millimeter den Ausschlag gegeben, sich gegen den Abbruch und für das Kind zu entscheiden. Was über das vielbeschworene Herz hinaus dabei jeweils maßgeblich war – die Haltung des Partners, Vorbilder im familiären oder Freundesumfeld, moralische Botschaften der Mütter –, bleibt oft unausgesprochen. Einige Äußerungen in den Interviews weisen auf »Abtreibungskontinuitäten« in den Familien hin. Für eine Frau, deren Mutter bzw. Großmutter bereits illegal oder legal abgetrieben hatte und die dieses Wissen überlieferte, war die Hürde vermutlich niedriger als für eine Frau, die von solchen Vorgeschichten entweder nichts erfuhr oder sogar von starken, meist religiös begründeten Vorbehalten geprägt wurde.

Aber auch die Ärzte, die verpflichtet waren, mit jeder Frau, die eine Abtreibung wünschte, ein Gespräch über die Risiken eines solchen Eingriffs zu führen, spielten zweifellos eine Rolle, da sie die Beratung nach ihrer eigenen Überzeugung ausgestalten konnten. Monika Augustin wollte eigentlich bereits ihre zweite Schwangerschaft, die viel zu schnell nach der Geburt des ersten Kindes entstanden sei, abbrechen lassen. Der Gynäkologe habe sie jedoch umgestimmt. Wenn sie noch ein zweites Kind wolle, dann sollte sie das lassen, habe dieser ihr geraten, und sie sei mit ihrer gepackten Tasche wieder nach Hause gegangen.

Als Ursula Erksen ihre dritte Schwangerschaft ärztlich bestätigen lassen wollte, erlebte sie eine konträre Situation:

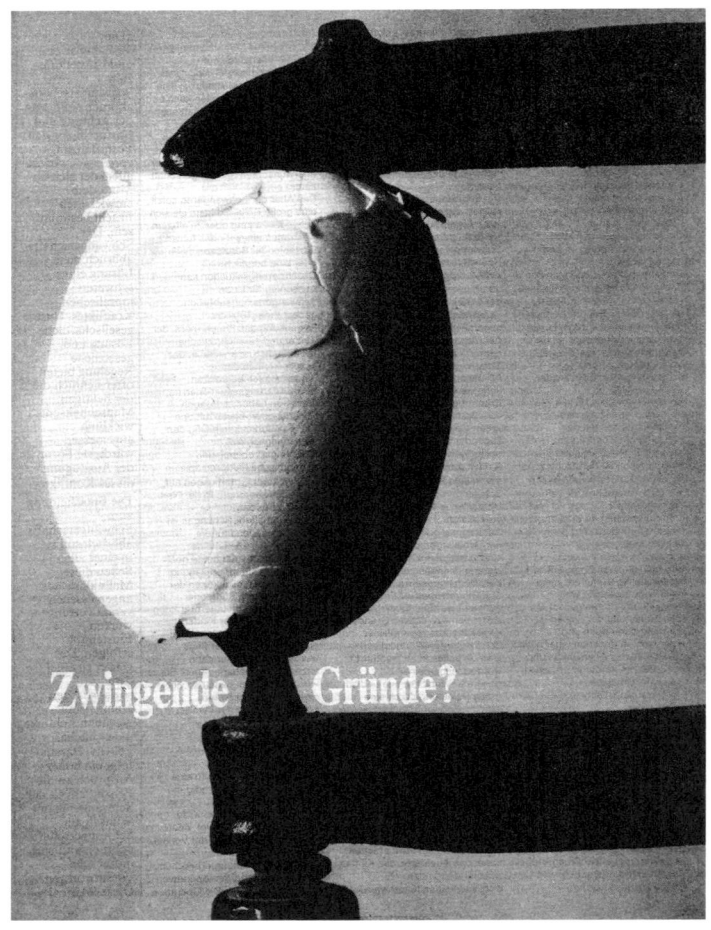

Titelfoto für einen Beitrag über Abtreibung. Aus: »Deine Gesundheit«,
Nr. 7/1983.

Dann saßen die da am Schreibtisch, hatten schon 'ne Überweisung zur Unterbrechung ..., da hab ich gesagt, he, was machen Sie da? Ich will das Kind haben!
– Ja, wieso? Sie haben doch schon zwei Kinder.

Einige Jahre später, fährt sie fort, als sie mit ihrem vierten Kind schwanger war, hätten sich Komplikationen abgezeichnet, die für sie hätten lebensgefährlich werden können. Der Arzt habe ihr deshalb zu einer »Unterbrechung« geraten. Als sie jedoch auch dieses Mal darauf beharrte, das Kind auszutragen, sei der Mann ihr regelrecht um den Hals gefallen:

Wissen Sie, [sagte er – A. L.] das ist das erste Mal seit vierzehn Tagen, dass eine Frau sagt, sie will ihr Kind haben. Ich schreibe nur eine Überweisung nach der andern: Schwangerschaftsunterbrechung, Schwangerschaftsunterbrechung, Schwangerschaftsunterbrechung ..., der sagt, ich weiß gar nicht, wozu ich Frauenarzt bin.

Diese Episode wirft auch ein Licht auf die Situation der Ärzte, die, ohne gefragt worden zu sein, gleichsam von einem Tag auf den anderen in eine neue Rolle geraten waren. Informell hieß es, Gynäkologen in den Kliniken konnten es aus Gewissensgründen ablehnen, Schwangerschaftsabbrüche durchzuführen, doch die praktizierenden Ärzte waren verpflichtet, die gewünschten Überweisungen für den Eingriff auszustellen. Auch die Pflegekräfte in den Krankenhäusern zeigten sich von dem einsetzenden massenhaften Abtreibungsgeschehen häufig überfordert und ließen ihren Unmut bisweilen an den Patientinnen aus. So registrierte Yvonne Sandmann, als sie wegen ihrer ersten Fehlgeburt im Krankenhaus lag, dass die Frau im Nachbarbett, die abgetrieben hatte, behandelt worden sei »wie der letzte Dreck«. Bei ihrem nächsten Klinikaufenthalt seien dann »die schwangeren Lerchen« und die Abtreibungsfälle in verschiedenen Zimmern untergebracht worden. Auch Christel Groß klagt, sie sei »wie der letzte Dreck da behandelt« worden, obwohl, oder vielleicht auch gerade weil ihre Schwester im gleichen Krankenhaus arbeitete: »Weil die wussten, meine Schwester kämpft, ein Kind zu kriegen, und ich lasse eins abtreiben.«

»Die haben Abtreibungen en masse gemacht«, erinnert sich Karin Herz an diese Situation, »das war wie so ein Fließband und die Ärzte waren eher ruppig mit solchen Geschichten, also nicht sehr fürsorglich«. Auch bei der Visite habe sie gespürt, »dass die das nicht unbedingt gerne gemacht haben«. Schlecht behandelt worden sei sie nicht, erzählt Hannelore Brinkmann. Aber sie vergleicht die Situation im Krankenhaus mit einem Massentierhaltungsbetrieb: »Wie bei der KIM,[19] haben wir immer gesagt«. Dass im Nebenzimmer die Frauen lagen, »die die Kinder gekriegt haben«, sei »nicht so schön« gewesen.

Eine Ausnahmestellung in dieser Gruppe nehmen Wanda Haller und Karin Herz ein, die im Alter von sechzehn bzw. siebzehn Jahren schwanger wurden und die als Minderjährige nicht allein über einen Abbruch entscheiden konnten. Wanda Haller berichtet, sie sei gleich nach ihrem allerersten sexuellen Kontakt schwanger geworden und habe damals keine Ahnung über das »Was und Wie« gehabt. Der Kindsvater war im selben Alter, sie hatte ihn in einem Jugendlager – kaum – kennengelernt, und er habe, als er mit den Folgen des Geschehens konfrontiert wurde, sofort die Flucht ergriffen. Ihre Eltern entschieden daraufhin, das Kind müsse abgetrieben werden, um die Ausbildung der Tochter nicht zu gefährden. Das junge Mädchen hatte dem nichts entgegenzusetzen, fühlte sich hilflos und ausgeliefert. Niemand habe sie nach ihren Wünschen und Gefühlen gefragt: »Ich war zu keinem Gespräch, ich bin dem Arzt vorgeführt worden, und der hat entschieden, oder meine Mutter hat gesagt, das muss weg, und okay – morgen in der Klinik.«

Auch bei Karin Herz, die als Siebzehnjährige ein Kind von einem bedeutend älteren Mann erwartete, trafen die Eltern die Entscheidung. Der Sexualpartner des Mädchens, der bereits zwei oder drei Kinder aus anderen Beziehungen hatte, spielte dabei keine Rolle. Bei dem Termin mit dem behandelnden Arzt ging es Karin Herz ähnlich wie Wanda Haller:

Ich glaube, der hat eher mit meiner Mutter gesprochen. Das ging so über meinen Kopf hinweg. Ich war so ein bisschen traumatisiert, glaube ich, also ich hab das alles irgendwie nur so halb an mich rangelassen, und hab dann andere für mich entsch…, also, als ich gemerkt habe, dass meine Eltern das im Griff haben, hab ich das abgegeben, glaube ich, die Verantwortung, ich war draußen.

19 KIM = Kombinat Industrielle Mast von Geflügel, Schweinen und Rindern.

Karin Herz hatte damals die Zusage für einen Studienplatz im folgenden Jahr an der Schauspielschule. Die Eltern wollten die Zukunft der Tochter nicht gefährden, sie selbst war von widerstreitenden Gefühlen bewegt, sah jedoch keinen anderen Ausweg. Im Rückblick spricht Frau Herz von einer »psychischen Last«, von einer Schuld, »mit der man erst mal klarkommen« müsse. Jedoch: »in dem Moment ist es ja …, kann ja auch eine Hilfe sein.« Ihre Zweifel ließ sie erst viel später zu:

> Natürlich, wenn man älter ist, und dann denkt man …, warum hast du das damals nicht gemacht. Du bist doch blöd. Das Kind wär jetzt soundso alt und ja, da denkt man schon […]. Ich hatte mir schon ausgerechnet, wann das kommt, wann das Datum ist, also in diesem Monat und jahrelang, eigentlich in diesem Monat, dachte ich immer, ach jetzt hätte das Kind Geburtstag, jetzt wäre das soundso alt. Doch, doch – damit hab ich mich schon beschäftigt.

Wanda Haller legte ihr Abitur ab und bekam das Angebot, in Odessa Ökonomie zu studieren – eine glänzende Chance also, die sie mit einem Baby zweifellos nicht hätte ergreifen können. Doch die Abtreibung, die über ihren Kopf hinweg entschieden worden war, bewirkte einen Riss im Verhältnis zu ihren Eltern, einen Groll, der auch Jahrzehnte später, im Interview, noch spürbar ist. Sie habe das Angebot für ein Auslandsstudium »gern angenommen«, sagt sie, »nach den Diskrepanzen, die ich hatte mit meinen Eltern, von wegen der Abtreibung« habe sie einfach nur »raus und weg« gewollt. Das frühe Erlebnis von Ohnmacht und Überwältigung bildet auch den Hintergrund ihrer Erzählung über ihre jüngere Tochter, die – ein wenig älter als sie damals – ebenfalls noch in der Ausbildung schwanger wurde. Die Geschichte der Tochter ist für sie so etwas wie die Wiederkehr der eigenen Vergangenheit mit anderem Ausgang. Sie habe, sagt Frau Haller, seinerzeit von ihrer Familie nur den lapidaren Satz zu hören bekommen, wenn sie das Kind bekäme, würde sie von der Schule fliegen. Ihre Tochter jedoch habe sich eingehend von verschiedenen Seiten beraten lassen, habe alle Möglichkeiten erwogen und sich letztlich für das Kind entschieden. Auch sie, die Mutter, erhielt hier die Chance, es anders zu machen als ihre Eltern damals: »Wir haben von Anfang an gesagt, so wie du dich entscheidest, egal ob dafür oder dagegen, wir werden hinter dir stehen, wir tragen deine Entscheidung mit. Aber ich fand es eben auch gut, dass die sich das nicht so leicht gemacht hat.«

Von den äußeren Bedingungen her war es für die Frauen in der DDR seit 1972 »leicht«, eine unerwünschte Schwangerschaft aus der Welt zu schaffen. Sie mussten sich vor keiner Instanz rechtfertigen und auch keine zwingenden Gründe geltend machen. Doch einfach war es für die meisten unserer Interviewpartnerinnen deshalb keineswegs. Häufig blieb ein unerledigter Rest zurück, der nur schwer Ausdruck finden konnte: Gefühle von Zerrissenheit, von Verlassensein, von Verlust und Bedauern, eine erst später einsetzende Trauer um die abgetriebenen Kinder. Das Fehlen eines öffentlichen Resonanzraumes, in dem die Konflikte und Ambivalenzen, die emotionalen Dilemmata hätten verhandelt werden können, blockierte wohl auch Gespräche darüber zwischen den Partnern, innerhalb der Familien oder unter Freundinnen.

Eine unserer Interviewpartnerinnen, die Hebamme und Sozialfürsorgerin Gudrun Gerstner, erzählte uns, dass sie zu Beginn der achtziger Jahre auf diese Situation reagierte. Vermutlich war sie nicht die Einzige, die das mehr oder weniger aus eigener Initiative tat. In der Greifswalder Ehe- und Sexualberatungsstelle führte sie Gespräche mit Frauen, die einen Schwangerschaftsabbruch hinter sich hatten. Diese Frauen, so erzählt sie, seien nach der Abtreibung in ihre Sprechstunde gekommen. Eine Pflichtberatung über sichere Verhütungsmethoden sei Teil des Nachsorgeprogramms gewesen. Frau Gerstner war der Meinung, dass zur medizinischen Nachsorge auch eine seelische gehöre: »Wenn der Bedarf bestand – oft hab ich's im Gespräch gespürt –, oder die Frauen haben allein angefangen, diesen Schwangerschaftsabbruch zu verarbeiten.«

Ihrer Erfahrung nach habe nur ein ganz geringer Teil der Frauen keine Schwierigkeiten damit gehabt.

> Und gerade die, die sich gegen ein intensiveres Gespräch erst mal gesperrt haben, das waren die, die am meisten Probleme hatten, es nur aber nicht herauslassen wollten, oder auch nicht konnten. Also, das hab ich gespürt, und hab versucht, dann …, dann doch irgendwie …, hab es dann auch oft geschafft, dass sie sich öffnen.

Als gläubige Katholikin lehnte Frau Gerstner für sich selbst einen Schwangerschaftsabbruch ab. Ihre eigene Überzeugung, so antwortet sie auf die entsprechende Frage, habe in den Gesprächen aber keine Rolle gespielt. Es habe ihr ferngelegen, den Frauen ein »schlechtes Gewissen« einzureden oder deren Schuldgefühle noch zu verstärken. Sie habe sich einfach nur veranlasst gefühlt, ihnen »die Last zu nehmen«.

Diese Leerstelle konnte, wie auch auf anderen Gebieten, zu einem Teil von der DDR-Literatur gefüllt werden. Autorinnen wie Maxie Wander, Charlotte Worgitzky und Monika Helmecke beschäftigten sich formal und inhaltlich auf sehr unterschiedliche Weise mit den psychischen und sozialen Folgen der Fristenlösung, mit den Konflikten der betroffenen Frauen, oder den Vorurteilen des Umfeldes.[20] In ihrem Gedicht »Interruptio« drückte Eva Strittmatter damals aus, was viele Frauen bewegte. Die Dichterin bekennt sich darin zu ihren nachträglichen Gefühlen der Schuld und der Trauer. Zeilen wie »Das schwere Recht der Freiheit/Hab ich für mich missbraucht«[21] berühren ihre zwiespältigen Gefühle, sie spricht von der Last der Verantwortung, die ihr niemand abnehmen konnte.

Unter der Titelfrage »Zwingende Gründe?« verfasste die Gynäkologin Anita Weißbach-Rieger im Jahr 1983 für die Zeitschrift *Deine Gesundheit* einen der wenigen Artikel zum Thema Abtreibung, der die Entscheidungsnöte vieler Frauen zumindest erwähnt. Sie erläuterte darin die verschiedenen medizinischen Verfahren des Schwangerschaftsabbruchs, informierte über mögliche Risiken und gab einen Überblick über die häufigsten Beweggründe, einen solchen Eingriff vornehmen zu lassen. Mit einem Satz streifte sie auch die »psychische Verarbeitung des erfolgten Schwangerschaftsabbruchs«, die für »eine Reihe von Frauen« ein »echtes Problem« darstelle:

Deshalb ist die gesetzliche Verpflichtung des Arztes, die Patientin eingehend über die Probleme des Schwangerschaftsabbruchs zu beraten, eine sehr wichtige Aufgabe. Eine verantwortungsvolle, sorgfältig bedachte Entscheidung zu diesem Eingriff ist die beste Voraussetzung, um in der nachoperativen psychischen Situation keine neuen Konflikte entstehen zu lassen.

---

20 Vgl.: Maxie Wander: Guten Morgen, du Schöne. Protokolle nach Tonband, Berlin 1977; Monika Helmecke: Klopfzeichen. Erzählungen und Kurzgeschichten, Berlin 1979; Charlotte Worgitzky: Meine ungeborenen Kinder, Berlin 1982.
21 Vgl. Eva Strittmatter: Interruptio, in: Dies.: Zwiegespräch, Berlin/Weimar 1980, S. 40.

Im September 1989, siebzehn Jahre nach der Liberalisierung der Abtreibung und kurz bevor Massenflucht und -demonstrationen das politische System der DDR zu Fall bringen sollten, druckte die *Wochenpost* den Leserbrief einer Frau ab, die ihre seelischen Konflikte erstmals öffentlich schilderte. Silvia L. aus Halle wendet sich an den ärztlichen Ratgeber der Zeitung und berichtet von ihrem »Schuldkomplex« als Folge eines Schwangerschaftsabbruchs, den sie hauptsächlich ihrem Mann zuliebe habe vornehmen lassen. Sie habe seitdem keine Freude mehr an ihrem Leben, keine Kraft mehr, ihren Kindern eine gute Mutter zu sein, und sie denke ernsthaft über eine Trennung von ihrem Partner nach. Die Antwort des von der Redaktion bestellten Gynäkologen Dr. Tischendorf – nicht etwa eines Psychologen – war jedoch weder mitfühlend noch hilfreich, sondern offensichtlich darum bemüht, das Problem sogleich wieder unter den Tisch zu kehren: Als »Konsequenz« aus ihrer »Fehlentscheidung« solle Frau L. »endlich wieder zur Tagesordnung«, nämlich zu ihrem Eheleben, zurückkehren und sich auf ihre beiden Kinder konzentrieren.[22]

4.3 Kirchliche Reaktionen

Nicht allein die Nachricht, auch der Zeitpunkt ihrer Bekanntmachung war ein Affront für die christlichen Kirchen in der DDR. Unmittelbar vor einem der Höhepunkte des christlichen Kirchenjahres, der Feier von Christi Geburt, verkündeten Partei- und Staatsführung ihren Beschluss, die Entscheidung über eine Abtreibung in den ersten drei Monaten einer Schwangerschaft den Frauen zu überlassen. In ihrem offiziellen Protest knüpften die Vertreter beider Konfessionen an ihre Argumentation von Mitte der sechziger Jahre an. Den Anfang machte die katholische Kirche. Die Bischöfe und bischöflichen Kommissare in der DDR gaben bereits am 3. Januar 1972 eine Erklärung heraus, die natürlich nicht in der DDR-Presse veröffentlicht wurde, sondern nur in den Gottesdiensten verlesen werden konnte.[23] Die Antwort der Bischöfe der evangelischen Lan-

---

22 Schuldkomplex selbst überwinden?, in: Wochenpost, Nr. 36/1989, S. 30.
23 Erklärung der Bischöfe und bischöflichen Kommissare in der DDR, 3. Januar 1972, in: Gerhard Lange/Ursula Pruß/Franz Schrader/Siegfried Seifert (Hg.): Katholische Kirche – sozialistischer Staat DDR. Dokumente und öffentliche Äußerungen 1945-1990, 2. durchges. u. erw. Aufl., Leipzig 1993, S. 247 f.

deskirchen in der DDR folgte knapp zwei Wochen später, am 15. Januar 1972.[24] Beide Kirchen stützten ihre Argumentation auf das biblische Gebot »Du sollst nicht töten«, beide warnten vor den körperlichen, seelischen und sittlichen Schäden durch die Freigabe des Schwangerschaftsabbruchs. Sie warfen der DDR-Führung indirekt vor, den staatlich propagierten Humanismus zu verraten. Es finden sich aber auch Unterschiede in der Argumentation. Während die Position der katholischen Kirche von einer fundamentalen Ablehnung jeglichen Schwangerschaftsabbruchs geprägt war, gestand die evangelische Kirche zu, dass in »Grenzfällen« mitunter eine Abtreibung verantwortet werden könne. Die katholischen Bischöfe in der DDR erkannten überdies, der päpstlichen Enzyklika »Humanae vitae« folgend, allein die sexuelle Enthaltsamkeit als Form einer Familienplanung an.[25] Dagegen argumentierten die evangelischen Bischöfe pragmatischer und näher an der offiziellen SED-Linie. Die vielfältigen Möglichkeiten der Geburtenregelung zu nutzen, wurde als gangbarer Weg bezeichnet, Verantwortung für das künftige Leben wahrzunehmen; der Abbruch einer Schwangerschaft sei hingegen als ungeeignetes Mittel abzulehnen. Am Ende ihrer Erklärung riefen sie die Gemeindemitglieder auf, von der Möglichkeit des Schwangerschaftsabbruchs keinen Gebrauch zu machen und auf diese Weise einer Protesthaltung Ausdruck zu verleihen.

Über die kircheninternen Diskussionen, die in Vorbereitung der evangelischen Protestnote stattfanden, erfuhren die führenden Funktionäre in Partei und Regierung durch einen inoffiziellen Mitarbeiter der Staatssicherheit. Neben der Empörung der anwesenden Bischöfe über das selbstherrliche Auftreten der Regierungsvertreter, die nur verfügten und nicht verhandelten, registrierte der Bericht auch Meinungsverschiedenheiten unter den Anwesenden darüber, wie eine angemessene Reaktion aussehen sollte, die auch von den Gemeindemitgliedern getragen würde. Bischof Schönherr (Berlin) habe

24 Wort der Bischöfe der evangelischen Landeskirchen in der Deutschen Demokratischen Republik zur Ankündigung des Gesetzes über die Unterbrechung der Schwangerschaft. Vom 15. Januar 1972, in: Manfred Falkenau (Hg.): Kundgebungen. Worte, Erklärungen und Dokumente des Bundes der Evangelischen Kirchen in der DDR, Bd. 1, Hannover 1995, S. 69 f.
25 Zu katholischen Diskursen um Geschlecht und Sexualität in der DDR: Reinhard Grütz: Katholizismus in der DDR-Gesellschaft 1960-1990. Kirchliche Leitbilder, theologische Deutungen und lebensweltliche Praxis im Wandel (Veröffentlichungen der Kommission für Zeitgeschichte, Reihe B: Forschungen, Bd. 99), Paderborn u. a. 2004.

demnach vor einer übereilten Reaktion gewarnt, da sich die Situation seit 1950 oder 1965 gewandelt habe. Der Schreiber zitierte ihn mit dem Satz: »Wir müssen vermeiden, daß wir ausgelacht werden; heute kann eine Äußerung nur in der Richtung erfolgen: Die Möglichkeit ist gegeben, aber wir warnen: Laßt die Finger davon.«[26]

Ein Informant aus dem katholischen Milieu versuchte seinerseits, den zuständigen Führungsoffizier hinsichtlich der Protestnote der katholischen Bischöfe zum Schwangerschaftsabbruch zu beruhigen. Der nicht ganz sprachfeste MfS-Offizier notierte nach dem IM-Gespräch, die Kirche habe sich lediglich »gemüßigt« gefühlt, »etwas zu dieser Frage zu sagen und deshalb diese Erklärung herausgegeben«. Ob der betreffende Priester hier eine ehrliche Einschätzung der Situation gab oder ob er seinen Führungsoffizier nur beschwichtigen wollte, muss offenbleiben. Sein Informant habe weisungsgemäß, aber kommentarlos die Erklärung der katholischen Bischöfe zum Schwangerschaftsabbruch im Gottesdienst verlesen, heißt es weiter in dem Bericht. Eine Reaktion der Gläubigen sei nicht zu erwarten, da die Thematik in seiner Gemeinde keine praktische Relevanz habe:

> Der überwiegende Teil seiner Gemeindemitglieder ist aus dem Alter heraus, wo Fragen in dieser Richtung problematisch werden könnten. Außerdem ist eine Fragestellung dieser Art bei streng gläubigen Katholiken sowieso nicht gegeben. Das Problem der Kindergeburt ist so fest verwurzelt, daß eine Unterbrechung dieses Vorganges ohne zwingende medizinische Gründe sowieso ausgeschlossen ist.« Der Priester verwies jedoch auf einen Wandel der geltenden Moralregeln und der Lebenswirklichkeit bei jungen Leuten. Die wenigen jüngeren Gemeindemitglieder, so der Bericht, würden durchaus Verhütungsmittel nutzen, »ob das der Kirche paßt oder nicht, und ob die Kirche dazu etwas sagt oder nicht. Die Jugendlichen gehen sowieso ihre eigenen Wege.[27]

SED-Führung und Staatssicherheit hatten ein Interesse daran, über die internen Diskussionen informiert zu werden, ließen die Kirchen

---

26 Information Nr. 70/72 über ein »Wort der Bischöfe der evangelischen Landeskirchen in der DDR« zum Beschluß des Politbüros der SED und des Ministerrates über die Ausarbeitung einer Verordnung zur Schwangerschaftsunterbrechung, Berlin, den 24.1.1972, in: BStU, MfS, ZAIG 2002, Bl. 1-3, hier Bl. 2 f.

27 Leutloff, HA XX/4, Erklärung der Bischöfe der DDR vom 9. 1. 1972, in: BStU, MfS, HA XX/4, Nr. 830, Bl. 51 f.

in ihrer offenen Kritik am Schwangerschaftsabbruch jedoch gewähren. Offensichtlich waren von dieser Seite keine ernsthaften Hindernisse für das neue Gesetz zu befürchten, und auch der soziale Frieden – die Ruhe im Land – schien nicht bedroht. Letztlich dürfte den Machthabern die christlich-moralische Argumentation gegen die Abtreibung in gewisser Weise auch gelegen gekommen sein, schließlich war die staatliche Gesundheitspropaganda selbst bemüht, den Schwangerschaftsabbruch nach Kräften als wenig geeignetes Mittel der Familienplanung darzustellen – erlaubt zwar, aber nicht empfohlen! Mit ihrem Appell an den Gesundheitsminister, Ärzte und Schwestern, die aus Gewissensgründen keine Abtreibungen durchführen wollten, beruflich und persönlich nicht zu benachteiligen, blieben die Vertreter beider Kirchen – zumindest offiziell – erfolglos. Immerhin ein halbes Zugeständnis war indes der Passus in den Durchführungsbestimmungen, wonach Schwangerschaftsabbrüche, wie auch bisher üblich, ausschließlich in staatlichen Kliniken zu erfolgen hätten.[28]

Um dem ungeliebten Gesetz etwas entgegenzuhalten, setzten beide Kirchenleitungen nun verstärkt auf Aufklärung und Information innerhalb ihrer Gemeinden. Dem Staat sollte dieser Part nicht überlassen werden. Der (evangelische) Facharbeitskreis »Zusammenarbeit von Mann und Frau in Kirche, Familie und Gesellschaft«[29] wurde beauftragt, eine Handreichung zum Schwangerschaftsabbruch zu erarbeiten. In der Broschüre wird die Verhütung – auch mittels der Pille – als möglicher Kompromiss präsentiert. Dies war ein Schritt in Richtung der Bedürfnisse und Interessen der Gemeindemitglieder. Mittel und Methoden der Geburtenregelung, so heißt es im Text, seien in der heutigen Zeit »Teil der von Liebe getragenen Paarbeziehung«. Außerdem wurde ein »erzieherischer Nachholbedarf« vor allem innerhalb der Familien konstatiert: »Im Zusammenleben von Eltern mit ihren heranwachsenden Kindern bedarf das Gespräch über Liebe und Geburtenregelung eines kräftigen Auftriebes.«[30]

---

28 Vgl. Durchführungsbestimmungen zum Gesetz über die Unterbrechung der Schwangerschaft vom 9. März 1972, in: DDR GBl. II, Nr. 12/1972, S. 149 ff., § 4, Abs. 1.

29 Der Facharbeitskreis hatte sich Mitte 1971 konstituiert aus dem Ausschuss »Zusammenarbeit von Mann und Frau in Kirche, Familie und Gesellschaft« sowie der »Sexualethischen Kommission«, in: EZA 101/694.

30 Orientierungen zur Frage des Schwangerschaftsabbruchs (1972), in: EZA 101/694.

Im Rahmen des Facharbeitskreises entstanden in den folgenden Jahren weitere innerkirchliche »Orientierungen« zu Fragen, die die Themen Sexualethik, Partnerschaft und Familie betrafen. Die Freigabe des Schwangerschaftsabbruchs spielte angesichts der hohen Abtreibungszahlen auch in den 1980er Jahren sowohl in der evangelischen Kirche selbst als auch in den unter ihrem Dach versammelten Oppositionsgruppen immer wieder eine Rolle.[31]

Eine von der katholischen Kirche forcierte Antwort auf die Pille und die Freigabe der Abtreibung war die Aufklärung über Methoden der »Natürlichen Familienplanung« (NFP), an der sich auch evangelische Gemeinden beteiligten.[32] Angesichts der katholischen Fundamentalopposition – nicht nur gegen einen Schwangerschaftsabbruch, sondern auch gegen jegliche Verhütungsmittel – war die »Natürliche Familienplanung« ein durchaus zeitgemäßes Angebot an Paare, die trotz des päpstlichen Pillenverbots die Zahl ihrer Geburten beschränken wollten.

Die Ankündigung des Gesetzes über die Unterbrechung der Schwangerschaft brachte auch die Blockpartei CDU, die sich als Interessenvertreterin der Christen in der DDR präsentierte, in eine ethisch und politisch schwierige Situation. Wie aus einer Information des Sekretariats des CDU-Hauptvorstands hervorgeht, herrschten unter den Funktionären und Mitgliedern der Partei kontroverse Auffassungen zum neuen Gesetz. Während von evangelischen Laien mehrheitlich zustimmende Wortmeldungen kämen, wären auf katholischer Seite bei Geistlichen und Laien sowie bei Freikirchen die Abtreibungsgegner wortführend.[33] Albert Norden, der in der SED-Führung für die »befreundeten Parteien« zuständig war, reichte am

---

31 Schreiben von Rüdiger S. und Uwe T. an die Evangelisch-Lutherische Landeskirche Sachsens, Landessynode, Dresden, 9. Oktober 1986, in: EZA 101/4790, o. F. Zur neuerlichen Bewegung in der Kirche passt auch, dass der Facharbeitskreis »Zusammenarbeit von Mann und Frau in Kirche, Familie und Gesellschaft« 1987 seine Arbeitsergebnisse in Buchform veröffentlichte und zur Diskussion stellte: Frau und Mann in Kirche und Gesellschaft. Arbeitsergebnisse des Facharbeitskreises für die Zusammenarbeit von Mann und Frau in Kirche, Familie und Gesellschaft aus den Jahren 1972-1985, hg. v. Bund der Evangelischen Kirchen in der DDR, bearb. v. Hansjürgen Schulz und Christa Lewek, Berlin 1987.

32 Zur NFP vgl. folgendes Kapitel 4.4: Exkurs »Natürliche Familienplanung« – die Antwort der katholischen Kirche.

33 Meinung des Sekretariats des Hauptvorstandes der CDU über die Ausarbeitung neuer gesetzlicher Bestimmungen zur Schwangerschaftsunterbrechung, 30.12.1971, in: BArch SAPMO DY 30/IV A 2/15/4.

4. Januar 1972 das CDU-Meinungsbild an die Mitglieder und Kandidaten des Politbüros weiter. Zwei Tage darauf informierte Norden Erich Honecker über seine anderthalbstündige Aussprache mit CDU-Chef Gerald Götting.[34] Er habe diesem »geraten«, eine parteiinterne Argumentation auszuarbeiten, bei deren Ausfertigung die SED behilflich sein werde. Götting habe versprochen, »daß die CDU-Parteiführung eine solche Überzeugungsarbeit leisten werde, daß es nicht zu offenen oppositionellen Äußerungen kommen wird«.[35] Aus einem IM-Bericht geht hervor, dass sogar das Abstimmungsverhalten der CDU-Fraktion während der Volkskammersitzung, die Zahl der Gegenstimmen und Enthaltungen, vorher genauestens festgelegt worden seien.[36] Die SED gewährte der CDU in diesem Fall das Abweichen von der Blockpolitik – es sollte bis zum Herbst 1989 die einzige Ausnahme bleiben. Dahinter stand politisches Kalkül, denn letztlich war dieses Arrangement für beide Parteien von Vorteil: Die CDU verlor ihr Gesicht nicht vollständig, und die SED konnte die »Berücksichtigung religiöser Interessen« als Beleg »sozialistischer Demokratie« verkaufen.

Gerald Götting, der außerdem die Funktion des Volkskammerpräsidenten innehatte, leitete die Sitzung am 9. März 1972, auf der das Gesetz verabschiedet wurde.[37] Die Rede von Gesundheitsminister Mecklinger zur Begründung des Gesetzes war vorher bis ins Detail mit dem SED-Chefideologen Kurt Hager abgestimmt worden.[38] Darin ging Mecklinger auf moralische Bedenken »kirchlich gebun-

---

34 Hausmitteilung ZK der SED Albert Norden an Erich Honecker, 6. Januar 1972, in: BArch SAPMO DY 30/IV B 2/2.028/26, Bl. 8 f.

35 Hausmitteilung A. Norden an E. Honecker, 6.1.1972, a. a. O., Bl. 8.

36 IM »Hubert« des MfS wollte in Erfahrung gebracht haben, dass auf der Parteileitungssitzung am 8. März 1972 das Stimmverhalten festgelegt worden sei. Demnach sollten 18 CDU-Abgeordnete mit Ja stimmen, die übrigen seien in Stimmenthaltungen und eine kleine Gruppe Nein-Stimmen »aufgeteilt«. Hauptabteilung XX, Berlin, den 9.3.1972, Volkskammersitzung am 9.3.1972, in: BStU, MfS, HA XX/4, Nr. 830, Bl. 151. Allerdings bestand die CDU-Fraktion insgesamt aus 52 Abgeordneten, womit die »Stimmaufteilung« nicht alle CDU-Parlamentarier erfasste, oder IM »Hubert« hatte sich verrechnet.

37 Zur Volkskammersitzung siehe auch: Michael Schwartz: »Liberaler als bei uns?« Zwei Fristenregelungen und die Folgen. Reformen des Abtreibungsstrafrechts in Deutschland, in: Udo Wengst/Hermann Wentker (Hg.): Das doppelte Deutschland. Vierzig Jahre Systemkonkurrenz, Berlin 2008, S. 183 ff.

38 Protokoll Nr. 7/72: Sitzung des Politbüros am 22. Februar 1972, in: BArch SAPMO DY 30/J IV 2/2/1380.

dener« Frauen gegenüber der Liberalisierung der Abtreibung ein, den Widerstand der Kirchen selbst erwähnte er jedoch nicht. Der Minister stellte die Entscheidung in die Traditionslinie der revolutionären Arbeiterbewegung, deren Kampf um die Abschaffung des Paragraphen 218 sich nun erfüllt habe.[39] Die zweite Rednerin war Hildegard Heine, Genossenschaftsbäuerin und dreifache Mutter, die die gemeinsame Stellungnahme des Ausschusses für Gesundheitswesen sowie des Verfassungs- und Rechtsauschusses zum Gesetzentwurf vortrug:

> Mit diesem Gesetz wird der Frau das Recht übertragen, in eigener Verantwortung, das heißt in eigener Beurteilung ihrer persönlichen, beruflichen und familiären Lebensbedingungen und Entwicklungsvorstellungen frei über den Zeitpunkt der Geburt eines Kindes zu entscheiden. Es entspricht unserer Auffassung von der Würde der Frau als sozialistische Persönlichkeit, wenn ausschließlich ihr diese verantwortungsvolle Entscheidung zukommt.[40]

Wie ihr Vorredner, so betonte auch Hildegard Heine, dass dieses Gesetz keinen Aufforderungscharakter besitze, sondern lediglich eine letzte Möglichkeit bedeute. Sie verwies auf die Existenz sicherer schwangerschaftsverhütender Mittel, die diese letzte Möglichkeit weitgehend überflüssig machen sollten. Und sie pries die soziale Situation in der DDR, die den Frauen sich stetig verbessernde Bedingungen biete, »um ihre Pflichten im Beruf und in der Familie zu meistern und Kindern nach ihrem Wunsch das Leben zu schenken«.[41] Weitere Wortmeldungen waren in dieser Volkskammersitzung nicht vorgesehen. Nach kurzer Abstimmung per Handzeichen verkündete Gerald Götting die Annahme des Gesetzes über die Unterbrechung der Schwangerschaft mit absoluter Mehrheit bei 14 Gegenstimmen und acht Enthaltungen – alle aus der Fraktion der CDU.

In einer diktatorisch verfassten Gesellschaft wie der DDR war es natürlich möglich, das Gesetz über die Fristenlösung im Schnelldurchlauf zu verabschieden und umzusetzen. Der Widerstand der Kirchen, die ablehnende Haltung von Teilen der Ärzteschaft, des

---

39 Ludwig Mecklinger: Das gewünschte Kind ist Ziel jeder Familie, in: Neues Deutschland, 10. März 1972, S. 3f.
40 Hildegard Heine: Eine Entscheidung zum Wohle der Frau, in: Neues Deutschland, 10. März 1972, S. 3.
41 Heine: Entscheidung, S. 4.

medizinischen Pflegepersonals und anderer Interessengruppen konnten einfach übergangen werden. Eine gesellschaftliche Debatte war politisch nicht gewollt. In der kurzen Zeitspanne zwischen Ankündigung und Beschluss gab es nur wenige Informationen und noch weniger Diskussionen in den Medien. An der Stelle, wo Für und Wider, ethische Maßstäbe für eine Entscheidung, die Nöte der Betroffenen, die Konflikte der involvierten Ärzte hätten verhandelt werden müssen, klaffte eine Leerstelle. Die gelenkte Öffentlichkeit, die nur die Einbahnstraße des angeordneten Lobens oder Verdammens kannte, war ungeübt im Umgang mit einer Freiheit, die, wenngleich unbestreitbar ein Fortschritt, hätte problematisiert werden müssen.

Einzig die Frauenzeitschrift *Für Dich* veröffentlichte in ihrem ersten Märzheft 1972, also kurz vor der Volkskammerabstimmung, eine Seite mit Leserbriefen, unter denen sich neben den üblichen Beifallsbekundungen ausnahmsweise auch skeptische und ablehnende Stimmen befanden: »Haben wir bereits Geburtenüberschuss? Wird so der Mord im Mutterleib vom Staat sanktioniert?«, fragte Renate M. aus Oranienburg. »Wenn jede Frau über die Geburt des Kindes entscheiden kann, […] kann in unserem Staat von sozialistischer Moral wahrlich nicht mehr gesprochen werden«, gab Marga R. aus Dresden im Namen ihrer Brigade zu bedenken.[42]

Die Antwort der Redaktion auf der folgenden Seite wies bereits alle Elemente der künftigen Argumentation im Hinblick auf das neue Gesetz im Kontext der Familienpolitik der DDR auf: Auf ethische Fragen im Umgang mit dem ungeborenen Leben ließ man sich nicht ein. Aufgrund der unbestreitbaren Realität von illegalen Abtreibungen laute die Alternative nicht »Unterbrechung – ja oder nein?«, sondern vielmehr: Unterbrechung mit oder ohne gesundheitlichen Schutz für die Betroffene. »Die neue Regelung hat keinen Aufforderungscharakter«, hieß es weiter, und dies sollte in dem Zusammenhang die Standardformulierung bleiben, »sie räumt lediglich eine Möglichkeit ein – das ist ein großer Unterschied.« Und: »Unser Staat wünscht sich mehr Kinder. Aber er wünscht sie sich als gewollte Kinder. […] Der sozialistische Staat will glückliche Familien, in denen gewollte Kinder – möglichst viele gewollte Kinder – eine Heimat

---

42 Meinungen über den Beschluss zur Neuregelung der Schwangerschaftsunterbrechung, in: Für Dich, Nr. 10/1972, S. 42.

haben.«[43] Mit solchen Botschaften sollten skeptische Stimmen, die einen Rückgang der Geburtenrate befürchteten, beschwichtigt werden. Gleichzeitig legten die Befürworter und Befürworterinnen des neuen Gesetzes damit die Messlatte sehr hoch. Die Entscheidung für oder gegen ein Kind, der Anstieg oder Abfall der Geburtenrate, würde demnach nicht nur eine individuelle Angelegenheit der künftigen Eltern sein, sondern auch als ein Gradmesser für die Attraktivität und Qualität der sozialistischen Gesellschaft angesehen werden müssen.

Der Rostocker Gynäkologe Gunther Göretzlehner, der eine Zeitlang als Berater der SED-Frauenkommission fungierte, erzählte im Interview, dass er von den seriösen und gebildeten, um das Wohl der Frauen besorgten Damen, die er als »Salonkommunistinnen« bezeichnete, in der Zeit nach der Verabschiedung des Gesetzes wegen der steigenden Zahlen von Schwangerschaftsabbrüchen regelrecht zur Rede gestellt worden sei. Einmal sei ihm der Kragen geplatzt: Wie sie sich das vorstellten, will er geantwortet haben. Er könne doch nicht abends zu jeder Frau gehen und ihr die Pille verabreichen. Aber im Grunde, so schloss er, sei er mit den Kommissionsdamen völlig einer Meinung gewesen: Abtreibung sollte stets nur das letzte Mittel sein.[44]

Den Funktionären der SED-Führung war zweifellos bewusst, dass sie sich mit dem neuen Gesetz auf ein moralisch und ethisch schwieriges Feld begaben. Eine öffentliche Debatte sollte in jedem Fall vermieden werden. Um sich trotzdem ein Bild von den Diskussionen in der Bevölkerung machen zu können, sammelten das MfS und die Informationsabteilungen der Nationalen Front Stimmungsberichte aus den Bezirken und Kreisen. Von besonderem Interesse waren dabei Meinungsäußerungen aus den Reihen der CDU und der christlichen Kirchen.[45] Nach zusammenfassenden Einschätzungen sei unter

---

43 Für Dich antwortet, in: Für Dich, Nr. 10/1972, S. 43.
44 Interview Göretzlehner, 6.5.2011, Datei 1, 0:19:32.
45 Diverse Informationen und Berichte in: BStU, MfS, HA XX/4, Nr. 830; Nationale Front, Bezirksausschuß Gera, Kurzinformation, 30.12.1971, in: BArch SAPMO DY 6/4964, o. F.; Meinungen und Stellungnahmen aus christlichen Kreisen zum Beschluß des Politbüros des ZK der SED und des Präsidiums des Ministerrates betr. Schwangerschaftsunterbrechung, Berlin, den 6.1.1972, in: BArch SAPMO DY 30/IV 2/2.106/20, o. F.; Nationalrat, Sektor Information: Information über Argumente und Meinungsäußerungen zum Beschluß des Politbüros des ZK der SED und des Ministerrates der DDR zur Neuregelung der gesetzlichen Bestimmungen der Schwangerschaftsunterbrechung, Berlin, den 18.1.1972, in: BArch SAPMO DY 30/IV 2/2.106/20, o. F.

evangelischen und vor allem katholischen Geistlichen eine starke Ablehnung der Beschlüsse zu verzeichnen. Demgegenüber sehe die knappe Mehrheit der Laien die Fristenregelung eher positiv.[46]

Kontrovers ging es auch in den Eingaben zu, die in großer Zahl an das Ministerium für Gesundheitswesen, an die Volkskammer und an den Ministerrat gerichtet wurden, wobei man natürlich berücksichtigen muss, dass das Instrument der Eingabe generell nicht dazu diente, Zustimmung auszudrücken, sondern in der staatssozialistischen Diktatur beinahe die einzige legale Möglichkeit darstellte, um Protest zu äußern.[47] Unter den Absendern der Eingaben waren viele Medizinerinnen und Mediziner. Sie argumentierten gegen die Liberalisierung der Abtreibung mit den Drohbildern »Geburtenrückgang« und »egoistischer Sexualgenuss«. Manche Briefschreiber sahen einen Widerspruch zur propagierten »echten Humanität«, andere wiederum forderten eine öffentliche Diskussion über einen Beschluss von solcher Tragweite. Ein Dresdner Arzt prophezeite in seinem Schreiben an die Volkskammer, die Ehrfurcht vor dem Leben werde spürbar sinken, die sexuelle Moral werde aufgeweicht und dadurch die Verantwortungslosigkeit und gar Kriminalität auch in anderen Bereichen des gesellschaftlichen Lebens in unerwünschter Weise zunehmen. Der Arzt werde zum Werkzeug von Willkür und Gewissenlosigkeit degradiert.[48] Der Schreiber bemühte sich außerdem um ein persönliches Gespräch in der Angelegenheit mit dem Minister für Gesundheitswesen. Empfangen wurde er schließlich von Dr. Rayner, die anschließend kurz protokollierte: »Gespräch mit Dr. H. geführt. Ist konfessionell gebunden, akzeptiert Sexualität nur zum Zwecke der Zeugung u. ä. Ob es mir gelang, ihn zu überzeugen??«[49] Offenbar äußerten Mediziner auch noch durch andere

46 Sekretariat des Hauptvorstandes der CDU: Erste Meinungsbildung zum Beschluß des Politbüros des ZK der SED und des Ministerrates über die Ausarbeitung neuer gesetzlicher Bestimmungen zur Schwangerschaftsunterbrechung, Berlin, den 30.12.1971, in: BArch SAPMO DY 30/IV A 2/15/4, o. F.; Sekretariat des Hauptvorstandes der CDU: Erste Meinungsbildung zur Begründung und Beschlussfassung über das Gesetz zur Unterbrechung der Schwangerschaft auf der 4. Tagung der Volkskammer, Berlin 10.3.1971, in: BArch SAPMO DY 30/IV B 2/2.028/26, Bl. 41 f.
47 Sammlung der Eingaben, in: BArch DQ 1/10404 u. DQ 1/10406.
48 Eingabe an die Volkskammer der Deutschen Demokratischen Republik, Dresden, den 18.2.1972, in: BArch DQ 1/10404, o. F. Ähnlich lautende Eingaben auch in: BArch DQ 1/10406.
49 Mitteilung von HA II, Rayner, an M 5, 23.6.1972, in: BArch DQ 1/10404, o. F.

Kommunikationskanäle ihre Ablehnung des Gesetzes. In der Ministerdienstbesprechung des Gesundheitsministeriums wurde in Auswertung der Bezirksärztetagung kritisch vermerkt, dass »künftig die Basis bei der Vorbereitung von so wichtigen gesetzlichen Normativen auch noch stärker durch die Beratung und Konsultation mit den Bezirksärzten zu erweitern« sei.[50]

In anderen Eingaben wurde die Möglichkeit der freien Entscheidung der Frauen über den Umgang mit einer Schwangerschaft begrüßt und lediglich die hohen Kosten für die Sozialkasse kritisiert. Das Kollektiv der sozialistischen Arbeit im Ambulatorium des VEB Elektrokohle Lichtenberg schrieb, eine Schwangerschaft sei keine Krankheit: »Wir sind deshalb der Meinung, daß eine solche Unterbrechung nicht auf Kosten der Sozialversicherung mit anschließender Krankengeldzahlung für Arbeitsausfalltage durchgeführt werden sollte.«[51] Ende Januar 1972 wandte sich eine Hörerin an den Staatlichen Rundfunk. Auch sie war der Meinung, dass die »Unterbrechung« nicht kostenlos erfolgen dürfe:

> Es wäre doch angebracht[,] wie in anderen Ländern 400-500 DM zu zahlen. Erstens könnte unser Staat von dem Geld die so benötigten Krankenhäuser bauen lassen. Zweitens[,] was macht man aus unserer Jugend[,] man fördert [sic!] sie heraus um leichtsinnig zu werden, ich glaube kaum[,] das [sic!] noch einer aufpaßt.[52]

Beantwortet wurde die Eingabe von OMR Dr. Lübs, Direktor der Hauptabteilung Medizinische Betreuung im Ministerium für Gesundheitswesen. Am 11. Februar 1972, also noch während die Gesetzesvorlage in den Volkskammerausschüssen beraten wurde, fühlte sich Lübs zu der Aussage legitimiert, man werde sich »aus medizinischen Überlegungen« nicht für eine Kostenbeteiligung der Patientinnen entscheiden. Er stimmte jedoch der Schreiberin zu, dass

---

50 Ministerium für Gesundheitswesen, Büro des Ministers, Ergebnisprotokoll Nr. 10 der Ministerdienstbesprechung am 13.3.1972, Berlin, den 28.3.1972, in: BArch DQ 1/6533, o. F.

51 Brief VEB Elektrokohle Lichtenberg, Betriebsambulatorium an Volkskammer der DDR, Kommission für Gesundheitswesen, Berlin, den 28.1.1972, in: BArch DQ 1/10406, o. F.

52 Eingabe von H. P. an Dr. Gerstner, Staatliches Komitee für Rundfunk beim Ministerrat der DDR, 27.1.1972, in: BArch DQ 1/10406 o. F.

»Maßnahmen der Schwangerschaftsverhütung [...] gegenüber dem operativen Eingriff uneingeschränkt der Vorzug zu geben« sei.[53]

Die Eingaben belegen ob ihrer bloßen Zahl das enorme Interesse und Diskussionsbedürfnis in der DDR. Nicht wenige Schreiber und Schreiberinnen beriefen sich auf die vom SED-Regime selbst ausgerufene Mitwirkungspropaganda und forderten ihr Recht ein, »mitzuregieren«. Inhaltlich belegen die Eingaben einen gewissen Einfluss kirchlicher Positionen in Bezug auf den Schwangerschaftsabbruch. Darüber hinaus bezeugen sie, ebenso wie auch die Antwortbriefe staatlicher Stellen, ein Problembewusstsein und ein deutlich gestiegenes Wissen um Empfängnisverhütung und Verhütungsmittel.

Mit der Einführung der Fristenlösung betrieb die DDR-Führung eine verspätete Angleichung an den »Standard« in der Sowjetunion und den meisten sozialistischen Nachbarländern, wo bereits seit Mitte der 1950er Jahre der Schwangerschaftsabbruch legal war.[54] Zugleich verschaffte sich der ostdeutsche Staat dadurch einen »Vorsprung« gegenüber zahlreichen westeuropäischen Ländern. Ideologische Denkmuster der System- und Gesellschaftskonkurrenz gegenüber der Bundesrepublik Deutschland hatten geradezu als Katalysator für die liberale Neuregelung gewirkt. In Bezug auf die Pille verhielt es sich genau umgekehrt. Mit der Förderung der hormonellen Kontrazeption gelang der DDR der Anschluss an die westliche Modernität, während sie innerhalb des Ostblocks damit einen Sonderweg beschritt. Einzig Ungarn produzierte seit 1966 in größerem Umfang eigene Präparate. In den anderen sozialistischen Ländern blieb das modernste und sicherste Verhütungsmittel eine Randerscheinung.

Die Freigabe des Schwangerschaftsabbruchs entwickelte sich für die DDR – direkt und indirekt – zu einer teuren Angelegenheit. Die medizinischen Eingriffe in der Größenordnung von etwa 100.000 Schwangerschaftsabbrüchen pro Jahr (mittelfristig sinkend) belasteten die Sozialversicherung mit einem Millionenbetrag. Zudem mussten die Krankheitstage der berufstätigen Frauen als »Produktionsausfall« in Rechnung gebracht werden. Um das prophylaktische Moment der Verhütung weiter zu stärken, wie in den Stellung-

---

53 Schreiben von Dr. Lübs, Direktor der HA Medizinische Betreuung, MfG, an Frau H. P., Ahrenswalde, 11.2.1972, in: BArch DQ 1/10406, o. F.
54 Zu Regelungen des Schwangerschaftsabbruchs in der UdSSR und Osteuropa siehe: David (ed.): From Abortion to Contraception.

nahmen stets betont, wurde mit der Liberalisierung der Abtreibung zugleich die kostenfreie Abgabe ärztlich verordneter Verhütungsmittel, insbesondere der Pille, beschlossen. Am 7. Januar 1972 wandte sich Gesundheitsminister Mecklinger deshalb an den Finanzminister Siegfried Böhm. Zur Begründung schrieb Mecklinger:

> Die operative Beendigung einer unerwünschten Schwangerschaft stellt die schlechteste und teuerste Verhütungsmaßnahme dar (höheres Risiko, erforderlicher Aufwand an Arbeitskraft und Bettenkapazität des Gesundheitswesens, Arbeitszeitausfall der Patientin usw.). Es entspricht daher dem Grundsatz des Entschlusses a l l e prophylaktischen Maßnahmen unentgeltlich zu gewähren, wobei das besondere gesellschaftliche und medizinische Interesse den Maßnahmen gilt, die prophylaktisch die Entstehung eines unerwünschten Schwangerschaft verhindern – auch weil sie die Gesundheit am wenigsten belasten.[55]

Ausgehend von den Zahlen für 1971, wonach 7,5 Millionen Pillen-Packungen im Wert von 26 Millionen Mark verordnet wurden, rechnete das Gesundheitsministerium im Zuge der kostenfreien Abgabe mit einer Verdopplung der Pillennutzerinnen.[56] Die Sozialkassen und damit letztlich der Staatshaushalt wurden dadurch mit etwa 50 Millionen Mark Mehrkosten pro Jahr belastet.

Mit dem Gesetz über die Unterbrechung der Schwangerschaft kam der entscheidende Durchbruch für die »Wunschkindpille«. Allein 1972 stieg die Zahl der Pillennutzerinnen auf etwa 850.000,[57] 1980 waren es bereits mehr als 1,5 Millionen Frauen, die über einen kürzeren oder längeren Zeitraum hinweg hormonell verhüteten.[58]

---

55 Brief Ludwig Mecklinger an Siegfried Böhm, 7.1.1972, in: BArch DQ 1/4057, o. F.
56 Brief Ludwig Mecklinger an Siegfried Böhm, 7.1.1972, in: BArch DQ 1/4057, o. F.
57 Abt. Frauen: Bericht über die Ergebnisse der Untersuchung zur Handhabung der gesetzlichen Festlegungen über die Schwangerschaftsunterbrechung, Berlin, 9. Juni 1980, in: BArch SAPMO DY 34/14615. In den Materialien befinden sich unterschiedliche Zahlenangaben: Die Abteilung Frauen des ZK ging von 6,5 Mio. Packungen 1971 aus, das entspricht etwa 500.000 Pillennutzerinnen; Das Gesundheitsministerium ging von 7,5 Mio. Packungen und 575.000 Pillennutzerinnen für das Jahr 1971 aus. Brief Ludwig Mecklinger an Siegfried Böhm, 7.1.1972, in: BArch DQ 1/4057, o. F.
58 Parallel dazu erfuhr auch die medizinische Beschäftigung mit der hormonellen Kontrazeption, ihren körperlichen wie psychischen Wirkungen und Nebenwirkungen einen ungeheuren Aufschwung. Bis zum Ende der DDR entstanden

Auch die vom VIII. Parteitag der SED und in den folgenden Jahren beschlossenen sozialpolitischen Maßnahmen – wie Ehekredit, Geburtenbeihilfe, Erhöhung des Kindergeldes und das Wohnungsbauprogramm –, die zu einem großen Teil auf die Förderung junger Familien und die Stabilisierung der Geburtenrate zielten, waren mit enormen Investitionen verbunden – ein ungedeckter Scheck, der erst durch die erhoffte Produktions- und Produktivitätssteigerung hätte eingelöst werden können. Honeckers Sozialpolitik war die paternalistische Antwort auf einen angestauten sozialen Druck. Die vielfältigen finanziellen Stimuli für privaten und sozialen Konsum sollten den sozialen Frieden bewahren und die Systemloyalität stärken. Sie waren Belohnung für und Versprechen auf Sozialismus. Darüber hinaus erhoffte man sich davon eine Stimulierung der Wirtschaft. Den Frauen war in diesem System eine Mediatorenrolle zugedacht, und die Familienförderung sollte als Vehikel der Förderung von Produktion und Produktivität dienen. Zugrunde lag dem ein universelles Verdienermodell, das gleichermaßen die Geburt von Kindern wie weibliche Beschäftigung forderte und förderte.[59]

4.4 EXKURS: »Natürliche Familienplanung« – die Antwort der katholischen Kirche

»Es lief alles über die Kirche hier bei uns,« erinnert sich Sigrid Ihme. Gemeinsam mit ihrem Ehemann nahm sie 1982 an einem der ersten Kurse für »Natürliche Familienplanung« (NFP) in Ostberlin teil. Die britische Gynäkologin Dr. Anna Flynn war aus Birmingham angereist, um im Rahmen eines von der Weltgesundheitsorganisation geförderten Pilot-Projekts künftige NFP-Beraterinnen in elf Städten der Bundesrepublik zu schulen. Während ihres Aufenthalts in Westberlin fuhr Flynn jeweils mit einem Tagesvisum nach Ostberlin, um auch dort Kurse abzuhalten. Aus allen Diözesen, so erzählt Frau Ihme, seien Vertreter zu diesem Seminar geschickt worden. Als Vertreterinnen ihrer Gemeinde war Frau Ihme zusammen

---

mehr als 30 Dissertationen, die sich im weiteren Themenkreis von Familienplanung, Kontrazeption und Pille bewegten.

59 Vgl. Harsch: Revenge of the Domestic, S. 304 ff.

mit dem Pfarrer und einer Sozialarbeiterin, die für die Ehevorberei-
tungsgespräche zuständig waren, angereist.

»Natürliche Familienplanung« bezeichnet eine Verhütungsmethode, die an einige bereits vor der Pille bekannte Formen der
Schwangerschaftsverhütung – etwa Kalendermethode und Temperaturmessung – anknüpft. Sie wurde in den sechziger Jahren in den
USA und verschiedentlich auch in Westeuropa von zumeist männlichen Medizinern weiterentwickelt. Im Wesentlichen handelt es sich
dabei um eine Kombination von täglicher Temperaturmessung und
der Untersuchung des Zervix-Schleims,[60] eine erlernbare, aber auf-
wändige Selbstbeobachtung, mit deren Hilfe die Frauen ihre fruchtbaren Tage recht genau ermitteln können, um entweder Schwangerschaften zu vermeiden oder anzustreben.[61]

Den Lehrgang schildert Sigrid Ihme im Interview als eine Art Erwe-
ckungserlebnis: »Da ging für mich eigentlich ein Licht auf.« Weil ihre
Altersgruppe (sie ist Jahrgang 1940) so gut wie nicht aufgeklärt worden
sei, habe es sie sehr interessiert, »was überhaupt in meinem Körper
passiert«. Zu diesem Zeitpunkt hatte Frau Ihme bereits sechs Kinder.
Nachdem die ersten vier recht dicht hintereinander geboren worden
waren, hatte sie sich zunächst die Pille verschreiben lassen, »um Abstand zu schaffen«. Zwei Jahre später setzte sie die Pille wieder ab, weil
sie »'ne richtige Abneigung dagegen entwickelte«. Nach der Geburt
des fünften Kindes kehrte sie abermals zur Pille zurück, musste sie
aber zwei Jahre später erneut – diesmal wegen zu hohen Blutdrucks –
absetzen. Spätestens nach der Geburt des sechsten Kindes suchte das
Ehepaar dringend nach einer sicheren Alternative zu den Hormonpräparaten. Die »Natürliche Familienplanung« sei für sie »die Erlösung«
gewesen, erinnert sich Frau Ihme. Von Anfang an stand für die gelernte Röntgenassistentin fest, dass sie die Methode nicht nur für den eigenen Gebrauch erlernen, sondern dass sie ihr Wissen innerhalb der
Gemeinde auch an andere Paare weitergeben wollte.

Weltweit wurden NFP-Zentren seit den 1960er Jahren vor allem
von der katholischen Kirche gefördert, später beteiligten sich auch
die Weltgesundheitsorganisation (WHO)[62] und die Gesundheitsmi-
nisterien einzelner Staaten an in diesem Kontext stehenden For-

60 Mit Zervix ist in diesem Zusammenhang der Gebärmutterhals gemeint.
61 Zur NFP in der DDR siehe auch: Grütz: Katholizismus, S. 294 f.
62 WHO: Natural Family Planning. A Guide to Provision of Service, Genf 1988.

schungs- und Förderprogrammen. Seit den 1980er Jahren interessierten sich zudem feministische Gruppen für die Methode, vor allem, weil sie der weiblichen Körperwahrnehmung ein stärkeres Gewicht und mehr Autonomie gegenüber dem »Apparate-Wissen« der Mediziner einräumte. Die katholische Kirche hingegen hegte andere Motive als die Frauenbewegung. NFP war ihre Antwort auf den Siegeszug der Antibabypille und auf die Liberalisierung der Abtreibungsgesetze in etlichen Ländern. Im Jahr 1968 hatte Papst Paul VI. die Enzyklika »Humanae vitae« verkündet, die als der Auslöser des katholischen Engagements für alternative Formen der Empfängnisregelung gilt. Die deutschen Katholiken in West und Ost reagierten darauf eher zögernd. Erst im Herbst 1981 beschloss die deutsche Bischofskonferenz, eine NFP-Arbeitsgruppe zu bilden – unter enger Anbindung der in der Diaspora agierenden ostdeutschen Katholiken. 1983 wurde am katholischen St. Elisabeth-Krankenhaus in Leipzig ein NFP-Zentrum eingerichtet. Ehepaare und heiratswillige Paare aus den umliegenden Diözesen konnten dort an Schulungen teilnehmen. Ganze zehn Exemplare der Ratgeberbroschüre »Sicher verhüten«, so erinnert sich Sigrid Ihme, habe ein ehemaliger Bischof damals »von drüben« mitgebracht. Diese seien von Hand zu Hand gegangen. Sie selbst war seit 1988 stundenweise am NFP-Zentrum in Leipzig beschäftigt und vor allem für die briefliche Beratung zuständig.

Ebenso wie Sigrid Ihme war die acht Jahre jüngere Renate Brauer über ihre katholische Kirchengemeinde zur NFP-Methode gekommen. Sie wuchs in Wittichenau auf, einem Ort in der sorbisch-katholischen Oberlausitz. Ihre Mutter, so erzählt sie, sei in ihrem ganzen Leben nicht einmal beim Frauenarzt gewesen. Das Thema Sexualität sei in ihrem Elternhaus tabu gewesen. Stattdessen habe der Chefarzt des katholischen Krankenhauses ein Aufklärungsgespräch »in christlichem Sinne« mit den Mädchen und Jungen ihrer Klasse geführt. Die Pille habe allgemein als »was ganz Böses« gegolten. So habe sie es sowohl im Elternhaus als auch vom Jugendkaplan vermittelt bekommen. »Wenn man das eine will, muss man das andere halt auch mit …«, so zitiert sie aus der Erinnerung den Kaplan, der mit dem »einen« zweifellos Lust und Liebe und mit dem »anderen« Schwangerschaft und Geburt von Kindern meinte. Diese Morallehre war für sie bindend. Erst mit Anfang dreißig lernte Frau Brauer ihren ersten Freund und späteren Ehemann kennen, der ihr zuliebe zum Katholizismus konvertierte. Beide nahmen im Zusammenhang mit der Ehe-Vorbereitung 1984 an einem NFP-Seminar teil. Zwei Jahre später wurde ihre Tochter geboren. Mit dem zweiten Kind wollten sie sich noch ein wenig Zeit lassen. Doch Renate Brauer war schon Ende dreißig, eine weitere Schwangerschaft kam nicht mehr zustande.

Die 1963 geborene Hanka Urmert stammt ebenfalls aus einer Kleinstadt in der sorbisch-katholischen Lausitz. Als sie ins Jugendalter kam, hatten sich die moralischen Regeln schon ein wenig gelockert. Mit sechzehn lernte sie ihren Freund und späteren Ehemann kennen. Die Mutter habe zwar zunächst zur Enthaltsamkeit geraten, doch ging es ihr dabei wohl weniger um eine jungfräuliche Eheschließung, sondern eher darum, dass die Tochter zunächst ihre Ausbildung beenden sollte. Und sie sollte sich unbedingt sicher sein, so habe sie gemahnt, dass der Freund wirklich »der Richtige« sei. Später, im Ehevorbereitungsseminar der katholischen Gemeinde, so erzählt Hanka Urmert, habe es allerdings geheißen, dass eine Schwangerschaft vor der kirchlichen Eheschließung als »Sünde« gelte und deshalb gebeichtet werden müsse. Als sie im Jahr 1987 vor dem Traualter standen – standesamtlich waren sie schon Eheleute –, sei ihr erstes Kind bereits unterwegs gewesen. Zur Beichte sei sie jedoch nicht gegangen. Sie habe das nicht als »Sünde« ansehen können. Ein »sehr offener« Kaplan und ihre Mutter hätten sie in dieser Haltung bestärkt. Ihre Mutter, sagt Hanka Urmert, sei »eine große Gegnerin« der Pille gewesen. Zweifellos war es ihrem Einfluss geschuldet, dass die junge Frau gemeinsam mit ihrem Verlobten einen Kurs zur Natürlichen Familienplanung am Leipziger St. Elisabeth-Krankenhaus besuchte:

> Diese Workshops, könnte man sagen, die waren sehr begehrt, und ich bin da eigentlich nur durch Beziehungen von meiner Freundin, die da gearbeitet hat, sind wir da reingekommen. Und es war total interessant, muss ich sagen, und es hat auch wirklich funktioniert.

In den folgenden neun Jahren bekam das Paar vier Kinder, dank der erlernten Verhütungsmethode allesamt »Wunschkinder«, wie Frau Urmert betont:

> Wenn man das nicht richtig macht, geht das ooch nicht, man muss sich schon sehr gut kennen als Frau, muss das also auch

lange erst mal beobachten, wie sich das verändert. Das war, muss ich sagen, war für mich sehr spannend.

Es besteht ein seltsamer Widerspruch zwischen der traditionellen katholischen Moral, die mit einer restriktiven Tabuisierung der Geschlechtlichkeit einherging, und der von der Kirche propagierten und geförderten Methode einer intensiven Erkundung des eigenen Körpers und seiner Flüssigkeiten, einer offensiven Thematisierung der Vorgänge von Sexualität und Empfängnis. Die ablehnende Haltung der katholischen Kirche gegenüber der Pille und – noch viel mehr – gegenüber der Abtreibung, die in der DDR 1972 liberalisiert worden war, ermöglichte offenbar einen solchen Spagat.

Dass das Interesse an dieser Verhütungsmethode nicht auf katholische Kreise beschränkt blieb, zeigt das Beispiel von Therese Hinz,[63] die wenige Jahre älter ist als Hanka Urmert. Sie erfuhr über eine befreundete Familie von den Veranstaltungen ihrer evangelisch-lutherischen Kirchengemeinde zum Thema »Natürliche Familienplanung«. Gemeinsam mit ihrem Ehemann, den sie mit neunzehn geheiratet hatte, nahm sie an einer NFP-Schulung teil. Die täglich erforderlichen Prozeduren der Selbstbeobachtung bezeichnet sie als »anstrengend« und »schwierig«. In den ersten fünf Ehejahren wurde Frau Hinz fünfmal schwanger, konnte aber nur zwei Kinder austragen. Aus ihren Äußerungen wird nicht recht deutlich, in welchen Fällen das Paar eigentlich hatte verhüten wollen, und wann es sich um eine gewünschte Schwangerschaft handelte. NFP sei zwar »gut und schön«, aber sie regele nicht unbedingt, »wenn man nicht schwanger werden will«. Da eine Abtreibung nicht infrage gekommen sei, habe man »im Herzen immer Platz für ein Wunschbaby« haben müssen. Obwohl Temperaturmessung und Schleimbeobachtung bei diesem Paar offensichtlich Schwangerschaften nicht verhindert haben, preist Frau Hinz im Interview die Verhütungsmethode vor allem als eine »Bereicherung für die Partnerschaft«:

> Weil man nicht immer zur Verfügung steht, und nicht immer so, äh…, man kann nicht immer, wenn der Partner will, darauf eingehen, sondern es gibt da, äh, Einschränkungen, und das, äh, wird dadurch zu 'nem besonderen Erlebnis, wenn…, und dann

---

63 Vgl. Kapitel 3.1: Biografische Erzählung: »Im Herzen immer Platz für ein Wunschbaby«.

nimmt man sich auch richtig Zeit und macht das schön, und das ist einfach so.

»Bereicherung für die Partnerschaft« bedeutet für sie also einerseits eine Disziplinierung der Lust des Mannes und zum anderen die Fähigkeit, die wenigen Termine, an denen »grünes Licht gegeben ist«, zu besonderen – Höhepunkten – werden zu lassen.

Auch für Sigrid Ihme ist die »Natürliche Familienplanung« weit mehr als eine Verhütungsmethode, nämlich »eigentlich eine Lebensweise«. Der große Vorteil sei, dass das Paar im Gespräch bleibe. »Wie schnell haben sich Paare nichts mehr zu sagen, ja, und hier sind sie darauf angewiesen, dass sie miteinander reden.« Dass die Frau nicht immer »verfügbar« ist, scheint auch für Frau Ihme ein Vorzug von NFP zu sein. Offenbar sieht sie Frauen vorrangig als Objekte des männlichen Begehrens und weniger als Wesen mit eigenen sexuellen Wünschen: »Wenn man die Pille nimmt, ist man doch geneigt, dem Mann immer entgegenzukommen.« Die kirchliche Moral, wonach Lust als Sünde zu betrachten ist, kommt hier durch einen kleinen Spalt in der Hintertür doch wieder herein. Es wundert deshalb nicht, dass die »Natürliche Familienplanung« für Sigrid Ihme vor allem an die Ehe geknüpft ist: »Also, wenn es jemanden geben sollte, ehm, der ständig den Partner wechselt, dann ist NFP falsch.«

Frauen wie Paula Kelling und Christina Ullmann, die die Methode der körperlichen Selbstbeobachtung ohne das moralische Zusatzpaket für sich entdeckten und anwandten, passten nicht in jenes Konzept von NFP, wie es in den katholischen Beratungsstellen und protestantischen Seminaren propagiert wurde. Beide Frauen wechselten über Jahre immer wieder ihre Partner, »mit längerer und kürzerer Verweildauer«, wie Paula Kelling es formuliert. Etwa ab Mitte zwanzig, sagt Ullmann, habe es nur noch wenige Sexualpartner in ihrem Leben gegeben: »… auch nicht immer dieselben, das heißt, doch dieselben, aber quasi nicht monogam, so kann man das sagen.« Beide Frauen hatten im Alter von achtzehn Jahren begonnen, die Pille zu nehmen und hörten mit Anfang bzw. Mitte zwanzig damit wieder auf. Christina Ullmann wollte einfach nicht mehr jeden Morgen »so ein Ding« schlucken. Ihre Mutter habe ihr dann beigebracht, den »Mittelschmerz« zu erfühlen, ein ziemlich deutliches Ziehen entweder auf der linken oder rechten Seite des Unterleibs, wenn »das Ei in die Gebärmutter wandert, das heißt man darf drei

Tage vorher nicht und drei Tage nachher …, so hat mir meine Mutter das erklärt.« Ihre Frauenärztin übrigens habe bestritten, dass so etwas überhaupt möglich sei.

Paula Kelling wurde auf der Buchmesse in Leipzig, an einem »westlichen Stand«, ein Buch über »natürliche Geburtenplanung« in die Hand gedrückt. Sie las es und fand es »cool«, und da sie neugierig war und ohnehin »gerade solo«, setzte sie die Pille ab und begann mit den Temperaturmessungen. Es habe prima funktioniert, »also erst mal, wo keine Gefahr bestand«. Glücklicherweise sei ihr Zyklus sehr regelmäßig gewesen:

> Und irgendwie war ich auch stolz drauf, dass ich das so gut im Griff hatte, und dass ich auf der anderen Seite das mal spürte, was ein weiblicher Körper eigentlich so machte. Alle, die ich kannte, nahmen die Pille zur Verhütung, da war das irgendwie für mich normal, aber als ich den Horizont erweitert bekam, da hab ich erst mal …, was für ein Wahnsinn immer so 'ne Dauerschwangerschaft im Körper durch diese Hormongaben vorzutäuschen. […] Das fand ich dann unnatürlich und verquer, das wollte ich irgendwann nicht mehr. Ich weiß nicht, ob man das wirklich so spürt, aber ich hab mir das vorgestellt, wie sich die Schleimhaut aufbaut, und wie sich das Ei versucht, dort zu positionieren für den Fall, dass ein Same vorbeikommt.

Zunächst, so erzählt Paula Kelling, sei sie gut mit der Methode zurechtgekommen. In dem »chaotischen Wendejahr 1990« jedoch lernte sie einen Mann kennen, der ihr bisheriges Leben über den Haufen warf und von dem sie sofort schwanger wurde. Auch Christina Ullmann wurde in den neunziger Jahren zweimal ungeplant schwanger, wobei auch hier möglicherweise weniger die Verhütungsmethode versagte, sondern eher ein unbewusster Kinderwunsch sich durchsetzte:

> Mir ist aufgefallen, dass mein Zyklus anfing, ganz unregelmäßig zu werden. Und sich anscheinend dieser Eisprung auch willkürlich also, wenn ich Sex hatte, der sich auch dann einstellte. Ich dachte wirklich, der Körper will schwanger werden, das ist ja krass, also der macht, was er will.

Im Jahr 1988 fand die »Natürliche Familienplanung« sogar Widerhall in der DDR-Presse. Lykke Aresin und Kurt Starke erläuterten in einer *Wochenpost*-Serie über Empfängnisverhütung diese Methode der Temperaturmessung und Schleimbeobachtung, freilich ohne den Begriff zu gebrauchen und den Zusammenhang mit dem katholischen Engagement zu erwähnen. Der Artikel stand unter der Überschrift »Methoden – frei von Nebenwirkungen«, offensichtlich reagierten Aresin und Starke damit auf internationale Entwicklungen und auf Erscheinungen von »Pillenmüdigkeit« vieler Frauen.[64]

Wie viele Paare bzw. wie viele Frauen heute in Deutschland und weltweit mit Hilfe von NFP verhüten, lässt sich nicht eruieren. Gewiss gehören sie zu einer Minderheit, und gewiss gibt es Konjunkturen und Krisen – ein Auf und Ab zwischen der Faszination für immer perfektere chemische Verhütungsmöglichkeiten und dem Wunsch, den natürlichen Körperprozessen wieder nahe zu kommen. Das NFP-Zentrum am Leipziger St. Elisabeth-Krankenhaus beging 2008 sein 25-jähriges Jubiläum. Nach der Wende wurde das Zentrum offiziell in das Register der Ehe- und Familienberatungsstellen der Stadt Leipzig aufgenommen. Das Anleitungsbuch »Natürlich und sicher« musste nicht mehr von Hand zu Hand gehen, sondern konnte problemlos in der Buchhandlung erworben werden.

64 Vgl. Lykke Aresin/Kurt Starke: Methoden – frei von Nebenwirkungen, in: Wochenpost, Nr. 14/1988.

5 Der männliche Blick

5.1 Biografische Erzählungen

»Man brauchte sich um nischt 'n Kopp machen«

BERND-LUTZ WEBER, Jahrgang 1956, Elektriker, Berlin, verheiratet, zwei erwachsene Kinder.

Da gibt's nicht viel zu erzählen. 1956 in Wriezen geboren, sechs Jahre auf Dorf gelebt, in Neu Trebbin, dann bin ich nach Berlin gezogen, 61, na ja, und seitdem lebe ich in Berlin. Das ist das Erste. Dann bin ich normal in die Schule gegangen, 62 bis 72, Lehre 72 bis 74 als Elektromonteur und dann war ich 15 Jahre auf Montage auf Baustellen des Kombinates, hieß es, das waren Kraftwerke, Atomkraftwerke, Stahlwerke, Zementwerke, Palast der Republik, SEZ,[1] alles so was. Dann hab ick jeheiratet, 1981, zwei Kinder, ein Junge und ein Mädchen. Ich hab 86 aufgehört mit Montage und den Betrieb gewechselt. Dann kam die Wende, dann wurde mein Betrieb von dem anderen Betrieb übernommen, der dasselbe macht in Berlin, und da bin ich jetzt immer noch, bin immer noch Elektriker. Das war jetzt die Lebensgeschichte.

A.L.: Erzähl mal von deinen Eltern.

Mein Vater war auch Elektriker, meine Mutter war Hausfrau als ich Kind war. Geschwister gibt es dreie …, also zwei, wir sind drei insgesamt. Zweieinhalbzimmerwohnung in Weißensee. Alle in dem halben Zimmer wir dreie, war schon ziemlich eng. Mein Vater war auf Montage, hat das Geld rangeschafft, Mutter hat auf uns aufgepasst. Und nachher, ick war wohl zwölfe, dann hat sie sich eine Arbeit gesucht, wurde ja alles teurer dann, hat es nicht mehr gereicht.

So ging das eben, bis ich fertig war, dann war die Lehre zu Ende und denn bin ick auf Montage gegangen. Ich bin am Wochenende nur manchmal nach Hause gefahren, bin dann vier, fünf, sechs Wochenenden hintereinander auf dem Bau geblieben, in der AWU, also

---

1 SEZ = Sport- und Freizeitzentrum in Ostberlin, ein 1984 mit schwedischer Hilfe errichtetes Prestige-Objekt.

Arbeiterwohnunterkunft. Hab ich eben da gewohnt, hatte meine Ruhe.

A.L.: Wann bist du sexuell aufgeklärt worden?

Na ja, ziemlich spät. Vielleicht mit vierzehn. Parallel zur Schule. Wahrscheinlich hab ick zu Hause darüber Fragen gestellt oder wat. Da kann ick mir nicht mehr genau erinnern.

A.L.: Was haben die euch in der Schule beigebracht?

Da hatten wir 'ne ganz tolle Lehrerin, die war ganz jung von der Uni, und die war dann auch unsere Klassenlehrerin, und die hat denn losgelegt. Das war richtig ordentlich, wie es sein sollte. Die konnte auch auf Fragen antworten. Wir hatten auch Filme und Bücher. Damals haben die das Lehrsystem umgestellt. Ich glaube, wir waren die ersten Klassen, die das mitgemacht haben.

A.L.: Hattest du zu der Zeit schon Erfahrungen mit Mädchen?

Nee, da noch nicht. In dem Jahrgang, denk ich mal, da waren wir noch zu jung für alles. Kam erst später mit fünfzehn, sechzehn ..., mit dreizehn, vierzehn war noch nischt. Wir haben zusammen gespielt, wir sind zusammen groß geworden. Da kommste nicht auf so 'ne Ideen.

> Seine erste Freundin hatte Bernd-Lutz Weber mit siebzehn. Das Mädchen nahm bereits die Pille.

Sie hat mir gesagt, brauchst keine Angst haben, ick nehm die Pille *[lacht]*. Na, die war ein Jahr älter. Die Mutter war Ehe- und Sexualberaterin, da war das, denke ich mal, automatisch.

A.L.: Du hast also mit anderen Arten von Verhütung gar nichts zu tun gehabt?

Fischblase oder so ..., nee *[lacht]*. Ick hatte schon, sagen wir so, das tolle Leben.

A.L.: Hast du das damals als toll empfunden, oder war das selbstverständlich?

Ja, wie soll ick det sagen. War eben toll und selbstverständlich in einem. Man brauchte sich um nischt 'n Kopp machen. Als Junge, oder junger Mann, wie auch immer.

A.L.: Wusstest du, dass die Pille auch Nebenwirkungen haben kann, dass die Mädchen davon dicker werden, oder dass die sich nicht wohlfühlen.

In der 10. Klasse haben wir schon welche gehabt, die haben die genommen, dann haben wir bloß irgendwie gehört, und man hat auch gesehen, dass die ein bisschen ausgelegt hatten. Es hieß dann schon immer: Die nimmt ja die Pille. Da wurde schon irgendwie hinter vorgehaltener Hand drüber geredet. Aber so öffentlich nicht.

A.L.: Hattest du deshalb eine Skepsis gegenüber der Pille?

Nee. Warum auch – tolle Erfindung, hab ick gedacht.

A.L.: Und wie ging das weiter?

Na, und denn warste auf Montage, und dann haste natürlich denn ooch zu …, deswegen war ich so lange auf der Baustelle, da waren eben ein paar Freundinnen. War immer Pille. Die waren ja auch schon älter. Die hatten schon ihre Lebensvorstellungen, die wollten auch kein Kind. Erst mal nicht, sagen wir mal. Waren alles lockere Beziehungen. Die haben gewusst, ich bin auf Montage, das heißt, ich kann von een Tag auf'm andern woanders sein. Die haben det, sagen wir so, genossen.

A.L.: Und wenn eine mal gesagt hätte, sie nimmt die Pille nicht?

Wär das der Fall gewesen, hätt ich nicht gewusst, wie ich reagieren müsste …, kann ich jetzt im Nachhinein nicht mehr sagen, aber damals stand das nicht zur Diskussion.

> 1980 lernte Bernd-Lutz Weber in der Disco in Berlin seine spätere Ehefrau kennen.

Na ja, schön getanzt und alles, was, und dann haben wir uns verabschiedet, und haben uns verabredet. Und dann kam sie nicht. Hab ick 'ne Stunde gewartet. Mit eenmal kam sie denn doch an. Und danach hat sie gesagt: den will ick heiraten *[lacht]*, wenn der solange warten kann …, ausharrt.

A.L.: Und sie hat beschlossen, dich zu heiraten?

Na ja, das hat sie zu ihrer Mutter mal gesagt: Sie hat einen kennengelernt, den will sie heiraten. Und so war's dann auch. Ein Vierteljahr später waren wir schon beim Standesamt.

A.L.: Hat sie um deine Hand angehalten?

Ick bei ihr. Wir waren uns beede einig. Gleich gefunkt, richtig, wie es sein soll.

> 1980 war die Hochzeit, 1982 kam das erste Kind, eine Tochter, zur Welt, vier Jahre später dann der Sohn.

War nicht so, dass man unbedingt Kinder haben wollte, aber damals musste man Kinder haben wegen 'ner Wohnung, wegen 'ner größeren. Ick hatte 'ne Einraumwohnung, zwar 'ne Neubauwohnung, aber die hat ja dann nicht gereicht. Für zwei Personen in so 'ner Einraumwohnung, ist ja auch nischt. Na ja, sie hat die Pille weggelassen und dann…, ganz normal weiter, wie gehabt, ohne irgendwelchen Plan. Und denn auf einmal war die glückliche Nachricht, wir werden Eltern.

> Zu dieser Zeit gab es schon die großzügigen Fördermaßnahmen für junge Ehen. Den Ehekredit nahmen sie in Anspruch, aber das bezahlte Babyjahr nicht.

… Kind inne Krippe, und denn weiter arbeiten. Wie alle guten Ossi-Frauen. Nur die drei Monate war sie zu Hause. Im neunten Monat hat die noch die Fahrerlaubnis gemacht. In Grünau auf dem Idiotenhügel.

A.L.: Und die Wohnung?

Da gab's schon Schwierigkeiten. Die Unterlagen vom Gynäkologen haben nicht ausgereicht: Wir wollen erst, dass das Kind auch da ist und so, wurde gesagt. Aber dann hat es doch geklappt, im neunten Monat sind wir dann noch umgezogen, haben noch die Bude renoviert. […] Das zweite Kind kam dann nach vier Jahren. Wir wollten noch ein zweites, das war sowieso klar, aber ein drittes wollten wir nicht.

A.L.: Hat deine Frau die Pille gut vertragen?

Eigentlich ja. Eventuell hatte sie ein kleenes bisschen Gewichtsprobleme, aber war nicht viel, sagen wir mal so. Aber es war eben immer das Problem, das Ding jeden Tag zu schlucken. Man hat sich drauf verlassen als Mann, das heißt, man hatte keine Sorgen, die Frau hat die Arbeit gehabt, aber sie ist eben…, sie hat es immer regelmäßig geschluckt. Später hatte sie dann, glaube ich, die Spirale.

A.L.: Wie habt ihr euch die Hausarbeit geteilt?

Gleichberechtigt. Wir machen alle beide. Und bestimmen tun auch alle beide. Also wer sich durchsetzt, das ist ja 'ne andere Frage, aber sonst …, wir machen das so, wir machen das so. Ich hab die kleinen Kinder, die Säuglinge, großgezogen, genau wie meine Frau. Ich musste ooch die Scheiße wegmachen, wenn's darum gehen soll. Ick hab mir davor nicht geekelt. Ick hab keen Problem damit. In den ersten Jahren war ich auf Montage und, wie gesagt, wo denn der Sohn geboren wurde, da hieß es, das geht nicht mehr so weiter. Das war, sagen wir mal, wie so 'ne kleine Ehekrise. Da ging gar nischt mehr. Hab ich gesagt, ich hör da auf und such mir was Neues. Hat sie mir die Pistole so 'n bisschen auf die Brust gesetzt. Na ja, mir hat's auch nicht mehr gefallen. Ich hatte keine Zukunft mehr auf'm Bau.

Herr Weber sattelte um und bewarb sich als Schlosser. Auf dem Bau hatte er den »Schweißerpass« erworben, zu DDR-Zeiten konnte man damit als Schlosser arbeiten. Nach der Wende und der Übernahme des Betriebshofs durch die Stadtreinigung wurde seine Qualifizierung nicht anerkannt. Heute arbeitet er wieder in seinem alten Beruf als Elektromonteur. Seine Frau ist Physiotherapeutin. Sie machte sich selbständig und hat mittlerweile zwei Praxen, von denen eine der Sohn leitet.

Das haben wir uns alles ohne Kredit aus eigener Kraft aufgebaut. Ich hab die Praxisräume renoviert und Elektrik gelegt und so weiter. Das läuft ziemlich gut. Aber wenn ick von Arbeit nach Hause komme, dauert es manchmal fünf Stunden, bis sie auch kommt. Und wat mach ick in der Zwischenzeit? Und denn redet sie noch von ihren Problemen in der Praxis! Woll'n mal sagen, die Arbeitsteilung läuft bei uns so: Sie hat die Ideen, und ich muss sie ausführen. Ich finde manchmal, dass sie zu viele Ideen hat. Sie findet mich manchmal zu lahm.

»Nobelpreis für den Erfinder der Pille«

KONSTANTIN MERZ, Jahrgang 1956, Philosoph, Hochschullehrer, unverheiratet, keine Kinder, lebt in Berlin und New York.

Ich bin geboren und aufgewachsen in Erfurt. Mein Vater war Hochschullehrer, meine Mutter hat meistens bei der Partei gearbeitet, aber es war insgesamt eine ziemlich gute und vor allen Dingen auch intellektuelle Familie mit Schwerpunkten auf…, bei den Debatten, äh, Politik, Literatur, Kunst.

Was das Sexuelle betrifft, hat mich mein Vater, ich weiß es genau, ich war fünfzehn und es war vor einem…, es war während der Fußballweltmeisterschaft in Mexiko, die wir natürlich auch guckten, 1970, deswegen weiß ich das noch, da hat er mir zum ersten Mal so einige Dinge erklärt, die im Sexualleben beziehungsweise in dessen technischem Bereich wichtig sind. Ich hab's überhaupt noch nicht ganz verstanden. Ich war natürlich ein pubertierender Jüngling, und wir alle machten uns…, wir hatten irgendwelche verschwommenen Vorstellungen, aber was sollte ich wissen?

Den ersten Sexualkontakt hatte ich tatsächlich erst mit zwanzig auf einer Studentenfahrt nach Bulgarien und natürlich, wie…, das war eine Zufallsbekanntschaft, nach der Diskothek, keine Deutsche, und wie das immer ist beim ersten Mal…, man stellt sich furchtbar an. Aber natürlich hab ich am nächsten Tag getan, als sei ich der coolste Typ der Welt, das ist selbstverständlich, aber brauchte dann doch, na, zwei weitere Jahre, bis ich mich auf die erste feste Bindung eingelassen hab, noch während des Studiums, mit einer Medizinstudentin. Das ging dann eine Zeitlang, ist aber unter anderem auch daran zerbrochen, weil wir auf die Dauer im Bett nicht mehr klarkamen. Ich hätte sie zwar gern behalten, und zugleich erlosch mein sexuelles Interesse. Das ist ganz merkwürdig, das war sehr, das war sehr beunruhigend, das ist mir später noch einige Male passiert, und tja, man muss eben…, Liebe ist eben auch Versuch und Irrtum. Diese erste feste Freundin hat beim ersten Mal gesagt: Ich nehme nichts. Wir haben's dann trotzdem probiert, ich hab dann…, ich bin also nicht, eh, wir haben es nicht ganz bis zum Höhepunkt getrieben, da hatte ich bisschen Angst natürlich, das ist klar. Und dann hat sie die Pille genommen, und so lange es eben lief, lief es eben dann. Ich hatte ganz selbstverständlich, ja, ganz selbstverständlich natürlich vorausgesetzt – eigentlich immer –, dass die Frau die Pille nimmt, zumal ich selbst, äh, keine Kondome benutze. Es macht mir einfach keinen Spaß »mit«, ich brauch also das direkte Gefühl, und manche Frauen empfinden das ja als egoistisch.

Na ja, ich bin ja auch etwas, etwas individualistisch. Phasen, in denen ich mit Frauen zusammenlebte, haben sich abgewechselt mit Phasen, in denen ich das nicht tat. Ich hab nie geheiratet, jedenfalls nicht per Ring, einfach deshalb, weil ich denke, man bemüht sich in einer Partnerschaft ohne Ring viel mehr um den Partner, als wenn man verheiratet ist. Das hab ich bei vielen meiner Freunde so gesehen, und da ich meist mit Frauen, die etwas älter sind, zusammen bin und sowieso Erfahrung bei Frauen sehr schätze, hab ich immer mit Frauen zu tun gehabt, die sagten, das ist mir ganz recht so. Auch bei meiner jetzigen Verbindung, die dreizehn Jahre läuft, immer ein halbes Jahr – ich bin ein halbes Jahr in ihrem Land, ja, und ein halbes Jahr bin ich hier.

Früher hatte ich auch ausländische Freundinnen in Ländern, in denen die Pille schwer…, in einem sozialistischen Land war die Pille schwer beschaffbar, und in dem anderen sozialistischen Land war es dann schwierig, weil die Freundin katholisch war, da musste man sich natürlich immer überlegen, wie weit man im Sexualkontakt geht. Da muss man dann natürlich unterbrechen, etwas, was nicht so… nicht so schön ist, aber im allgemeinen muss ich sagen, ja, ich bin reingewachsen in eine Zeit, in der in beiden deutschen Staaten eigentlich eine eher unspektakuläre sexuelle Revolution stattgefunden hatte. Es gab die Pille, und abgesehen von meinen jugendlichen Verklemmtheiten bin ich dann doch, sagen wir mal…, hatte ich mit einer Generation von Frauen zu tun, die eigentlich unendlich viel freier, unendlich viel selbstbewusster waren als in den Generationen zuvor. Im allgemeinen denke ich schon, wir wollen Carl Djerassi, dem Erfinder der Pille, dem sollten wir eigentlich jedes Jahr einen Nobelpreis geben. Er hat uns geholfen, dass seitdem zwei und bald drei Generationen von Menschen sexuell normal wurden.

A.L.: Hattest du als Jugendlicher bzw. junger Mann eine Vorstellung davon, ob du mal heiraten und wie viele Kinder du bekommen willst?

Na, ich hab mir erstaunlich wenig Gedanken gemacht. Ich war immer etwas…, na ja, ich war schon etwas bindungsscheu, das bin ich eigentlich bis heute geblieben, sonst wär ich ja verheiratet und wäre ein guter Familienvater, obwohl ich als Freund immer durchaus treu gewesen bin. Sagen wir mal so, also, ich lebe schon verantwortungsbewusst in Partnerschaften, so ist das wiederum nicht, aber ich brauch wohl doch zu sehr meine Unabhängigkeit.

Was Kinder betrifft…, das hat sich…, ich hab's mir lange nicht zugetraut und als ich dem Gedanken doch nähertrat, dann kam natürlich die Wende mit ihren ganzen Unsicherheiten. Und dann ging's nicht mehr. Ich hatte ja kein…, wie wollte man 'ne Familie..., wie wollte man 'ne Familie gründen, wenn man seinen Job verliert? Die Akademie war abgewickelt worden. Ich lag auf der Straße. Das war ja lange das Problem für uns alle. [...]

Ich hab nach der Wende keine Frau, mit der ich Beziehungen hatte, getroffen, die in der Situation noch ein Kind haben wollte, auch solche, die in dem Alter waren, wo sie es hätten haben können. Nicht eine!

A.L.: Und wie lief das mit dem Verhüten? Du lernst jemanden kennen...

Ich hab mich immer auf die Frau verlassen, man fragt natürlich, nimmst du die Pille und meist war die Antwort ein Ja, dann war die Sache klar. Ich hab von Anfang an gesagt, dass ich keine Kondome mag.

A.L.: Du hast also die Verantwortung für die Verhütung ganz und gar der Frau überlassen?

Das haben einige Frauen schon kritisiert: So seid ihr Männer! Ihr überlasst uns die Verantwortung. Gegen das Argument kann man schlecht was sagen, weil es stimmt. So lange es noch nicht die Pille für den Mann gibt..., ist das leider unvermeidlich, das ist nun mal so.

A.L.: Hättest du dich sterilisieren lassen?

Nein *[kommt wie aus der Pistole geschossen]*. Das käme nie infrage! Das käme für mich überhaupt nicht infrage.

A.L.: Aha. Obwohl es ja die Sexualität nicht einschränkt und obwohl du eigentlich keine Kinder willst. Ist das nicht ein Widerspruch?

Ja, das ist ein Widerspruch, ich..., ich wollte immer ein vollwertiger Mann sein.

5.2 Der Beginn der großen Freiheit

Die vergleichsweise wenigen Männer, die wir im Rahmen dieses Projekts befragt haben, stimmen alle in einem Punkt überein: Unabhängig davon, ob sie Familien gründeten oder überwiegend als Singles, mit und ohne Kinder, durch die Welt gingen bzw. gehen – als Hochschullehrer, Theatertischler oder Elektriker –, sie betrachten die Pille vordergründig als einen Segen. Ihre Einführung markiert für sie den Beginn einer großen Freiheit, die allerdings zum Zeitpunkt, als diese Interviews geführt wurden, von anderen Risiken infrage gestellt wird. »Man musste sich um nischt 'n Kopp machen«, erinnert sich Bernd-Lutz Weber, der Sexualität ohne Pille gar nicht mehr kennengelernt hat. Die Pille sei damals ein Garant »für sorglosen Sex« gewesen, sagt der 1958 geborene Soziologe Alexander Thieme, »das kommt nicht wieder«, fügt er im Hinblick auf die Aids-Gefahr hinzu, die damals in der DDR keine Rolle gespielt habe. Konstantin Merz meint, er habe sich »immer auf die Frauen verlassen«. Meist hätten sie auf seine Frage, ob sie die Pille nehmen würden, mit Ja geantwortet. Auch Thieme ist, mit Ausnahme seiner allerersten Beziehung, nur Frauen begegnet, die die Pille genommen haben. Konstantin Merz verbindet mit der Pille eine »unspektakuläre sexuelle Revolution«, die Herausbildung einer Generation von freien, selbstbewussten Frauen, von denen er als anfänglich schüchterner junger Mann profitiert habe. Der 1963 geborene Clemens Trawert, der jüngste der befragten Männer, resümiert, ihm fehle der Vergleich: »Ich hab's ja nicht wirklich ›ohne‹ erlebt«. Wenn er eine neue Bekanntschaft gefragt habe, ob sie die Pille nehme, sei er theoretisch zwar auf ein Nein gefasst gewesen, aber deswegen habe er nicht unbedingt Kondome in der Tasche gehabt. Er gesteht zugleich, dass die selbstbewussten und unabhängigen Frauen, denen er begegnete und die »die freie Liebe nicht propagiert, aber gelebt« hätten, ihn verunsicherten. Als Techniker am Theater einer Kleinstadt und später als Mitglied einer freien Puppenspielergruppe bewegte er sich in einem Milieu, in dem es »schon mal kreuz und quer« ging. Seine ersten beiden Partnerinnen, mit denen er jeweils kurze Zeit verheiratet war, hätten zweifellos »zwischendurch auch noch andere [Männer]« gehabt und ihn schließlich verlassen. Es ist ihm wichtig zu betonen, dass er trotzdem nie in Frage gestellt habe, dass er der Vater des Mädchens sei, das aus der zweiten Ehe hervorging. Nach dem Bruch der Beziehung übernahm er sogar das alleinige Sorgerecht. Sein Verhältnis zur Pille charakterisiert er eher als ein »Nicht-Verhältnis – also die ist da, liegt im Schrank, oder als Packung im Bad, geht mich aber nix an«.

Von möglichen Beschwerden ihrer Partnerinnen – Kopfschmerzen, Gewichtszunahme, Stimmungsschwankungen oder anderen Nebenwirkungen – wissen diese Männer nichts zu berichten. Vielleicht haben ihre Frauen oder Freundinnen tatsächlich die Pille überwiegend gut vertragen. Vielleicht haben sie derartige Symptome – und sei es nur eine gewisse Skepsis gegenüber der täglichen Hormondosis – eher mit Freundinnen besprochen, vielleicht haben sie den Männern davon erzählt und die haben es nicht ernst genommen oder wieder vergessen. »Und wenn sie was gesagt hat«, meint Clemens Trawert, »ist es ja nicht nachvollziehbar, ob es mit der Pille zusammenhängt«. Die explizite Weigerung von Konstantin Merz, Kondome zu benutzen, könnte die eine oder andere seiner Partnerinnen auch – trotz Pillenmüdigkeit – weiter an diese Art der Verhütung gebunden haben, wenn sie die Beziehung zu ihm fortsetzen wollte.

Im Vergleich zu Zeiten von Kondom und *coitus interruptus* waren die Männer von der Last der Verhütung weitgehend befreit. So sehr befreit, dass sie manchmal den Überblick zu verlieren drohten – oder sich aus dem Geschehen ausgeschlossen fühlten.

»Man war so 'n bisschen raus aus der, ehm, Sache«, sagt Trawert, »sie war dann schwanger, ich glaub, zu der Zeit hat sie die Pille nicht genommen«. Alexander Thieme vermag nicht zu sagen, wann und warum seine Frau, mit der er seit 1990, nach einem Jahrzehnt wechselnder Partnerschaften, zusammenlebt, von der Pille zur Spirale überging. Vielleicht habe sie die Hormone nicht vertragen, vermutet er, aber in dem einen wie im anderen Fall musste er sich keine Gedanken machen.

Friedrich Eckert verstrickt sich in einige Widersprüche, als er erzählen will, wie die zweite Schwangerschaft seiner Frau zustande kam. Er habe auf jeden Fall noch ein zweites Kind gewollt, schildert er die Situation, und er habe sich mit diesem Wunsch schließlich »durchgesetzt«. Kurz darauf jedoch meint er, seine Frau habe nach der Geburt des ersten Kindes beabsichtigt, die Pille wieder zu nehmen, doch da sei es bereits zu spät gewesen. Sie sei erneut schwanger gewesen, dieses Mal mit Zwillingen. An einer anderen Stelle wiederum erklärt er, seine Frau habe bereits wieder die Pille genommen und sei dann trotzdem schwanger geworden. Inwieweit sich Eckert im Rahmen dieser etwas verwirrenden Konstellation mit seinem Kinderwunsch »durchgesetzt« haben will, bleibt offen. Vielleicht indem er ihr eine Abtreibung ausredete? Seine Partnerin hätte vermutlich präzisere Auskünfte geben können.

Während des Interviews mit Bernd Jansen saß die Ehefrau während der ersten halben Stunde mit am Tisch und mischte sich ein:

»Verhütung war bei dir ja die Pille«, meint er, worauf sie erwidert, die Pille habe sie doch nur ganz kurz genommen, sie habe die Spirale gehabt. Ein wenig verwirrt murmelt er daraufhin, »du hattest nur kurz die Spirale …«, worauf sie ihn erneut unterbricht: »Was heißt nur kurz, die hatte ich ständig«. Es stellte sich heraus, dass er entweder keine Ahnung von der Art ihrer Verhütung hatte, oder dass er sich daran nicht mehr erinnern konnte. Seiner Ehefrau jedoch und auch den meisten Frauen, die wir interviewt haben, waren ihre Körpererinnerungen an Wochenbett, Stillen und/oder erneute Pilleneinnahme bzw. Schwangerschaft auch Jahrzehnte später noch sehr präsent.

Sowohl Konstantin Merz als auch Clemens Trawert betonen, dass sie bereit wären, Verantwortung für die Verhütung zu übernehmen und die »Pille für den Mann« zu schlucken, wenn es sie denn gäbe. Clemens Trawert begründet dies ausdrücklich mit seinem Bedürfnis nach Kontrolle und Sicherheit: » … da hab ich es in der Hand, da weiß ich, was ich mache, also, das wär für mich völlig in Ordnung gewesen.«

Die Äußerungen dieser Männer decken sich im Wesentlichen mit den Berichten der von uns befragten Frauen über die Haltung ihrer jeweiligen Partner zur Verhütung im Zeitalter der Pille. Davor waren die Männer noch aktiv in das Geschehen einbezogen, zumindest theoretisch. Im besten Fall kam es zu einer partnerschaftlichen Aushandlung zwischen Kalendermethode, Kondom oder *coitus interruptus*. Es gab allerdings auch einseitige Zuschreibungen von Verantwortung. Während Gerda Ehlers diese Aufgabe ganz und gar ihrem Verlobten zuschob, der sich zu kümmern hatte, wenn er Sex haben wollte, verweigerte der Mann von Henriette Elvers jegliche Zuständigkeit, was ihr, weil sie die Pille nicht vertrug, insgesamt fünf Kinder bescherte. Es sei Sache der Frauen, das zu regeln, so zitiert sie ihn.

Als die Pille Mitte bzw. Ende der sechziger Jahre verfügbar wurde, gaben manche Männer noch den ersten Anstoß dazu, dass ihre Freundin sich beim Gynäkologen vorstellte und ein Rezept besorgte. Aber eigentlich hatten Männer seit jener Zeit mit der Verhütung nicht mehr viel zu tun, allenfalls wurden sie informiert, wenn sich eine Veränderung abzeichnete. »Da hat er hat sich voll und ganz auf mich verlassen«, erinnert sich Kornelia Schubert, »er hat sich auch nicht so sehr dafür interessiert, das muss ich schon sagen.«

»Ich denke, dass das schon fast immer über die Frauen gelaufen ist«, sagt Rose Herrmann, »Männer …, hab ich den Eindruck, bei denen ist das der Naturtrieb, und dann setzt das Gehirn sowieso aus.«

Ulrike Schmidt erinnert sich, ihr Mann habe abends im Bad schon mal einen Blick auf das Kärtchen mit den Dragees geworfen, um zu kontrollieren, ob der jeweilige Tag schon »leer gedrückt« sei. Auch der Ehemann von Wanda Haller, so erzählt sie, habe kontrolliert und sie gegebenenfalls erinnert: »Schatzi, die Pille!« Sie habe das gar nicht schlecht gefunden, »weil er dann in der Beziehung ein bissl Verantwortung gezeigt hat«.

Bezüglich der Familienplanung allerdings, über die gewünschte Anzahl der Kinder, hatten die meisten Männer in stabilen Partnerschaften – anders als Clemens Trawert es erlebte – durchaus mitzureden. Ursula Erksen hätte zweifellos nicht so ohne weiteres aus der hormonellen Kontrazeption aussteigen können, wenn ihr Mann nicht ebenso wie sie bereit gewesen wäre, alle Kinder anzunehmen, die auf diese Weise entstanden. Gerda Dölling hielt so lange an der Pille fest, bis ihre Ärztin gesundheitliche Bedenken anmeldete, weil ihr Mann kein weiteres Kind wollte. Erika Pincus verzichtete auf Wunsch ihres Partners auf ein drittes Kind. Den Wechsel von der Pille zur Spirale besprach sie aber vor allem mit ihrer Frauenärztin. Keine der Interviewpartnerinnen übrigens berichtet von einem Mann, der ihr den Gebrauch der Pille wieder ausreden wollte. Wenn es nicht auf ärztliches Anraten geschah, so waren es immer die Frauen, die sich entschieden, mit der hormonellen Verhütung aufzuhören.

Ein wenig anders stellt sich das Verständnis der Rollenverteilung bei den Paaren dar, die sich für die Methode der »Natürlichen Familienplanung« entschieden. Den befragten Frauen aus dieser Gruppe ist es überaus wichtig, die gemeinsame Entscheidung und das gemeinsame Handeln bei dieser Verhütungsmethode zu betonen. Sie erlebe das als eine »Bereicherung für die Partnerschaft«, sagt Therese Hinz. Als Paar müsse man hier ganz eng zusammenarbeiten. Ihr Mann habe sich darauf eingelassen, obwohl er aus einem Elternhaus kam, in dem die Mutter immer die Pille nahm und der Vater sich niemals habe kümmern müssen. Hella Emmerlich spricht von der – erotischen – »Spannung, die entsteht und 'ne Dynamik. Ich denke, wenn man Verhütungsmittel nimmt, dann verliert sich das oftmals«. Etwas weniger erotisch interpretiert Sigrid Ihme die Kooperation zwischen den Partnern: Wenn der Mann über die Methode ebenso Bescheid wisse wie die Frau, dann könne man »gemeinsam auch mal die [Temperatur-]Kurven auswerten und sagen: können wir heute oder nicht?« Das Paar bleibe im Gespräch, sagt sie, »das ist der Riesenvorteil bei der Natürlichen Familienplanung«. Unter »Zusammenarbeit« und »Gespräch« verstehen die NFP-begeisterten Interviewpartnerinnen offenbar vor allem, dass der Partner die fruchtbaren Zeiten respektiert und sein Begehren zurückstellt. Ob es ihm nicht manchmal lieber gewesen wäre, wenn seine Frau die Pille genommen hätte, fragte Kathrin Pöge-Alder den Ehemann von Hanka Urmert, als der gegen Ende des Interviews das Zimmer betrat. Ein wenig überrumpelt murmelte dieser: »Nee, eigentlich, nö, so, hm, wir war'n uns in dem Sinne so einig«. Wenn man »die Einstellung« habe, dann würde das auch klappen, »also so ist es ja ganz wichtig, dass man die Einstellung dafür hat«. Es klingt, als sei Herr Urmert nicht unbedingt die treibende Kraft in Sachen NFP gewesen, als habe er vielmehr die »Einstellung« übernommen, die Ehefrau und Kirche ihm antrugen. Im Vergleich dazu bezeugte Kai Emmerlich, der Partner von Hella Emmerlich, ein hohes Maß an Identifikation mit der Methode der Empfängnisverhütung. Das ging so weit, dass er die Vorgänge im Körper seiner Frau beinahe als seine eigenen wahrnahm und stets von »wir« sprach. Er nahm an dem Interview von Anfang bis Ende teil, antwortete abwechselnd mit seiner Frau und äußerte Sätze wie: »Jetzt sind wir hochfruchtbar«, oder: »dann sind wir überraschend schwanger geworden«. Hatte sich ein Paar auf die »Natürliche Empfängnisverhütung« geeinigt, so verlangte das, ähnlich wie bei den traditionellen Verhütungsmethoden, eine aktive Mitwirkung der Männer. Die Pille dagegen überließ die Verantwortung, die Last oder – je nach Deutung – auch die Macht ausschließlich den Frauen.

Die von uns befragten Männer betonten im Interview vor allem das Moment der Befreiung, das die Pille ihnen gebracht habe. Das Gefühl, von Entscheidungen ausgeschlossen zu sein, Macht eingebüßt zu haben, tauchte nur vereinzelt auf und scheint eher auf eine allgemeine Unsicherheit hinzuweisen im Hinblick auf ihre Position neben starken und selbstbewussten Frauen. Bleibt die Frage, ob die Pille eher Vaterschaften als Mutterschaften verhindert. Konstantin Merz, Alexander Thieme und Clemens Trawert schildern übereinstimmend, dass sie als junge Männer keine Kinder wollten. Sie hätten sich nicht in der Lage gefühlt, die Verantwortung für ein kleines Wesen zu übernehmen. In Zeiten der unsicheren Verhütung wären sie zweifellos trotzdem Väter geworden. Es wäre eben einfach »passiert«, wie bei Clemens Trawert, der von der Schwangerschaft seiner Partnerin »überrumpelt« wurde. Aber da sie die Entscheidungsmöglichkeit hatten, und die jeweiligen Partnerinnen ihre Wünsche respektierten, verstrich der Zeitpunkt, da die Frauen noch hätten schwanger werden können. Konstantin Merz sagt, er habe es sich lange nicht zugetraut, und als er »dem Gedanken doch näher trat, dann kam natürlich die Wende mit ihren ganzen Unsicherheiten«. Heute lebt er mit der Mutter eines halbwüchsigen Jungen zusammen. Als Thieme seine jetzige Partnerin kennenlernte, hatte sie bereits eine kleine Tochter. Wäre das nicht der Fall gewesen, so sagt er, hätte sie ihn zweifellos stärker mit ihrem Kinderwunsch bedrängt, und er hätte wohl nachgegeben. Vor ein paar Jahren bekam die Tochter ein Baby, und Alexander Thieme konnte als relativ junger Großvater nachholen, was er seinerzeit versäumt hatte. Erstaunt erlebte er, wie »theoretisch« seine Abwehr gewesen war, und dass man in eine solche Verantwortung, vor der er sich so gefürchtet hatte, allmählich hineinwächst.

5.3 Die Vermessung der sozialistischen Gesellschaft

In den Jahren 1985 und 1986 erschienen in der DDR zwei Protokollbände, in denen Männer unterschiedlichen Alters über ihre Kindheit und Jugend, ihre berufliche Entwicklung, ihre Liebesbeziehungen, über ihre Sexualität, ihre Eifersucht, die Eheschließungen und Trennungen sowie die Geburt von Kindern Auskunft gaben.[2] Die Erzählungen dieser Männer bilden ein breites Spektrum von Alltagsrealität ab, deren einzelne Facetten bis dahin allenfalls in Romanen und Spielfilmen Niederschlag gefunden hatten, nicht aber in öffentlichen Äußerungen »authentischer« Personen. Die sehr unterschiedlichen, manchmal auch konträren Haltungen und Einstellungen der Interviewpartner stehen unkommentiert nebeneinander und geben den Leserinnen und Lesern Raum, sich selbst eine Meinung zu bilden. Christine Lambrecht und Christine Müller, die Herausgeberinnen dieser Interview-Bände, verhehlen nicht, dass sie die Gespräche bearbeitet und literarisch verdichtet haben – unter Verweis auf das analoge Vorgehen von Maxie Wander in ihrem erfolgreichen Buch

2   Christine Müller: Männerprotokolle, Berlin 1985; Christine Lambrecht: Männerbekanntschaften. Freimütige Protokolle, Halle/Leipzig 1986.

»Guten Morgen, du Schöne«.[3] Auf der Suche sowohl nach fortbestehenden alten Mustern in den Geschlechterbeziehungen als auch nach modernen männlichen Einstellungen kommen unter anderem ein alter Genossenschaftsbauer und vierfacher Vater, ein junger Maschinenschlosser, ein dreimal geschiedener Arzt sowie ein homosexueller Bühnenbildner zu Wort. Auch ein 24-jähriger »Aussteiger« wird porträtiert, der sein Lehrerstudium abbrach und seinen bescheidenen Lebensunterhalt als Reinigungskraft verdient, um Zeit »zum Träumen, zum Suchen, zum Auf-die-Wanderschaft-Gehen« zu haben. Er ist es, der die »vorgegebene Männerrolle« am deutlichsten infrage stellt: »Ich will nicht der starke Mann sein, der große Sieger und Eroberer.«[4] Der von Christine Lambrecht porträtierte 40-jährige Facharzt für Gynäkologie definiert demgegenüber sehr pragmatisch die traditionelle Rollenverteilung zwischen den Geschlechtern als sinnvolles Ordnungsmodell des Zusammenlebens:

Und es gibt auch noch Dinge, dank der Tradition, die nur ein Mann oder eine Frau macht. Man redet ja nun viel von der Emanzipation. Aber man wird ganz wenige Familien finden, in denen beide Karriere machen und trotzdem eine gute Ehe geführt wird.[5]

Die Gespräche kreisen häufig um Definitionen von Schwäche und Stärke, wobei erstaunlich viele befragte Männer ihre Frauen für stärker halten als sich selbst. Ein 35-jähriger Kinderarzt sagt von sich, er sei »kein normaler Mann«, weil er sich weder für Fußball noch für Autos interessiere und auch keine Zoten über Frauen reiße. Frauen seien den Männern »ein ganzes Stück voraus«, weil sie viel offener ihre Gefühle zeigen könnten.[6] Und wenn ein 45-jähriger Pathologe und Dozent »diese Emanzipierten« allesamt als »unbefriedigte Weiber« bezeichnet, »die nur darauf warten, daß einer vorbeikommt und sie, na ja…«, drückt er damit wohl vor allem seine eigene Unsicherheit und Unterlegenheit angesichts der unaufhaltsamen Verschiebung der Machtverhältnisse zwischen Männern und Frauen aus.[7]

Die Pille wird in den Interviews nur vereinzelt erwähnt. Für die älteren befragten Männer, die der Kriegsgeneration angehören, war

3 Müller: Männerprotokolle, S. 236.
4 Müller: Männerprotokolle, S. 47.
5 Lambrecht: Männerbekanntschaften, S. 96 f.
6 Müller: Männerprotokolle, S. 203.
7 Müller: Männerprotokolle, S. 80.

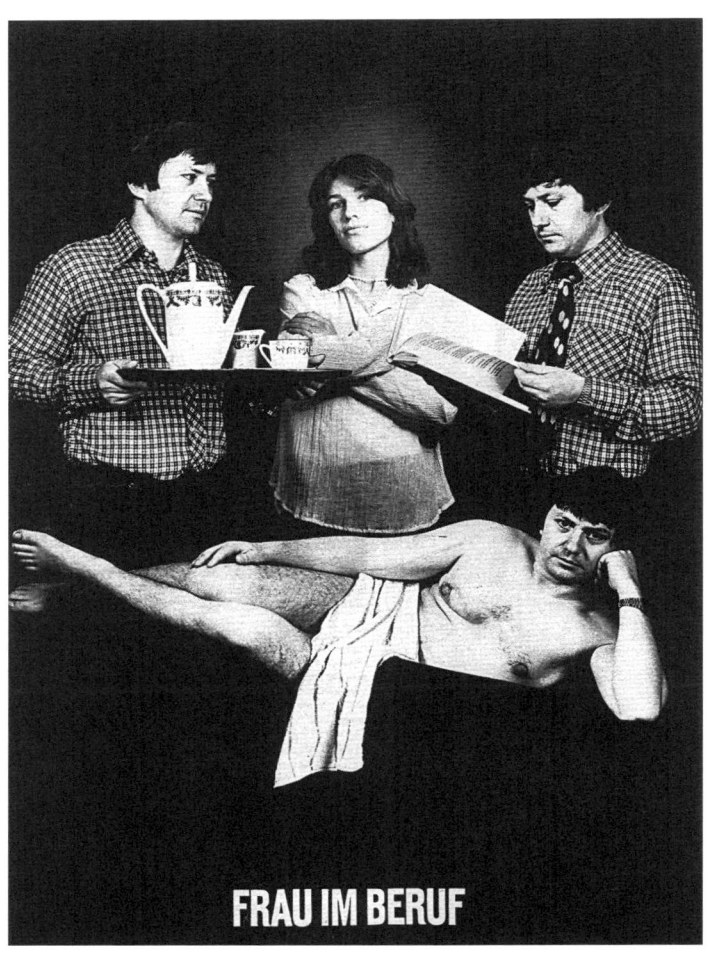

FRAU IM BERUF

Widersprüchliche Entwicklung der Geschlechterbeziehungen. Aus: »Deine Gesundheit«, Nr. 9/1980.

dieses Verhütungsmittel noch nicht verfügbar. So beklagt ein 45-jähriger Gesellschaftswissenschaftler die »eiserne Selbstbeherrschung« seiner Freundin und späteren Ehefrau, die seine Zärtlichkeiten aus Angst vor einer ungewollten Schwangerschaft häufig zurückgewiesen habe: »Sie wollte ihr Studium zu Ende machen, und das wäre mit einem Kind damals unmöglich gewesen. Sichere Schwangerschaftsverhütung gab es noch nicht.«[8] Für Sexualität sei in seiner Ehe wenig Zeit gewesen, erinnert sich ein verwitweter 63-jähriger Genossenschaftsbauer.

Und wenn ich wirklich mal Zeit hatte und ooch Kraft und Saft, wie man so sagt, dann hat es eben ooch immer gleich geklappt, und ein Nachkömmling war da. So ham wir's eben mit der Zeit auf vier Kinder gebracht. Nee, eigentlich sogar auf sechse. Die anderen beiden ham uns einen Haufen Geld gekostet, ich meine der Arzt, der's gemacht hat, damit se nicht kamen. Man war ja so unwissend. Früher hat sich keiner getraut, über sowas zu reden.[9]

Im Vergleich dazu gehört die Pille für die jüngeren Männer in den achtziger Jahren bereits so selbstverständlich zu ihrem Leben, dass sie offenbar nur dann erwähnenswert wird, wenn es irgendwelche Probleme gibt. Ein 28-jähriger Lehrer erzählt, dass seine Frau, die ansonsten in der Ehe mit ihm zufrieden sei, sich lediglich darüber beklage, dass sie die Pille nehmen müsse: »Im Prinzip lehnt sie die ab, weil sie sich ihrer Meinung nach negativ auf ihr Wohlbefinden und sexuelles Verlangen auswirkt. Das ist einzusehen, aber die ganze Verantwortung deshalb dem Mann zu überlassen, so weit möchte ich nicht gehen.«[10] Auch die Frau eines 29-jährigen Maschinenschlossers fühlt sich offenbar unwohl mit den künstlichen Hormonen. Wenn es eine Pille für Männer gäbe, sagt dieser, würde er sie nehmen: »Warum nicht? Bräuchte ich mir nicht laufend anzuhören, daß sie davon dick wird«.[11] Wenn er von der Spätschicht nach Hause komme, erzählt er, würde er manchmal schon gern Sex mit ihr haben. Aber meist schlafe sie dann schon, und weil sie am nächsten Morgen um fünf schon wieder aufstehen müsse, wecke er sie nicht. »… schalte den Fernseher ein, oder setze mich in die Badewanne.

8 Lambrecht: Männerbekanntschaften, S. 263 f.
9 Müller: Männerprotokolle, S. 34.
10 Müller: Männerprotokolle, S. 157.
11 Müller: Männerprotokolle, S. 92.

Na, Gott, ich bin doch kein Doofer. Man weiß sich schließlich zu helfen als Mann.«[12]

Es waren die Künste – Literatur, Film, Theater, ebenso die Malerei –, die in der DDR-Gesellschaft eine Stellvertreterfunktion übernahmen, indem sie das Bedürfnis nach Darstellung der Realität, nach Bestandsaufnahme und Selbstverständigung zu befriedigen suchten, das die unter strenger Kontrolle des Propagandaapparates stehenden Zeitungen, Rundfunk- und Fernsehsender überwiegend nicht erfüllten. Der Dokumentarliteratur und dem Dokumentarfilm kam dabei eine besondere Bedeutung zu. Erwähnt seien hier zwei filmische Langzeitprojekte von Barbara und Winfried Jung und von Volker Koepp, die vorwiegend mit Interviews arbeiteten. Das Dokumentarfilmer-Paar Jung begleitete zwischen 1961 und 2007 achtzehn Schülerinnen und Schüler einer Klasse in Golzow (Oderbruch) mit Kamera und Mikrofon. Die zwanzig Filme, die auf der Basis dieses Materials entstanden, zeigen nicht nur die individuellen Lebensverläufe der Protagonisten, sondern gestatten auch einen tiefen Einblick in die Alltagsgeschichte der DDR von den sechziger Jahren bis zu ihrem Ende und weit darüber hinaus. 1975 unternahm der Dokumentarfilmregisseur Volker Koepp eine ähnliche biografische Tiefenerkundung. Über einen Zeitraum von achtzehn Jahren befragte er in bestimmten Abständen wieder und wieder drei Arbeiterinnen eines Trikotagen-Werkes im brandenburgischen Wittstock und verfolgte so die Lebensverläufe der jungen Berufsanfängerinnen bis hin zur Abwicklung des Betriebes und ihrer Entlassung.

Oral History als wissenschaftliche Untersuchungsmethode blieb auch in der späten DDR eine Ausnahmeerscheinung. Quantitative und qualitative Befragungen bedurften einer ausdrücklichen staatlichen Genehmigung. Im Kontext ihrer ehrgeizigen Modernisierungsbestrebungen bediente sich die DDR-Führung jedoch für ihre internen Analysen etwa seit Mitte der 1960er Jahre zunehmend der Hilfe der Sozialwissenschaften, damals »Gesellschaftswissenschaften«[13] genannt. Die Soziologie, die in den 1950er Jahren noch als bürgerliche Wissenschaft verteufelt und an den Rand gedrängt worden war, bekam eine neue Rolle zugewiesen. Zweifellos entsprang

12 Müller: Männerprotokolle, S. 92.
13 Die Gesellschaftswissenschaften waren der Oberbegriff für die Disziplinen Marxistisch-leninistische Philosophie, Politische Ökonomie, Wissenschaftlicher Kommunismus und Geschichte der deutschen und internationalen Arbeiterbewegung.

dies dem Bedürfnis der Herrschenden, ihre Politik auf eine wissenschaftliche Grundlage zu stellen, um jenseits der eigenen Propagandaparolen ein realistisches Bild der Gesellschaft zu gewinnen, um Rückmeldungen über die Konsequenzen ihrer politischen Entscheidungen zu bekommen. Aber natürlich musste eine empirische Sammlung von Daten, die statistische Erhebung von Haltungen und Einstellungen in einem Land ohne Presse- und Meinungsfreiheit, ohne die Freiheit der Wissenschaft stets ein heikles Unterfangen bleiben. Die Arbeit der Forscherinnen und Forscher, selbst wenn sie nur für den internen Gebrauch bestimmt war, stieß immer wieder an die Grenzen der Doktrin.

Frauenforschung

Die Gesellschaftswissenschaftlerin Herta Kuhrig erinnert im Interview, mit welchen Argumenten die Leiterin der Frauenkommission beim Politbüro, Inge Lange, ihr gegenüber die Notwendigkeit einer Erforschung der Situation der Frauen in der DDR begründet habe. In den ersten Jahren hätten sie, Lange zufolge, genau gewusst, was sie zu tun gehabt hätten – nämlich die Diskriminierung der Frau zu beseitigen und die gleiche Rechtsstellung herzustellen. Kuhrig zitiert Inge Lange aus dem Gedächtnis:

> Aber das haben wir jetzt. Jetzt müssen wir wissen, wie's weitergeht, wie wir dadraus was machen. Und das kann man nicht ..., das hat auch noch keiner vor uns gemacht, wir [be]gehen ja Neuland – da müssen wir jetzt sehen ..., und dazu brauchen wir die Wissenschaft.[14]

1964 wurde an der Akademie der Wissenschaften der DDR der wissenschaftliche Beirat »Die Frau in der sozialistischen Gesellschaft« gegründet. Die Leitung der dem Beirat angeschlossenen gleichnamigen Forschungsgruppe übernahmen Anita Grandke und Herta Kuhrig. Die erste Aufgabe bestand darin, Forscher und bereits bestehende Forschungsprojekte miteinander zu vernetzen. Es existierten in der DDR eine Handvoll »Zentren der Frauenforschung«, an denen vor allem aus medizinsoziologischer und sozialhygienischer Perspektive empirische Untersuchungen betrieben wurden. Die Rostocker

14 Interview Kuhrig, 27.9.2011, 2:39:00.

Universität zählte hierzu, mit Karl-Heinz Mehlan und Heinz Grassel,[15] das Institut für Sozialhygiene in Berlin-Lichtenberg, mit Joachim Rothe,[16] oder das von Elfriede Paul[17] gegründete und später von Anneliese Sälzler[18] geleitete Institut für Sozialhygiene der Medizinischen Akademie Magdeburg. In einem zweiten Schritt ging es um die Beratung der Abteilung Frauen beim SED-Zentralkomitee und der Frauenkommission beim Politbüro für deren Planung, Anleitung und Kontrolle der Frauen- und Familienpolitik. Das eigens eingerichtete Periodikum des Beirats »Die Frau in der sozialistischen Gesellschaft« sollte Kommunikationsmedium zwischen Forschung und Exekutive sein – von Parteigremien und Ministerien bis hin zu den Mitarbeitern auf Kreisebene.[19] Wegen der Farbe des Einbandes (und wegen des Inhalts) als »grünes Ungeheuer«[20] bezeichnet, versammelten die alle zwei Monate erscheinenden Hefte den aktuellen Stand der »Frauenforschung« in der DDR. Zentrale Ergebnisse zu Fragen weiblicher Berufstätigkeit in Industrie und Landwirtschaft, zu Bildungschancen für Frauen und Mädchen, zu Ehe, Familie, Kindererziehung und Gesundheitsschutz wurden 1978 in einem Sammelband zusammengefasst.[21]

Ein undatierter Bericht des Gesundheitsministeriums (vermutlich von 1967) listete nüchtern die bestehenden Probleme hinsichtlich der weiblichen Beschäftigungsrate auf: Die politische Orientierung

15 Heinz Grassel (1925-1981): 1959-1981 Dozent/Professor für Pädagogische Psychologie an der WPU Rostock.
16 Joachim Rothe (1928-1988): Präsident der Gesellschaft für die gesamte Hygiene und Vorsitzender der DDR-Fachgesellschaft für Sozialhygiene; wirkte 1981 bis 1986 auch als Professor für Sozialhygiene in Rostock.
17 Elfriede Paul (1900-1981): 1956-1964 Professorin für Sozialhygiene an der Med. Akad. Magdeburg; Leiterin der Arbeitsgruppe Gesundheitsschutz der Frau.
18 Anneliese Sälzler (*1927): 1964-1973 Professorin für Sozialhygiene an der Med. Akad. Magdeburg; seit 1973 Direktorin des Instituts für Hygiene des Kindes- und Jugendalters, Berlin.
19 Information des wissenschaftlichen Beirats »Die Frau in der sozialistischen Gesellschaft«.
20 »Das grüne Ungeheuer« nahm Bezug auf eine gleichnamige Abenteuerserie des DDR-Fernsehens aus dem Jahr 1962. »Das grüne Ungeheuer« ist darin die Bezeichnung für die US-amerikanische United Fruit Company, die 1954 den Sturz des guatemaltekischen Präsidenten veranlasste.
21 Zur gesellschaftlichen Stellung der Frau in der DDR, hg. v. Wissenschaftlichen Beirat »Die Frau in der sozialistischen Gesellschaft« bei der Akademie der Wissenschaften der DDR unter Leitung von Prof. Dr. Herta Kuhrig und Dr. sc. Wulfram Speigner, Leipzig 1978.

auf die Ausweitung weiblicher Erwerbstätigkeit habe trotz oder gerade wegen der sozial- und arbeitsmarktpolitischen Programme und Maßnahmen zu einer Verschärfung der Spannungen zwischen Familien- und Berufspflichten geführt. Aufgrund der Doppelbelastung würden Frauen deutlich geringere sogenannte »Vollbeschäftigteneinheiten« erreichen als männliche Kollegen. Frauen würden Beschäftigungspausen einlegen, eine Teilzeitarbeit aufnehmen oder gar ihren Beruf aufgeben, wenn sie Kinder bekämen, wenn die häuslichen Belastungen zu familiären Konflikten führten oder wenn es Schwierigkeiten bei der Unterbringung und Erziehung der Kinder gebe.[22] Die politische Aufgabenstellung für die zu Hilfe gerufene Wissenschaft war also klar abgesteckt. Es ging um die Frage, wie es um die viel beschworene Gleichberechtigung und die »Vereinbarkeit von Familie und Beruf« tatsächlich stand, wie diese Parole mit Leben erfüllt werden konnte und welche Konzepte für eine langfristige Einflussnahme auf tradierte Geschlechterrollen taugten.

Im Jahre 1975 veröffentlichte die Frauenzeitschrift *Für Dich* unter dem Titel »Drittes Kind im Lebensplan. Warum kapituliert dieses Wunschbild oft vor der Wirklichkeit?« eine mehrteilige Diskussion mit Leserinnen und Lesern.[23] Einleitend konstatierten die Autoren, dass kaum ein Ehepaar die Größe der Familie dem Zufall überlasse – Kinder würden geplant. Dies liege im Interesse der Eltern und sei ein Glück für die Kinder, da sie willkommene Wunschkinder seien.[24] Allerdings wurde in vielen abgedruckten Leserzuschriften die Meinung geäußert, dass Kindersegen auch eine Vielzahl an Einschränkungen mit sich bringe, etwa bezüglich des Familienbudgets, der beruflichen Qualifizierung oder auch der Aussicht auf einen Ferienplatz. Frauen berichteten, dass die Information über eine Schwangerschaft negative Reaktionen ihres Vorgesetzten und ihrer KollegInnen provoziert hätte, die eine Mehrbelastung fürchteten.

Der Beirat »Die Frau in der sozialistischen Gesellschaft« konzentrierte sich in seinem Programm vor allem auf die Untersuchungsfelder: »Sicherung der kontinuierlichen Berufstätigkeit der Frau«, »Die

---

22 Übersicht über kurz- und langfristige Maßnahmen des Gesundheits- und Sozialwesens zur Förderung und Entwicklung der Frauen und Mädchen sowie ihres Einsatzes in leitenden Funktionen, Anlage 4, o. D. [1967?], in: BArch DQ 1/2055.

23 »Drittes Kind im Lebensplan«, in: Für Dich, Nr. 3/1975, S. 12-15 u. 39; Für Dich, Nr. 7/1975, S. 40; Für Dich, Nr. 23/1975, S. 23.

24 »Drittes Kind im Lebensplan«, in: Für Dich, Nr. 3/1975, S. 12-15 u. 39, hier S. 12 f.

planmäßige Beschränkung des Ausmaßes der Teilzeitarbeit«, »Die Erhöhung des Qualifikationsniveaus der Frauen«, »Gesellschaftliche Kindereinrichtungen als Voraussetzung für die Berufstätigkeit der Mutter« und »Die Bedeutung der gesellschaftlichen Speisewirtschaft« sowie industrieller Wäschereien bei der Entlastung der Frauen – von den Männern/Vätern war hier nicht die Rede.[25] Einige wissenschaftliche Untersuchungen kamen zu dem Schluss, dass der stärkste Hinderungsgrund für ein drittes Kind der anhaltende Wohnraummangel sei,[26] die berufliche Belastung rangiere, laut Angaben der befragten Frauen, erst dahinter. Andere Untersuchungen, die sich der Förderung von weiblicher Vollzeitbeschäftigung zuwandten, machten – erwartungsgemäß – die familiären Verpflichtungen als Haupthindernis dafür aus. Dass Teilzeitarbeit in der Zwickmühle zwischen Beruf und Familie eigentlich ein Kompromiss – zumindest während einer Übergangszeit – sein könnte, widersprach offensichtlich den Zielvorstellungen des Beirats. Seine Mitglieder folgten damit wohl den Anforderungen der Wirtschaft und den politischen Zielvorstellungen. Andererseits jedoch, so betont Herta Kuhrig im Interview, waren die Frauenpolitikerinnen und -forscherinnen auch davon überzeugt, dass eine verkürzte Arbeitszeit keine positiven Effekte im Hinblick auf die Gleichstellung der Geschlechter bringen würde. Frauen in Teilzeit würden eine geringe Qualifizierungsbereitschaft zeigen, auch die häuslichen Pflichten blieben ungleich verteilt und die bisherigen Geschlechterrollen würden damit nur gefestigt.[27]

Herta Kuhrigs Bilanz der Arbeit von Beirat und Forschungsgruppe fällt ambivalent aus. Nach einer anfänglichen Phase des Aufbruchs, in der das Gefühl dominiert habe, dass die Ergebnisse der Befragungen, Befunde und Vorschläge beim SED-Politbüro und in den Ministerien Gehör fanden – sie spricht dabei von »Rückkopplung« –, setzte sich jedoch immer stärker die alte Ignoranz und Machtvoll-

<hr>

25 Forschungsschwerpunkte des Beirats »Die Frau in der sozialistischen Gesellschaft« für den Perspektivplanzeitraum 1971-1975, Berlin, den 21. Mai 1970, in: BArch SAPMO DY 30/IV A2/17/88.

26 Dazu auch die Dissertationen von Rosemarie Bath: Die Geburtenfolge in Abhängigkeit von der Berufstätigkeit der Mutter; Diss. Med. Akad. Magdeburg 1969, und Manfred Peters: Vergleichende Studie zwischen Wöchnerinnen und Frauen mit Schwangerschaftsunterbrechung aus ärztlicher, demographischer und soziologischer Sicht. Diss. A, Med. Akad. Magdeburg 1981.

27 Interview Kuhrig, 27.9.2011, 1:24:12.

kommenheit durch. Die nüchternen Bestandsaufnahmen, die die ForscherInnen vorlegten, waren unbequem. »Da wurden sozusagen die Überbringer der Nachricht gestraft«, schildert Kuhrig die damalige Situation. Sie hätten eben »nicht richtig gefragt«, sei ihnen vorgehalten worden. »Hier kann nicht sein, was nicht sein darf.« Das sei, fügt Herta Kuhrig bitter hinzu, eines der »Untergangsmerkmale des realen Sozialismus« gewesen.

Dieses Misstrauen in die Wissenschaft. Und zwar in eine Wissenschaft, die man selber entwickelt hat, die Arbeiterkader, denen man Stipendien gegeben hat […], die also wirklich etwas Gutes wollten, nicht für die Partei, sondern für die Menschen in diesem Land.[28]

Jugendforschung

Ein ähnliches Wechselbad von Förderung und Kontrolle, von Lob und Reglementierung erlebten auch die Mitarbeiter und Mitarbeiterinnen des 1966 gegründeten Zentralinstituts für Jugendforschung (ZIJ), das aufgrund seiner Anbindung an das Amt für Jugendfragen beim DDR-Ministerrat eine relative Eigenständigkeit innerhalb der gesellschaftswissenschaftlichen Forschungslandschaft behaupten konnte. Die dort angesiedelten soziologischen und psychologischen Forschungsprojekte sollten der DDR-Jugendpolitik dringend benötigte wissenschaftliche Erkenntnisse über die verschiedenen Lebensbereiche, die vorherrschenden Einstellungen, Verhaltensweisen, Ansprüche und Probleme der Jugend liefern. Aus dem Blickwinkel der SED-Führung war die junge Generation gleichermaßen Hoffnung auf die Zukunft, Gegenstand paternalistischer Förderung wie auch Objekt von Kontrolle sowie Quelle von Ängsten und Misstrauen. Das Zentralinstitut für Jugendforschung führte zahlreiche Studien unter Jugendlichen und jungen Erwachsenen durch. Es verwendete bei seinen quantitativen Untersuchungen moderne Rechentechnik und auf internationale Standards ausgerichtete Auswertungsverfahren.

Insbesondere mit den sozialpolitischen Fördermaßnahmen der 1970er Jahre stieg das politische Interesse, deren Wirkmächtigkeit und Steuerungspotenzial zu analysieren. Die Mitarbeiterinnen und

28 Interview Kuhrig, 27.9.2011, 2:39:10.

Mitarbeiter des Instituts führten sogenannte Intervallstudien mit Schülern und Schülerinnen sowie mit Studierenden durch. Sie erfragten unter anderem deren Lernverhalten, die Lernbedingungen, ihre politischen Einstellungen, ihre Berufswahl, ihr Geschichtsbewusstsein und ihr Freizeitverhalten.

Die unideologischen, ausschließlich auf empirischem Material basierenden Langzeituntersuchungen waren in der Lage, ein einigermaßen reales Bild der Jugend in der DDR zu zeichnen. Doch gerade deshalb war die Arbeit des Instituts immer wieder Kontrollen und Kritik seitens der Obrigkeit ausgesetzt. Einige der Forschungsergebnisse durften nicht publiziert werden. Besonders das Volksbildungsministerium unter Margot Honecker empfand die Arbeit des ZIJ, dessen Befunde den eigenen »Lageeinschätzungen« oftmals widersprachen, eher als störend. 1968 wurde auf Betreiben des Ministeriums die Herausgabe eines »Handbuchs der Jugendforschung« verboten. Den Institutsmitarbeitern wurde zeitweilig der Zugang zu Schulen und anderen Einrichtungen, in denen Jugendliche befragt werden konnten, erschwert oder sogar verwehrt.[29]

Ein politisch weniger brisanter Untersuchungsschwerpunkt war die Frage nach Liebe, Sexualität und Paarbeziehungen der ersten Jugendgeneration, die unter den Bedingungen der DDR aufgewachsen war. Es ging dabei unter anderem um den Einfluss, den die Veränderungen der letzten Jahre auf das sexualmoralische Verhalten der Jugend ausübten. So führten die Forscherinnen und Forscher eine Befragung zur »jungen Ehe« und eine spezielle »Frauenstudie« durch. Die wohl bekanntesten Untersuchungen des Instituts sind die sogenannten »Partnerstudien«, in denen erstmals 1972/73, dann wiederholt 1979/80 und schließlich 1990 Lehrlinge, Studierende und junge Berufstätige nach ihrem Sexual- und Partnerverhalten und nach ihren Einstellungen zu Familienplanung und Kindern befragt wurden. In verschiedenen Publikationen stellte das ZIJ Resultate seiner Arbeit der Öffentlichkeit vor.[30] Die Ängste und Vorbehalte

29 Vgl. Walter Friedrich: Die Geschichte des Zentralinstituts für Jugendforschung, in: Das Zentralinstitut für Jugendforschung Leipzig 1966-1990, Berlin 1999, S. 26 ff.

30 Das ZIJ erstellte eine Vielzahl interner Forschungsberichte und publizierte ausgewählte Ergebnisse. Dazu etwa: Arnold Pinther/Siglinde Rentzsch: Junge Ehe heute, unter Mitarbeit von Otmar Kabat vel Job und Monika Reißig, Leipzig 1976; Kurt Starke: Junge Partner. Tatsachen über Liebesbeziehungen im Jugendalter, Leipzig/Jena/Berlin 1980; Uta Bruhm-Schlegel/Otmar Kabat vel Job:

der Erwachsenengeneration – Eltern wie Politiker – im Hinblick auf einen drohenden Verfall der moralischen Werte als Ergebnis von Pille, Legalisierung der Abtreibung und sexueller Aufklärung konnten mit diesen Studien weitgehend entkräftet werden. Die Forschungsergebnisse bescheinigten den Jugendlichen ein hohes Maß an Lockerheit und Unbefangenheit im Verhalten zwischen den Geschlechtern, eine unverkrampfte Einstellung zur Nacktheit und auch zum vorehelichen Geschlechtsverkehr. Auffällig sei aber auch der enge Zusammenhang von Liebe und Sexualität im Denken und Fühlen der befragten Jugendlichen. Jungen wie Mädchen würden frühzeitig und etwa im selben Alter sexuelle Beziehungen aufnehmen, die Mädchen würden ihre Orgasmusfähigkeit ebenfalls sehr früh erlangen. Die Forscher resümierten, dass Ehe und Familie weiterhin als Normvorstellung Gültigkeit besäßen. Durch die Verfügbarkeit hochwirksamer Kontrazeptiva, allen voran die Pille, sowie der legalen Möglichkeit des Schwangerschaftsabbruchs seien die weitaus meisten geborenen Kinder »Wunschkinder«.[31]

In einem Sammelband präsentierten Walter Friedrich und Kurt Starke verschiedene Aspekte und Erscheinungsformen des Partner- und Sexualverhaltens.[32] Diese Arbeit stützte sich weitgehend auf die zweite Partnerstudie, in der knapp 5500 Lehrlinge, Studierende und Berufstätige im Alter zwischen 16 und 30 Jahren anonym befragt worden waren.[33] Die Forscher konstatierten, dass steigendes Qualifikationsniveau, gesellschaftliches Engagement der Eltern und die »Verstädterung« den offenen Austausch zwischen den Generationen über Liebe und Sexualität sowie das Sexualwissen fördere. Territo-

Junge Frauen heute. Wie sie sind – Was sie wollen, unter Mitarbeit von Barbara Bertram und Monika Reißig, 2., erg. Aufl., Leipzig 1981; Hans Szewczyk (Hg.): Sexualität und Partnerschaft, Berlin 1982; Kurt Starke/Walter Friedrich: Liebe und Sexualität bis 30, unter Mitarbeit von Lykke Aresin, Kurt R. Bach, Gustav-Wilhelm Bathke, Barbara Bertram, Heinz Grassel, Monika Reißig, Siegfried Schnabl, Uta Starke, Peter Voß, Konrad Weller, Berlin 1984; Barbara Bertram/Walter Friedrich/Otmar Kabat vel Job: Adam und Eva heute, unter Mitarbeit von Arnold Pinther und Gisela Ulrich, Leipzig 1988.

31 Vgl. Starke/Friedrich: Liebe und Sexualität bis 30, S. 258 ff.
32 Starke/Friedrich: Liebe und Sexualität bis 30.
33 Die Zusammensetzung des Samples war nicht repräsentativ für die DDR-Gesellschaft, weshalb sich die Auswertung auf die einzelnen Untergruppen und deren Vergleich konzentrierte. Vgl. Starke/Friedrich: Liebe und Sexualität bis 30, S. 100 f.

riale und religiöse Prägungen verlören dagegen an Bedeutung.[34] Verhütungsmittel seien weitgehend enttabuisiert und weit verbreitet, wenngleich das Verhütungswissen noch unzureichend sei. Insbesondere vor dem ersten Geschlechtsverkehr sei die Verständigung über die Verhütung ungenügend – die Partner verließen sich stillschweigend aufeinander, wodurch mindestens die Hälfte der ersten Sexualkontakte ohne ausreichenden Empfängnisschutz stattfinde.[35]

Zu Beginn der 1970er Jahre hatten noch zwischen 30 und 40 Prozent der vom Zentralinstitut für Jugendforschung Befragten starke Vorbehalte gegen Verhütungsmittel geäußert, insbesondere gegen die damals noch relativ neue Hormon-Pille. Die Ablehnung wurde vor allem mit Befürchtungen hinsichtlich schädigender Auswirkungen für die Frau und die späteren Kinder begründet und entsprang, so die Deutung der Jugendforscher, mehrheitlich der Unkenntnis. Dieser Befund hatte sich bis zum Beginn der 1980er Jahre erheblich gewandelt. Die Pille war nun allen Befragten bekannt und die Zustimmung lag, mit leichten Abweichungen zwischen Stadt und Land sowie in Abhängigkeit vom Bildungsstand, bei Männern und Frauen bei durchschnittlich über 80 Prozent. Am zurückhaltendsten äußerten sich in dieser Frage erstaunlicherweise die Studierenden der Medizin.[36] Eine Ablehnung von Verhütungsmitteln aus religiösen Gründen sei nicht charakteristisch; die Einstellung zu und auch die Anwendung von Verhütungsmitteln bei religiös gebundenen Jugendlichen unterscheide sich nur wenig von den nicht religiös gebundenen Altersgenossen. »Auch die Mehrheit der religiösen Frauen nehmen, insbesondere nach der Eheschließung und nach der Geburt von Kindern, die Pille«, stellten Aresin und Starke fest.[37] Generell sei die Pille in festen Paarbeziehungen das Verhütungsmittel der Wahl. Schließlich konnten die Wissenschaftler feststellen, dass sowohl der Befriedigungsgrad als auch das Orgasmuserleben durch die Pille positiv beeinflusst werde. »Man kann sicher die Hypothese aufstellen, daß im Verein mit anderen Faktoren der Rückgang an anorgastischen Frauen in unserem Land auch auf die Möglichkeiten der Kontrazeption und speziell der Pille zurückzuführen ist.«[38]

---

34 Vgl. Starke/Friedrich: Liebe und Sexualität bis 30, S. 252/254.
35 Vgl. Starke/Friedrich: Liebe und Sexualität bis 30, S. 318.
36 Vgl. Starke/Friedrich: Liebe und Sexualität bis 30, S. 310 f.
37 Starke/Friedrich: Liebe und Sexualität bis 30, S. 317.
38 Starke/Friedrich: Liebe und Sexualität bis 30, S. 317.

6 Drei Revolutionen?

Die gesellschaftliche Langzeitwirkung der Pille wird häufig als »revolutionär« beschrieben. »Diese Pille hat die Welt verändert« titelte die Illustrierte *Stern* anlässlich des 50. Jahrestages der Zulassung des Verhütungsmittels in den USA.[1] Wenn nicht als Auslöserin, so gilt die Pille doch zumindest als Geburtshelferin von gleich zwei Revolutionen, die eng miteinander verbunden sind. Gemeint sind die sexuelle Befreiung und eine Neuformulierung der traditionellen Geschlechterordnung. Der Anteil des hormonellen Kontrazeptivums an den Veränderungen scheint unstrittig, doch der Blick auf die Veränderungen selbst ist mittlerweile zwiespältig. So sieht die Publizistin Ulrike Heider die ursprünglich emanzipatorischen Impulse der Sex-Revolte der 1960er und 70er Jahre seit langem unter das Glücksrad der Erotik- und Porno-Industrie geraten.[2] Die Historikerin Dagmar Herzog schreibt vom zerplatzten »Traum von der gesellschaftlichen und politischen Umwälzung«, die in der APO und Studentenbewegung als untrennbar verbunden mit der sexuellen Befreiung galt.[3] Beide Autorinnen leugnen jedoch nicht eine tiefgreifende Liberalisierung im Umgang mit dem nackten Körper, mit vor- und außerehelichem Sex, mit sexuellen Bedürfnissen und ihrer Erfüllung, die seitdem weit über die kleine Avantgarde der »AchtundsechzigerInnen« hinaus in alle Schichten der Bevölkerung gedrungen ist.

Die Befunde, um die gestritten wird, beziehen sich fast ausschließlich auf die westliche Welt – auf die Bundesrepublik, auf einzelne Länder Westeuropas und die USA. Die revolutionären Umwälzungen werden vor allem an spektakulären Ereignissen festgemacht, die die Gesellschaften damals erschütterten und die öffentliche Kontroversen, nicht selten auch gerichtliche Auseinandersetzungen auslösten: der Skandal um zwei Sex-Szenen im Ingmar-Bergman-Film »Das Schweigen«, das legendäre Nacktfoto der Mitglieder der Westberliner Kommune I, die öffentliche Büstenhalter-Verbren-

---

1   Stern, Nr. 19/2010, 6.5.2010.
2   Vgl. Ulrike Heider: Vögeln ist schön. Die Sexrevolte von 1968 und was von ihr bleibt, Berlin 2014, S. 9 f.
3   Herzog: Die Politisierung der Lust, S. 269.

nung in Atlantic City, zu der Feministinnen anlässlich der Wahl zur »Miss America« aufgerufen hatten, nackte Männer und Frauen auf der Bühne der New Yorker Aufführung des Musicals »Hair«, die Rebellion von Schülern in Frankfurt/Main, die einen sachlichen Sexualkundeunterricht und die Freigabe der Antibabypille forderten, die Filme von Oswalt Kolle und die Prozesse in den USA um das Männer-Magazin *Playboy*, das in jeder Ausgabe ein doppelseitiges Aktfoto veröffentlichte.

Zweifellos verlief die Geschichte in der DDR ein wenig anders. Dagmar Herzog, die in ihrer Publikation über die Geschichte der Sexualität in Deutschland ein ganzes Kapitel der ostdeutschen Entwicklung widmet, schreibt in diesem Zusammenhang von der »volkseigene[n] Schöpfung« einer besonderen Sexualkultur.[4] Die kleine Pille, die in der Lage ist, den weiblichen Eisprung zu verhindern und damit Sexualität und Fruchtbarkeit voneinander abzukoppeln, traf bei annähernd gleicher chemischer Zusammensetzung im Osten auf eine andere Versuchsanordnung. Als »Wunschkindpille« war sie Teil der staatlichen Familien- und Bevölkerungspolitik, sie war besetzt mit einer offiziellen Botschaft, mit einer Moral, die die Veränderung in den Geschlechterbeziehungen eng an die sozialistischen Ideale band, was sich nicht unbedingt mit den Erwartungen und Bedürfnissen der Pillennutzerinnen und ihrer Partner deckte. Die Medien der DDR waren allerdings kein Ort, an denen sich ein Spannungsverhältnis etwa zwischen unterschiedlichen Interessen, divergierenden Wertvorstellungen oder gar Konflikte hätte abbilden können. Es fehlten die polarisierenden öffentlichen Auseinandersetzungen, die für die westliche Kultur charakteristisch waren und sind. Die Veränderungsprozesse, die keineswegs nur – aber auch – mittels der Pille in Gang geraten waren, kamen eher still und undramatisch daher. Dagmar Herzog spricht von einer »schrittweisen Evolution«.[5] Gleichwohl waren die Themen Sexualität, Familienplanung, Verhütung, Geschlechterbeziehungen in den DDR-Zeitungen und Zeitschriften, in Rundfunk und Fernsehen präsent. Doch anstelle von Debatten gab es den pädagogischen Zeigefinger: ExpertInnen griffen im Auftrag der jeweiligen Redaktion gezielt bestimmte Fragen und Probleme auf und erklärten, was als richtig und als falsch anzusehen

---

4 Herzog: Die Politisierung der Lust, S. 317.
5 Herzog: Die Politisierung der Lust, S. 233.

war. An den Ratgeber-Kolumnen und Interviews lässt sich aber nicht nur das Aufklärungs- und Kontrollbestreben von Staat und Partei sowie die aktive Rolle von GynäkologInnen, PsychologInnen und SexualaufklärerInnen ablesen, indirekt spiegeln sich darin auch Stimmungen, Meinungen und Veränderungsprozesse in der Bevölkerung, auf die sie mit ihren Veröffentlichungen reagierten.

6.1 Pädagogik statt Debatten – eine Zeitschriften-Schau

Herangezogen haben wir Beiträge aus der Wochenzeitung *Wochenpost*, aus der Frauenzeitschrift *Für Dich* und der Monatszeitschrift *Deine Gesundheit*. Die *Wochenpost* galt als die mit Abstand beliebteste Zeitschrift der DDR, sie kam nicht vordergründig ideologisch daher wie *Neues Deutschland* und offerierte ein breites Spektrum von unterhaltsamen Artikeln über Politik, Wirtschaft, Kultur und Sport. Im Ratgeberteil stellte eine der engagiertesten Sexualberaterinnen der DDR, Lykke Aresin, von 1967 bis in die späten 8oer Jahre hinein unter der Dachzeile »Worte des Vertrauens« in regelmäßigen Abständen einen anonymisierten Fall aus ihrer Leipziger Ehe- und Sexualberatungspraxis vor. Später beantwortete sie auch direkt Fragen der *Wochenpost*-Leserinnen und -Leser. Nach 1984 übernahm die Sexualberaterin der FDJ-Tageszeitung *Junge Welt*, Jutta Resch-Treuwerth, nach und nach ihre Kolumne; Aresins Texte erschienen seltener. In der *Für Dich* widmete sich ein Team von ExpertInnen (PsychologInnen, GynäkologInnen, PädagogInnen, FamilienrechtlerInnen u. a.) den Themen Sexualität und Geschlechterbeziehungen. Zweifellos der Bekannteste unter ihnen war Dr. Siegfried Schnabl, der in jener Zeit mit seinem millionenfach gelesenen Buch »Mann und Frau intim« Maßstäbe für eine moderne Sexualaufklärung setzte.[6] Als Frauenzeitschrift konzentrierte sich die *Für Dich* – auch mit redaktionellen Interviews, Reportagen und Porträts – auf die neue Rolle der Frauen in Gesellschaft und Familie. In der Monatszeitschrift *Deine Gesundheit*, die sich an ein medizinisch und alltagskulturell interessiertes Leserpublikum richtete, erschienen seit Ende der sech-

---

6 Schnabl: Mann und Frau intim; vgl. auch Ders.: Intimverhalten – Sexualstörungen – Persönlichkeit, Leipzig 1972.

ziger Jahre aufwändig gestaltete Serien über Sexualität, Aufklärung, Verhütung und Familienpolitik. In kleineren Beiträgen klärte die Zeitschrift über »Petting« und »wechselnde Stellungen« auf oder beantwortete auch Fragen zum Thema »Pornografie« und »Gruppensex« in der westlichen Welt. Wichtigster Autor war hier der Chefredakteur und Medizinhistoriker Gerhard Misgeld.

In allen drei Publikationen finden sich – geringfügig variiert – Artikel zu den gleichen Schwerpunktthemen. Es ist wohl nicht übertrieben, hier von einer koordinierten Aufklärungsoffensive zu sprechen, die Mitte/Ende der sechziger Jahre begann und bis zum Ende der achtziger Jahre kaum nachließ.[7] In welchem Maße hier selbstbewusste ExpertInnen die Vorgaben von SED-Führung und Regierung aufnahmen oder weitertrieben, inwieweit sie auf Stimmungen in der Bevölkerung reagierten oder diese eher beeinflussten, lässt sich im Nachhinein kaum noch bestimmen. Dass die abgedruckten Leserbriefe überwiegend konservative Auffassungen widerspiegeln (»Darf meine sechzehnjährige Tochter schon einen Freund haben?«; »Mein Sohn onaniert – was soll ich tun?« o. ä.), die den Autorinnen und Autoren Gelegenheit geben, für eine aufgeschlossenere, modernere Haltung zu werben, kann auch an der Auswahl der Stimmen liegen. Auf jeden Fall blieb dabei das Verhältnis zwischen dem ratsuchenden Bürger und dem überlegenen Fachmann/bzw. der Fachfrau aufrechterhalten.

Die meisten Texte zeugen von einem großen Sendungsbewusstsein ihrer VerfasserInnen, die sich als Avantgarde eines tiefgreifenden Veränderungsprozesses der moralischen Normen und Verhaltensweisen begriffen. Mit Leidenschaft propagierten sie die Enttabuisierung der Sexualität, machten deutlich, dass man über alles reden könne und müsse, demonstrierten in ihren Artikeln einen unbefangenen Umgang mit jenen Themen, die jahrzehntelang vernachlässigt worden seien und deshalb immer noch als schambesetzt galten. So beschwor Siegfried Schnabl unermüdlich die Legitimität »jeder Form sexueller Aktivität, die zur Freude, Beglückung, Erfüllung, Lust und Daseinsbereicherung des Menschen beiträgt«.[8] In Abwandlung oder Erweiterung des bisher vornehmlich auf die Arbeit kon-

---

7   Vgl. auch Kapitel 3.2: Exkurs: Gründerjahre der Sexualaufklärung.
8   Siegfried Schnabl: Sexwelle oder Sexualinformation?, in: Wochenpost, Nr. 3/1973, S. 16.

zentrierten gesellschaftlichen Ideals bezeichnete er sexuelle Erfüllung als eine wichtige Glückskomponente im Sozialismus. Die Kombination aus sozialer Sicherheit, Gleichberechtigung der Frau und Schutz vor ungewollter Schwangerschaft biete dank der Pille dafür die optimalen Bedingungen. Um etwaige Einwände gegen die neue Lockerheit – sei es von oben oder von unten – zu zerstreuen, wappneten Schnabl und seine KollegInnen ihre Texte mit Zitaten von Karl Marx, Friedrich Engels und August Bebel. Zudem grenzten sie sich ausdrücklich gegenüber der »Sexwelle« in der westlichen Welt ab und setzten die »sozialistische Moral« dagegen, in deren Rahmen Sexualität untrennbar verbunden sei mit partnerschaftlicher Liebe zwischen den (zumeist Ehe-)Paaren – basierend auf gegenseitiger Verantwortung und gemeinsamem Arbeitsethos.

Daneben lieferten die Artikel aber auch sachliche und direkte Informationen zur Erreichung der verheißenen Beglückung. Im Mittelpunkt zahlreicher Beiträge stand der weibliche Orgasmus. Lykke Aresin, die in ihrer Antwort auf das Hilfeersuchen einer Leserin praktische Tipps zur Stimulierung der Klitoris und zum Wechsel der Koitusstellungen gegeben hatte, erhielt neben zustimmenden Zuschriften (»Endlich sind diese Themen kein Tabu mehr«, »mir ist jetzt manches klar geworden«) auch empörte, ablehnende Reaktionen auf diese »schamlosen« Zeilen. Die Kinder und Jugendlichen, für die diese Zeitschrift schließlich auch zugänglich sei, würden »vorzeitig auf Probleme der Sexualität« hingewiesen. Einige Wochen später nahm Aresin darauf Bezug und verteidigte ihr Vorgehen: »Sexuelle Verhaltensweisen und Reaktionen gehören zum menschlichen Leben wie andere körperliche und geistige Funktionen; wir brauchen uns ihrer nicht zu schämen, sie nicht zu verleugnen.« Auch Kindern sollte frühzeitig vermittelt werden, »das Sexualverhalten als etwas Natürliches und Normales zu betrachten«. Wenn diesen Kindern dann ein solcher Beitrag in die Hände falle, der nicht für sie bestimmt sei, habe dies keine schädlichen Folgen.[9]

Damit ist ein zweiter Schwerpunkt der Aufklärungsoffensive berührt: Die Erwachsenen sollten von ihren Hemmungen befreit und zugleich ermutigt und befähigt werden, ihre Kinder zu einem offenen und unbefangenen Herangehen an Sexualität zu erziehen. Die

---

9 Vgl. Lykke Aresin: Ohne Höhepunkt keine Liebe?, in: Wochenpost, Nr. 8/1978, u. Dies.: Umstrittene Offenheit, in: Wochenpost, Nr. 32/1978.

ersten Schritte der Jugendlichen auf diesem Terrain, so ist immer wieder zu lesen, sollten von Aufklärung und Vertrauen statt von Verboten begleitet werden. Zweifellos reagierten die AutorInnen damit auf Signale von Angst und Unsicherheit vieler Eltern, die nicht wussten, wie sie mit den Freiheiten umgehen sollten, die sich ihre heranwachsenden Kinder einfach herausnahmen. So antwortete Günther Fischer in der Zeitschrift *Für Dich* einer besorgten Mutter, es gehe nicht darum, die feste Bindung ihrer 17-jährigen Tochter zu einem Mitschüler zu verhindern, sondern rechtzeitig für Verhütung zu sorgen. Sexuelle Kontakte in diesem Alter seien mittlerweile »normal«.[10] Die ProtagonistInnen der Aufklärung warben unter anderem für einen veränderten Umgang mit Masturbation, die im Gegensatz zu früheren Auffassungen keineswegs schädlich sei, sondern als eine »Grundform sexueller Aktivität« angesehen werden könne.[11] Sie verwandten Mühe darauf, die weit verbreiteten Vorurteile gegenüber Homosexuellen abzubauen. Hierbei allerdings zeigten sich durchaus unterschiedliche Auffassungen und auch Unsicherheiten bei den Autorinnen und Autoren. Während Gerhard Misgeld an das »Mitleid mit den Betroffenen« appellierte, »die an einem »Entwicklungsfehler der Keimdrüsen leiden« würden, und im krassen Widerspruch zu dieser Aussage den Rat gab, bei »unseren Heranwachsenden […] vorsichtig den Weg in getrennt geschlechtliche Freundschaften« zu fördern,[12] schrieb Peter Klemm: »Leiden muss der Homoerotische doch nur in einer intoleranten Umwelt«.[13] Lykke Aresin, die mit ihrem persönlichen Engagement dazu beigetragen hatte, dass der Paragraph 175 im Jahr 1968 aus dem Strafgesetzbuch der DDR gestrichen worden war,[14] antwortete auf eine entsprechende Leserfrage, Homosexualität (und Bisexualität) seien keine Krankheiten und damit auch nicht behandlungsbedürftig: »Diese Menschen bedürfen unseres Verständnisses. Wir sollten sie so akzeptieren, wie sie sind«.[15]

---

10 Günther Fischer: Große Kinder – große Sorgen?, in Für Dich, Nr. 2/1971, S. 46.
11 Jutta Resch-Treuwerth: Ruhig mal drüber reden, in: Wochenpost, Nr. 5/1987.
12 Homosexualität, Interview mit Gerhard Misgeld, in: Deine Gesundheit, Nr. 2/1978.
13 Peter Klemm: Die sozialen Wurzeln der Sexualität II, in: Für Dich, Nr. 48/1975, S. 38 f.
14 Interview Aresin, 29.7.2010, 0:27:30.
15 Lykke Aresin: Wechselhafte Neigungen, in: Wochenpost, Nr. 44/1984.

Ein weiterer Komplex von Beiträgen widmete sich den Veränderungen im Verhältnis der Geschlechter, als Folge der selbstverständlich gewordenen weiblichen Berufstätigkeit, als Folge auch der Freigabe von Pille und Abtreibung, der rechtlichen Gleichstellung unehelicher Kinder und der zunehmenden Überwindung traditioneller Moralvorstellungen. Die Frauenzeitschrift *Für Dich* verwendet in diesem Kontext sogar einige Male den Begriff der »Revolution«, die sich in Ehe und Familie vollziehe. »Die Revolution«, so eine Redakteurin im Sonderheft »Familie«, habe »das Ziel größeren Glücks, größerer Geborgenheit, größeren Persönlichkeitsgewinns für alle, die in der Familie zu Hause sind«.[16] Selbstbewusst vermittelten die AutorInnen der Zeitschrift ihren Leserinnen und Lesern das Gefühl, Teil eines historischen Umwälzungsprozesses zu sein. Doch keineswegs alle Erscheinungen dieses Prozesses passten in das Bild vom »immer größeren« Glück. So brachte der rapide Anstieg der Ehescheidungen in den siebziger Jahren die FamilienrechtlerInnen und EheberaterInnen in Erklärungsnöte, wenn sie einerseits konstatierten, dass die Ehe im Sozialismus keinen Zwängen mehr unterworfen sei – »keinen äußeren Zwang eine Ehe zu schließen, und keinen, sie aufrecht zu erhalten«[17] –, und andererseits weiterhin am Ideal der »Dauerhaftigkeit von Ehe- und Familienbeziehungen im Sozialismus« festhielten.[18] Einige der ExpertInnen gingen davon aus, dass vor allem die übereilt geschlossenen jungen Ehen am stärksten gefährdet seien. Sie schlugen vor, die Ehe- und Sexualberatungsstellen könnten prophylaktisch tätig werden und Gespräche für heiratswillige Paare vor der Hochzeit anbieten. An die Adresse der Schulen gerichtet, regten sie an, – neben der Sexualaufklärung – Kurse zur Partnerschaftserziehung einzurichten. »Die klassische ›Muss‹-Heirat wegen eines noch nicht gewünschten Kindes« habe nur noch geringe Bedeutung, schrieb Jutta Resch-Treuwerth in einer Analyse von Trennungsbegründungen auf der Basis der an die *Junge Welt* gerichteten LeserInnen-Briefe. Sie nannte jedoch einen anderen Zwang zur schnellen Eheschließung, der für die DDR-Gesellschaft von Anfang bis zu ihrem Ende charakteristisch blieb: »Wohnungsanträge

---

16 Marlies Allendorf: Revolution in der Familie?, in: Für Dich, Nr. 30/1975, S. 2 ff.
17 Interview mit der Familienrechtlerin Prof. Anita Grandke, in: Für Dich, Nr. 12/1972, S. 38 f.
18 Gerhard Misgeld: Harmonie und Konflikte, in: Deine Gesundheit, Nr. 1/1980.

oder die baldige Vergabe von Wohnraum.«[19] Untreue war laut Statistik der am häufigsten angegebene Scheidungsgrund. In ihren Leserantworten rieten die AutorInnen den zumeist betroffenen Frauen überwiegend zu Toleranz und Dialog – und zur Bereitschaft für eine Versöhnung. Eine wissenschaftliche Analyse zum Scheidungsthema, deren Ergebnisse 1974 in der *Für Dich* publiziert wurden, nennt als wichtigste Ursache die »Revolution«, die sich gegenwärtig »im Bereich der Ehe und Familie« vollziehe: »Die autoritäre Vorherrschaft des Mannes als ›Haupternährer‹ der Familie muss Platz machen der ›demokratischen Familie‹, die ihr Leben nach den Prinzipien der Gleichberechtigung aller Partner gestaltet.«[20] Eine solche Entwicklung hin zu einer »neuen Ehequalität« vollziehe sich »unter Konflikten«, hieß es in einer weiteren Folge der Scheidungsserie. »Eheproblem Nummer Eins« sei die »Doppelbelastung für viele berufstätige Mütter«.[21] Die Frauen würden noch immer nahezu 80 Prozent der Hausarbeit leisten, und es seien vor allem die jüngeren unter ihnen, die offenbar zunehmend selbstbewusst und unabhängig genug seien, um sich aus derart unbefriedigenden Beziehungen zu lösen. 1972, so die erwähnte Analyse, hätten fast doppelt so viele Frauen wie Männer die Scheidung eingereicht.

Die mangelnde Bereitschaft der Männer, sich an der Erziehung der Kinder und der Hausarbeit zu beteiligen, war – mal vorsichtig, mal schärfer formuliert – schon seit längerem ein Dauerthema in Interviews mit ExpertInnen, in allgemeinen Artikeln über die Situation in der Familie wie in den Antworten auf Fragen und Klagen der Leserinnen. Unter dem Motto »Haben Väter keine Kinder?« hatte die *Für Dich* bereits 1968 Zuschriften von Leserinnen und Lesern abgedruckt, die allerdings in ihrer braven Biederkeit noch nicht den Eindruck erwecken, als vollziehe sich hier bereits eine revolutionäre Umwälzung. Die Antwort von Siegfried Schnabl, drei Jahre später, auf den Brief einer Leserin bezeugt einen eher zwiespältigen Umgang mit dem Problem. Eva M. schrieb, sie sei Mutter dreier Kinder und voll berufstätig. Nach ihrem Arbeitstag, wenn sie die Kinder, den Haushalt, den Mann und den Garten versorgt habe, sei sie müde und abgespannt und »oft keiner Gefühle fähig«. Da sie ihren

---

19 Jutta Resch-Treuwerth: Verheiratet – geschieden???, in: Deine Gesundheit, Nr. 1/1980.

20 Scheidung – warum?, in: Für Dich, Nr. 19/1974, S. 22 f.

21 Scheidung – warum? II, in: Für Dich, Nr. 21/1974, S. 20 ff.

Mann nicht immer abweisen könne, lasse sie »es« halt über sich ergehen. Ihr Mann werfe ihr vor, sie sei »gefühlskalt«, aber »es ist die Belastung, die mich so hat werden lassen«. Er fühle sich lediglich für das Kohleholen zuständig. Natürlich forderte Schnabl zuallererst den Mann auf, sich schleunigst seine »Paschamanieren« abzugewöhnen und seinen Anteil an der Hausarbeit zu übernehmen. Aber er ermutigte Eva M. nicht, sich eine solche Situation nicht länger gefallen zu lassen, sondern riet ihr, sie solle »einmal ernsthaft darüber nachdenken«, ob die starke Belastung »wirklich immer der echte Grund für Ihr abweisendes Verhalten« sei, mit anderen Worten also, ob sie nicht doch »gefühlskalt« sei. Möglicherweise, so Schnabl, verhielte sich ihr Mann anders, wenn sie ihm »zärtlich entgegenkomme« und ihn spüren lasse, dass »die sexuelle Gemeinschaft keine lästige Pflicht, sondern eigenes Bedürfnis« sei.[22]

Deutlich schärfere Töne schlug Jutta Resch-Treuwerth fünfzehn Jahre später in der *Wochenpost* in ihrer Antwort auf ein freilich etwas anders gelagertes Partnerschaftsproblem an. Die 25-jährige Bettina K. aus Havelberg hatte ihr geschrieben, sie sei verheiratet, habe eine Tochter und habe neben ihrer beruflichen Tätigkeit vor einiger Zeit ein Fernstudium aufgenommen. Ihr Mann jedoch verbiete ihr, zu Hause Studienaufgaben zu erledigen, auch Exkursionen und Brigadefahrten, an denen sie teilnehmen wolle, seien stets Anlass zum Streit, bis sie schließlich nachgebe. Jutta Resch-Treuwerth antwortete, offenbar habe Bettina K. sich schon viel zu lange ihrem Mann untergeordnet und akzeptiere damit letztlich, dass er »verbietet, gestattet und erlaubt«. Das jedoch entspreche nicht dem »Selbstbewusstsein junger Frauen von heute, die meist wesentlich fordernder ähnliche Konflikte in der Partnerschaft lösen«. Nicht immer gehe das zugunsten der Ehe aus. Sie riet Frau K., ohne jede Diskussion das zu tun, was sie für richtig halte.[23]

In den achtziger Jahren drangen die sich verändernden Realitäten in Ehe und Familie zunehmend in die Texte der ExpertInnen und in die redaktionellen Beiträge. So wandte sich *Deine Gesundheit* dem wachsenden Phänomen der »alleinstehenden« Mütter bzw. Väter zu, die »nun einmal«, wie es hieß, »gesellschaftliche Wirklichkeit« sei-

22 Siegfried Schnabl: Ein Ehemann muss noch lange kein Liebhaber sein, in: Für Dich, Nr. 31/1971, S. 46.
23 Jutta Resch-Treuwerth: Noch immer verbieten, gestatten, erlauben?, in: Wochenpost, Nr. 42/1986.

en.[24] In ihrer Serie »Familienporträts« widmete die *Wochenpost* einen Beitrag einer geschiedenen Mutter mit zwei Kindern, die im Drei-Schicht-System arbeitete und gerade ein Fernstudium begonnen hatte. Auch stellte sie ein junges Künstlerpaar vor, das mit Kindern und ohne Trauschein zusammenlebte. Die Zeitschrift reagierte ebenso auf die wachsende Zahl von Studenten-Ehen bzw. Studentinnen mit Kind, die seit 1972 besondere Förderung genossen. Kinderwunsch im Alter der Studierenden sei »natürlich«, schrieb Jutta Resch-Treuwerth einem ratsuchenden Studenten. Die Pille, so ihr Ratschlag, ermögliche überdies die Planung der Geburt in einer Phase des Studienablaufs, die »zeitlich […] für eine effektive Nutzung des Schwangerschafts- und Wochenurlaubs günstig« sei.[25]

6.2 Das Sprechen über Sexualität

Die sexuellen Beziehungen, Probleme oder Bedürfnisse unserer Interviewpartnerinnen zu erfragen stellte sich als schwierig heraus. Wenn Sex auch in der heutigen Mediengesellschaft allgegenwärtig ist, bleibt die eigene Praxis nach wie vor ein Thema, über das eher selten geredet wird. Allenfalls mit dem Partner oder einer Freundin tauscht man sich aus, aber nicht gerade mit einer fremden Person, die solche Aussagen überdies – anonymisiert zwar, aber doch – in einem Buch veröffentlichen möchte. Die Frauen berichteten in den Interviews ausführlich und ungefragt von ihren Geburten, sie sparten nicht mit Details beim Bericht über Totgeburten, Fehlgeburten, beschrieben ihre Körperflüssigkeiten, Krankheitssymptome, ihre Operationsnarben, unangenehme Zustände nach der Pilleneinnahme – Körperlichkeit in vielen Facetten also. Sexualität aber, obwohl mit dem Untersuchungsgegenstand Pille naturgemäß eng verbunden, bot für sie selten einen Anlass, Geschichten zu erzählen. Hier begnügten sich unsere Gesprächspartnerinnen meist mit knappen, zusammenfassenden Auskünften, die sich intensiveren Nachfragen häufig versperrten. Sie spreche halt nicht gern über Sex, sagt die 1963 geborene Christina Ullmann auf die entsprechende Frage:

---

24 Sigrid Mielke: Allein mit Kind???, in: Deine Gesundheit, Nr. 9/1982.
25 Jutta Resch-Treuwerth: Mit Baby im Hörsaal, in: Wochenpost, Nr. 17/1986.

…weiß auch nicht, warum eigentlich. Im Gespräch mit einer Freundin ist mir mal aufgefallen, wie freizügig wir eigentlich gelebt haben, also gehandelt haben, uns aber kaum unterhalten haben über solche Dinge, das war einfach kein Thema. Noch eher aus einer Scham. Weil, ich fand nicht, dass es was ist, worüber man spricht.

Schamhaftigkeit beim Darüber-Sprechen scheint demnach nicht unbedingt ein Zeichen für Hemmungen beim Tun. Bei Marianne Busch, Jahrgang 1947, jedoch gehören Lockerheit beim Sex und das unbefangene, humorvolle Gespräch darüber zusammen. Mit sechzehn habe sie es zum ersten Mal probiert, erzählt sie. Ihr erster Freund und späterer Ehemann habe auch noch keinerlei Erfahrungen gehabt, »… der hatte Vorstellungen, aber die waren nicht ganz wirklich…, wo der dachte, wo der hin muss, da konnt' er nicht hin [lacht]«. Sie habe damals das »Dekameron«[26] gelesen, das sei »so fröhlich geschrieben«, und auch die Pornoheftchen geschätzt, die heimlich kursierten: »Die sind ganz nett gewesen, wenn man bisschen andere Anregungen brauchte und nicht nur die Missionarsstellung […]. Irgendwie kommt das oft bei den Männern nicht an, weil die denken, och na, das reicht, so wie's ist.« Frau Busch lässt keinen Zweifel daran, dass ihr Mann, nicht zuletzt dank ihres tätigen Engagements, nicht zu diesen Männern gehörte.

Ein geradezu konträres Beispiel ist der Ausspruch der fast gleichaltrigen Valerie Bartmann: »Wenn ich keine Kinder hätte, würde ich sagen, ich hatte keinen Unterleib.« Im nächsten Satz stellt sich zwar heraus, dass sie damit meint, sie habe weder mit der Pille noch während der Wechseljahre irgendwelche Beschwerden gespürt. Dass sie sich aber deshalb quasi als »Frau ohne Unterleib« beschreibt, ließe sich auch noch anders deuten. An anderer Stelle erzählt sie, sie habe »mit der Sexualität verhältnismäßig spät [mit 24/25 Jahren – A. L.] angefangen. Entweder war ich unterentwickelt, oder ich hatte so 'n Bedürfnis nicht«.

Das Sprechen über Sexualität ist eine emotionale Angelegenheit. Zweifellos ist die Erinnerung an diese Gefühle gefärbt von den Veränderungen im späteren Verlauf des Lebens, von der Situation zum Zeitpunkt des Interviews und zudem beeinflusst von mittlerweile

26 Das »Dekameron« ist eine erotische Novellensammlung von Giovanni Boccaccio, um 1350 entstanden.

gewandelten Maßstäben und Wertvorstellungen. Was als »früh« oder »spät« gilt, als starkes oder schwaches »Bedürfnis«, wird bewusst oder unbewusst gemessen an den Bildern, die eine zunehmend sexualisierte mediale Welt von einem erfüllten Liebesleben entwirft. Vielleicht hatte und hat die dreifache Mutter Valerie Bartmann tatsächlich ein eher geringes Interesse an Sexualität, wobei ihr Maßstab vermutlich das Begehren ihres Partners war. Ihre Äußerung kann aber auch ein Reflex auf solche Bilder sein, vor denen das eigene Erleben blass erscheint. Für die mehr als fünfzehn Jahre ältere Gerda Ehlers bietet ein derartiger Vergleich offenbar die Möglichkeit, die eigenen Gefühle überhaupt in Worte zu fassen:

> »Wenn ick so höre, oder gehört hab, wie die jungen Frauen im Kino…, und ooch gesehen habe, wenn sie sagen, sie haben ›Schmetterlinge im Bauch‹ […], det hab ick nie erlebt. Hab ick erst erlebt, wie ick die Totaloperation hatte, da war ick denn frei von Angst.«

Ob Frau Ehlers ihre sexuelle Vergangenheit immer so gedeutet hat? Doch in dem Interview, in dem es »um diese Sex-Sache geht«, und mit dem Hintergrundwissen aus Filmen und Hörbüchern betrachtet sie wohl mittlerweile leidenschaftliche Liebe, Begehren und Hingabe als eine Art Normativ, an dem sie ihre Erfahrungen misst.

Allen Interviewpartnerinnen stellten wir die Frage, welche Rolle die Sexualität in ihrem Leben spielte bzw. spielt. »Eine große, eine große Rolle«, antwortet Johanna Gries, deren Mann einige Jahre zuvor gestorben war, »aber es war nicht so, dass man nun dauernd miteinander schlafen musste, aber wenn das Bedürfnis da war. […] Wir brauchten uns manchmal bloß angucken, da wussten wir – ja, doch…«. Der Bezug auf ein angenommenes Normativ drückte sich bisweilen in der Verneinung aus, indem die Frauen erst einmal erklären, wie sie bzw. ihre sexuelle Beziehung *nicht* war oder ist. Wie bei Hella Karsch, die meint, sie sei nie »eine absolute Sexbombe« gewesen, und sich anschließend in verlegenen Halbsätzen verliert: »Also jetzt mal…, wenn man hier sagt, jetzt so, äh, ja, die Intimitäten, dass ich nun jetzt jeden Tag das brauchte, so bin ich nicht, dass ich jeden Tag hier halt mit meinem Mann da was hatte, das kann ich nicht sagen.«

Aus manchen Antworten wird deutlich, wie sich sexuelles Begehren, sexuelle Lust im Laufe des Lebens verändert haben. Unsere Gesprächspartnerinnen waren zum Zeitpunkt der Interviews im Alter zwischen Ende vierzig und Mitte siebzig und hatten doch zumeist die Phase der intensivsten sexuellen Aktivität hinter sich – wenn auch in unterschiedlichem Grad. Renate Diener bringt das auf die knappe Formel: »Ist nicht mehr so, wie es am Anfang mal war. Das ist normal, das legt sich. War früher mehr. Jetzt weniger, viel zu wenig.« Monika Augustin, die als junge Frau mit Anfang/Mitte zwanzig die Pille um der sexuellen Lust willen schnell wieder abgesetzt hatte, sagt mehr als dreißig Jahre später: »Ich muss auch sagen, mein Mann ist nicht so, so ein Sex…, wissen Sie. Und dann hat das bei mir auch alles nachgelassen. Heut leben wir damit. Ohne.«

Paula Kelling meint, sie habe sich in ihrer Jugend »ausreichend ausgetobt« und könne das jetzt »gelassen nehmen«:

> …dass es eben so passiert, wenn's passiert und dazwischen kann auch mal ein paar Wochen Ruhe im Schiff sein, […] ich meine wir sind zwanzig Jahre zusammen, da tut sich halt nicht viel, und es stört uns aber nicht, und ich weiß, dass er immer kann und immer will, und wenn ich auch will, dann passt es und sonst nicht, und er ist da auch nicht böse oder klopft da auf sein Recht, das gibt's nicht bei uns, Gott sei Dank.

Sie fühlt sich mit dieser Situation zweifellos im Einklang. Und ihr Mann der, wie sie es ausdrückt, »immer kann und immer will«, passt sich wohl an, nimmt Rücksicht. Dass Frau Kelling eine selbstbewusste Frau ist, die ihre eigenen Wünsche in der Partnerschaft durchzusetzen versteht, daran bestand bereits kein Zweifel, als sie von ihren Jugendlieben und von ihrer Familiengründung erzählte.[27]

In Margit Ungers Antwort auf die Frage nach der Bedeutung der Sexualität scheinen Gegenwart und Vergangenheit zu verschwimmen. Es spiele keine große Rolle für sie, sagt sie, ihrem Mann sei das manchmal zu wenig:

> Ich glaub, wir sind beede 'n bisschen verklemmt. Wenn man heute so Zeitungen liest oder so, alle möglichen Stellungen, wat man alles probieren will, und… da sind wir – weeß ick nicht – total altmodisch. Da war nischt. […] weiß ich nicht, ob man wat versäumt hat, das kann man ja so nicht sagen. Vielleicht fehlt einem irgendwas. Oder man hätte so richtig rum…, sich austoben sollen.

---

27 Vgl. Kapitel 3.3: Die »Babyboomerinnen« – ein Generationenbild.

Letztlich kommt sie zu dem Schluss, dass ein Gefühl von Versäumnis wohl eher in Bezug auf ihre eigenständige berufliche Entwicklung besteht. Sie habe ja unmittelbar nach der Schule geheiratet und das erste Baby bekommen. Aus ihrem Elternhaus sei sie direkt zu ihm gezogen. »Abhängig, abhängig«, murmelt sie, meint dann aber, das sei »das falsche Wort«.

Die 1964 geborene Rita Heinke bezieht sich ausschließlich auf ihre aktuelle Situation, wenn sie von den Schwierigkeiten der Wochenendbeziehung spricht, die sie und ihr Mann seit einigen Jahren führen müssen. Wenn beide am Sonntagabend endlich »auf einer Linie« seien, wie sie sich ausdrückt, müsse er wieder losfahren. Dann fügt sie hinzu: »Aber [Sexualität – A.L.] spielt 'ne große Rolle. Also nicht 'ne gezwungene Rolle, aber so 'ne normale, ich sag mal, nicht übertriebene Rolle, 'ne normale, was ich als normal empfinde.« Was empfindet sie als normal, was wäre übertrieben oder gar gezwungen? Bei diesem Gespräch auf schwierigem Terrain blieb es häufig unausgesprochen.

Auch Brigitte Rösler, deren Mann einige Monate vor dem Interview nach mehr als fünfzig Ehejahren gestorben war, schildert, dass die Sexualität in ihrer Beziehung »eine ganz normale« Bedeutung hatte:

Leichter ist man damit umgegangen von dem Zeitpunkt an …, eh, Einnahme der Pille. Vorher war man doch, würd ich sagen, ein bisschen zurückhaltender. Und ansonsten, muss ich sagen, ich musste nicht, wie viele, einen Orgasmus vorgaukeln, dass musst ich nicht. Ja, und es war immer 'ne Übereinstimmung. Nicht, wo man sagen müsste, oh Gott …, jetzt oder so. Das war es nicht.

A.L.: Es war ein beiderseitiges Verlangen …

Ja, ja, mein Mann war jetzt kein Don Juan, wie Sie es manchmal von Freundinnen hören, jeden Abend oder sonst was, also das nicht, aber das war im Rahmen dessen …, wenn man gearbeitet hat und Familie und alles hat, wo man sagt, ist normal.

A.L.: Normal, was kann ich mir darunter vorstellen? Sagen Sie, wenn die Frage zu indiskret ist!

Nee, ich weiß es nicht. Meist hatte man am Wochenende mehr Zeit oder vielleicht auch im Urlaub mehr und so …, aber ansonsten, ich kann nicht sagen, so zigmal in der Woche auf keinen Fall. Nee, sonst war das ein normales Verhältnis.

Auch Frau Rösler empfindet das Bedürfnis, sich abzugrenzen: vom Bild des »Don Juan«, von »zigmal in der Woche« stattfindenden Liebesakten. Gegen eine vorgestellte oder unterstellte Zügellosigkeit wird die eigene Praxis des berufstätigen Paares mit Kindern als »Normalität« gesetzt und verteidigt. Gleichzeitig grenzt sie sich auch in eine andere Richtung ab: von den »vielen«, wie sie sagt, die einen Orgasmus vortäuschen »mussten«. War das in ihrer Generation gängige Praxis? Haben sich die Frauen darüber unterhalten? Oder will Brigitte Rösler einfach nur – quasi um die Ecke herum – sagen, wie dankbar sie ist, ein erfülltes Liebesleben gehabt zu haben?

Die etwas jüngere Gabriele Igel beantwortet die Frage mit einer Liebeserklärung an den Mann, mit dem sie seit 53 Jahren verheiratet ist: »Da war det ebend…, wir haben et ebend gerne gemacht, aus Liebe ebend gemacht.« Das Paar verhütete stets nur mit Kondomen. Die Frage, ob die Sexualität mit Pille vielleicht freier gewesen wäre, wehrt sie sehr bestimmt ab: »Ach, det haben wir nicht…, dadrauf haben wir nicht hingewirtschaftet. Nee, det haben wir nicht gemacht.«

Den Interviewpartnerinnen, die die Pille genommen haben, stellten wir die Frage, inwieweit sich ihr sexuelles Verhalten, ihr Empfinden dadurch verändert habe. Häufig bekamen wir die Antwort, es sei »lockerer« geworden, »befreiter« gewesen. »Sex mit Pille ist viel entspannter«, sagt Ulrike Schmidt. Bei einigen klangen diese Sätze nicht sehr überzeugt, als sei das eine Aussage, von der sie annahmen, dass sie von ihnen erwartet wurde.

»Freier und sicherer«, sagt Birgit Herfurt: »Na ja, schon irgendwo dieses Überlegen, dieser Druck oder so …, geht gar nicht, oder lieber morgen, dass man da nicht mehr drüber reden brauchte, ohne dass man nun jeden Tag…, also ich weiß es nicht…«

Auch hier taucht die Zumutung des täglichen Geschlechtsverkehrs auf, gegen die sie sich verwahrt, vielleicht gerade weil das mit der Pille theoretisch möglich gewesen wäre.

Vorbehaltlos zufrieden äußert sich Marianne Kersten:

Und von da an hab ich regelmäßig die Pille genommen und konnte endlich relativ frei und sorgenlos da auch mein Liebesleben gestalten. Was schon relativ aktiv war. Also muss ich jetzt mal so sagen *[lacht]*, bis heute. Ich bin heute 62, ja ist schon so.

Die Sicherheit, die die Pille bot, so erzählt sie in einem anderen Zusammenhang, habe sie besonders geschätzt in der Zeit, als sie neben ihrem Ehemann einen Liebhaber hatte. Schwanger zu werden und nicht zu wissen, von wem – ohne Zweifel hätte das ihre damalige Situation noch verkompliziert.

»Ich hatte ja keinen Vergleich«, sagt Nina Ahrend, die seit ihrem ersten sexuellen Kontakt die Pille genommen hat: »Aber ich hatte immer ein freies Gefühl, ja. Ich musste mir einfach keine Gedanken darüber machen. Ich glaube schon, das war frei. Unbeschwert von dem Gedanken, mein Gott, jetzt musst du irgendwie …«

Es gab aber auch Stimmen, die die Wirkung der Pille eher herunterspielten. Gerda Dölling, eine Frau mit festen Vorsätzen, die auf jeden Fall erst eine Wohnung, dann einen Mann und dann ein Kind wollte, erzählt, sie sehe das nicht so »als eine Explosion der Befreiung«, wie manche sagen würden:

> Die Belastung, die jeder hatte durch seinen Alltag, durch seine Arbeit, eh, in der wir ja beide waren, die ja auch dazu führt, dass du eben abends keine Lust hast, und da hast du zwar die Pille genommen, es würde nischt passieren, aber was sollste denn jetzt machen, wenn de keine Lust hast, denn lässt du das. Also das ist …, ich kenne keine andern Situationen, ne, wenn es sich ergeben hätte, war's eben möglich und es war schön …

Hella Karsch meint, sie könne nicht sagen, sie sei »positiv oder negativ dadurch nun beflügelt« worden. Auch sie führt die Belastungen des Alltags an:

> Arbeit, Kind, Haushalt, alles neu, alles stürmt auf einen ein […]. Es ist nicht so, dass ich jetzt sage, es ist mehr geworden dadurch, im Gegenteil. Ich denke vielleicht eher, dass das … weiß ich nicht, ich bin nicht …, ich hab nicht so diese Bedürfnisse, dass ich das einmal am Tag brauche [lacht], ich hab da eher manchmal sogar ein bissl verhaltener reagiert, wenn mein Mann da …

Während Hella Karsch keinen Einfluss der Pille auf ihr Liebesleben zu erkennen vermag, denkt Margit Unger darüber nach, ob vielleicht die Möglichkeit, zu jeder Zeit Sex haben zu können, bei ihr eher lustdämpfend gewirkt habe, weil es sie unter Druck setzte.

> Aber so, dass man nu … jetzt gehste auf's Ganze, bloß weil du jetzt die Pille nimmst …

A. L.: Das war nicht so?

Nee!

Die Einzige, die im Zusammenhang mit der Pille den Begriff »Revolution« gebraucht, ist Beate Cramer – allerdings, um dieser Zuschreibung zu widersprechen:

> Die Pille, die ist zwar 'ne Revolution gewesen, dass es öfters dazu gekommen ist, aber für die Frauen ist das im … es ist keine, denke ich, keine so …, also ich …, man hat jemanden kennengelernt …, also ich, ich bin sowieso …, ich bin immer so mit der Disziplin auch aufgewachsen, ich wäre da nicht mit jedem gleich ins Bett gegangen, obwohl ich die Pille genommen hatte, weil ich da eben schon wieder Angst vor diesen Pilzinfektionen gekriegt hatte, und weil das keinen Spaß gemacht hat.

Frau Cramers Argumentation ist schwer zu entwirren. Die Revolution, so meint sie, habe nur darin bestanden, dass es öfter »dazu« – also zum Sex – gekommen sei. Für die Frauen wäre das aber kein großer Gewinn gewesen? Etwas unvermittelt erwähnt sie die »Disziplin«, mit der sie aufgewachsen ist, und betont, sie wäre auch mit Pille nicht mit jedem gleich ins Bett gegangen. Ist das ihr Bild von der sexuellen Revolution – ungehemmte Promiskuität? Als Grund für ihre Zurückhaltung, oder Disziplin, nennt sie jedoch anschließend die Angst vor Pilzinfektionen, eine Nebenwirkung der Pille, und dass der Sex ihr ohnehin keinen Spaß gemacht habe. Zuvor hatte Frau Cramer erzählt, sie habe als Oberschülerin die Pille eigentlich nur genommen, weil die Jungen das eben wollten und weil es »zum guten Ton gehörte«. »Sexuelle Lust hatte man nicht besonders.« »Man«, benutzt sie, wenn sie die eigenen Gefühle schildert. »Also man hatte eigentlich keene sexuelle Lust, so richtig Orgasmen hat man eigentlich erst viel, viel später kennengelernt.« Frau Cramer gibt den hormonellen Kontrazeptiva die Schuld an ihrem anfänglich fehlenden Lustempfinden. »Liebeskiller« nennt sie die Pille an einer Stelle. Doch in einem anderen Zusammenhang erwähnt sie auch, dass sie damals einfach zu jung gewesen sei, und dass es wohl auch an den Partnern gelegen habe, mit denen sie zusammen war: »Das war denen egal, ob man dabei selber was empfindet …«

Die Existenz des hormonellen Verhütungsmittels hat zweifellos dazu beigetragen, die moralischen Regeln zu lockern und die Vorstellungen davon, was als Norm gilt, zu verändern. Doch offensichtlich konnte die Befreiung von der Angst vor ungewollter Schwangerschaft auch neue Zwänge hervorbringen. Auf dieses Argument fixierten sich übrigens die Befürworterinnen der »Natürlichen Familienplanung« regelrecht, wenn sie die »ständige Verfügbarkeit« der Frauen als Problem der Pille beschworen und demgegenüber Selbstbeherrschung und Verzicht als Wege zum Lustgewinn priesen.[28] Inwieweit die Frauen und Mädchen durch den Gebrauch oder Nichtgebrauch der Pille an Autonomie gewannen oder verloren, inwieweit sie es lernten, die eigenen emotionalen Bedürfnisse ernst zu nehmen und zu behaupten, bestimmten auch andere Faktoren: die jeweiligen familiären Prägungen, wirtschaftliche Abhängigkeit oder Unabhängigkeit, oder auch die Machtverhältnisse zwischen den Geschlechtern. Für eine unmittelbare, rein chemische Wirkung der Hormone auf die sexuelle Lust, die es zweifellos auch gab, haben wir in unserem Sample zwei extreme Beispiele: Monika Augustin, der der Spaß am Sex völlig abhanden kam, und Christina Ullmann, die unter einer übersteigerten Libido litt. Für die anderen befragten Frauen – so scheint es – spielte die Pille die Rolle, die dem jeweiligen Temperament, den jeweiligen Bedürfnissen entsprach. Und so scheint es, dass sie nur eine vorhandene Tendenz stärkte, die sich irgendwo zwischen Lust und Pragmatismus bewegte.

6.3 Revolution in den Geschlechterbeziehungen?

Erste Risse in der traditionellen Geschlechterordnung sind schon vor dem Beginn des Pillen-Zeitalters an den Lebenswegen der in den 1930er Jahren geborenen Interviewpartnerinnen ablesbar. Dies manifestiert sich zunächst an der sich wandelnden weiblichen Rolle im Arbeitsleben. Der Schulabschluss und eine Berufsausbildung waren für viele Frauen dieser Altersgruppe bereits eine Selbstverständlichkeit. Aber auch die Fortsetzung der Tätigkeit nach der Geburt von Kindern, wenn auch mitunter erst nach einer längeren Pause, bis die Kinder »aus dem Gröbsten raus« waren, setzte sich nach und nach durch. Zunächst aus ökonomischen Gründen, weil das Familien-

---

28 Vgl. Kapitel 4.4: Exkurs: »Natürliche Familienplanung« – die Antwort der katholischen Kirche.

budget sonst nicht gereicht hätte – aber darüber hinaus entwickelten Frauen eigene berufliche Ambitionen. Gefördert und gefordert vom Staat, der ihre Arbeitskraft dringend benötigte, und ermutigt von der propagierten Gleichberechtigung zwischen Mann und Frau, nutzten sie die Angebote zur Weiterbildung und gelangten sogar in verantwortliche Positionen. Gestartet waren viele unserer älteren Interviewpartnerinnen in schlecht bezahlten traditionellen Frauenberufen. Sie waren Krankenschwestern, Kindergärtnerinnen, Hebammen, Sekretärinnen oder Schneiderinnen. Die Kinderkrankenschwester Katharina Merker verblieb noch ganz im tradierten Muster, als sie nach der Geburt des ersten Kindes ihre Arbeit aufgab. Neben den Hausfrauenpflichten und der Betreuung einer wachsenden Schar von Kindern erledigte sie die Buchhaltung für den Handwerksbetrieb ihres Mannes, bis der sich eine Bürokraft leisten konnte. Aufteilung der Hausarbeit – »das ging mit meinem Mann gar nicht«, behauptet sie, »überhaupt nicht. Also, da ist er ein ganz unmoderner Mann gewesen. Für die heutige Zeit wäre er untauglich.« Als sie einmal mit den Kindern für einige Tage weggefahren sei, habe sie für ihn das Essen vorgekocht. Er habe es jedoch nicht einmal fertiggebracht, sich die Mahlzeiten warm zu machen.

Gerda Ehlers fügte sich zunächst den Wünschen ihres Mannes und blieb nach der Geburt des ersten Kindes zu Hause. Nach einigen Jahren jedoch wurde ihr das zu langweilig, zumal ihr Mann während der Woche auf Montage war. Zunächst half sie stundenweise im Kindergarten des Dorfes aus, später arbeitete sie in einem Kinderheim im Nachbarort. Als Ausweg aus einer tiefen Krise, nachdem ihr Sohn tödlich verunglückt war, begann sie schließlich ein Abendstudium:

> Da hab ich mir ein Herz gefasst und hab noch mal angefangen und hab ein Studium gemacht für Erzieher. Sonderpädagogik. Und das hab ich abgeschlossen. 1981 bin ich fertig geworden. […] Ich hab jede theoretische Prüfung hab ich mit Eins abgelegt, bloß in Mathe nicht. In Mathe hat Monika [die Tochter – A. L.] mit mir gelernt, aber da war nischt. Und dann hat man mir bestätigt, das Selbstbewusstsein ist bei mir nicht so gut ausgeprägt, wie es sein könnte, weil ich mich immer zu schwach eingeschätzt habe. Aber ich war noch nie ein Mensch, der sich hervorgetan hat.

Die Arbeiten im Haushalt musste Frau Ehlers natürlich außerdem erledigen. Wenn ihr Mann am Freitagabend von seiner Baustelle zurückkehrte, habe sie »alles so fürs Wochenende schon vorgearbeitet«. Am Samstag habe Werner meist noch bei Nachbarn im Dorf Bauarbeiten ausgeführt und am Sonntag habe er sich um den Garten gekümmert. »Wat Fleiß anbetrifft, macht ihm keiner wat vor«.

Helga Brinkmann kehrte bald nach der Geburt ihrer Söhne wieder zurück in den Beruf als Sekretärin. »Mein Mann wollte das nicht, und da hab ich gesagt: Sag mal, was bist denn du für ein moderner Mensch? Da ging's um Gleichberechtigung und so.«

Gabriele Igel und Brigitte Rösler gelang es, wenn auch auf sehr unterschiedlichen Ebenen, sich für Tätigkeiten zu qualifizieren, die denen ihrer Ehemänner gleichwertig waren. Frau Igel hatte zu ihrem großen Kummer aufgrund längerer Unterbrechungen am Ende des Krieges und nach einer schweren Krankheit nur fünf Jahre die Schule besuchen können. Später brachte sie sich selbst das Lesen bei und holte den Schulabschluss auf der Abendschule nach. In der Zuckerfabrik, wo sie zunächst als Hilfsarbeiterin beschäftigt war, stieg sie zur »Stammarbeiterin« auf. Von da an sei ihr Leben erst richtig losgegangen, sagt sie. Sie habe sich endlich ihren »Berufswunsch« erfüllen können: »Und zwar habe ich Schlosser gelernt. Habe alles, was dazugehört, ob Schweißen, Schneiden, eben alles, was zum Schlosserberuf dazugehören tut, eben da gelernt.« Das Festhalten an der männlichen Berufsbezeichnung (aber wer sagt schon Schlosserin?) teilt Frau Igel mit vielen, auch wesentlich jüngeren, ostdeutschen Frauen. Darin drückt sich aber auch ihr Stolz aus, sich in einem typischen Männerberuf behauptet zu haben: »Ich bin tatsächlich, wie soll ich sagen, als Fachkraft geschätzt worden. Ich hab praktisch gutes Geld verdient. Ich hab richtig Schlossergeld, ebend richtig Facharbeitergeld verdient.« Viele Jahre lang habe sie als einzige Frau in einer Brigade mit sieben oder acht Männern zusammengearbeitet. »Und da müssen Sie schon ganz schön die Zähne zeigen.« Ihr Mann, der ebenfalls als Schlosser in einer anderen Abteilung der Zuckerfabrik beschäftigt war, qualifizierte sich später zum Meister. Doch da sei sie nicht mehr mitgegangen. »Das war alles ein bisschen anders bei die Männer«, sagt sie mit Verweis auf ihre Pflichten im Haushalt.

Brigitte Rösler hatte ursprünglich Kontoristin gelernt und nahm einige Jahre nach der Geburt ihrer dritten Tochter ein sogenanntes Frauensonderstudium auf, das extra für Mütter mit Kindern eingerichtet worden war. Nach Abschluss der Ausbildung stieg sie zur stellvertretenden Direktorin der Import-Abteilung eines Außenhandelsbetriebes auf und führte Verhandlungen in Ungarn, Finnland, Polen, Frankreich – einmal sogar in Japan. Ihr Ehemann war mittlerweile vom Fotoreporter zum stellvertretenden Chefredakteur einer Wochenzeitschrift avanciert. Während ihrer Dienstreisen habe sie sich darauf verlassen können, so Frau Rösler, dass Ludwig die Töchter versorgte. Zwar habe er stets nur das Gleiche gekocht, worüber sich die Mädchen mokiert hätten, aber sie habe beruhigt wegfahren können, er sei »akkurat und zuverlässig« gewesen. Die Pflichten im Haushalt hätten sie sich »eingeteilt«. »Was jeder am besten konnte, das hat er gemacht.« Im Verlaufe ihrer Erzählung stellt sich allerdings heraus, dass die zeitintensiven Kernaufgaben im Haushalt – Waschen, Putzen und Kochen – nicht zu Ludwigs Stärken gehörten und demzufolge die meiste Arbeit doch bei ihr verblieb:

> Aber so, viele Sachen, was ich heute bei jungen Männern schön finde, dass die alle kochen und alles so was machen, das war überhaupt nicht seine Welt. Und er hätte auch nicht einen Staubsauger genommen und solche Sachen. Aber er hat eben gebaut, er hat gemalt, und er hat auch mit den Kindern viel gebastelt, oder ihnen gezeigt, wie man es machen muss.

Ihr Mann sei die »Fürsorge in Person« gewesen, sagt Helga Brinkmann. Morgens habe er geheizt und für alle Frühstück gemacht. Gerade die berufstätigen Frauen dieser Altersgruppe loben ihre Männer. Deren Hilfe im Haushalt wird vermutlich auch deshalb so ausdrücklich gewürdigt, weil sie zu dieser Zeit noch etwas Besonderes war. Gleichzeitig lassen unsere Interviewpartnerinnen keinen Zweifel daran, dass die Hauptlast, aber auch die Regie der häuslichen Arbeit nach wie vor bei ihnen lag.

Bei den Interviewpartnerinnen aus der Gruppe der »Kinder des Aufbaus« und der »Babyboomerinnen« waren die Erwartungen an die Qualität der familiären Kooperation inzwischen größer geworden, und sie äußern sich vielleicht auch deshalb kritischer über das Verhalten ihrer Partner. Unter ihnen war die Zahl derer gestiegen, die nach einer guten Ausbildung eine anspruchsvolle Tätigkeit aufnahmen, die nicht mehr nur als kleiner Zuverdienst galt, als eine Beschäftigung, die jederzeit, in Abhängigkeit von der familiären Situation, zu unterbrechen bzw. zu reduzieren war. Die Möglichkeit, die Zahl der Geburten zu beschränken, die Kinder in Krippen und

Kindergärten unterzubringen, und die Tatsache, dass die weibliche Arbeitskraft gebraucht wurde, bildeten den Rahmen für die deutlich gewachsenen Ambitionen der Frauen – für ihr Streben nach Selbstverwirklichung in der Berufswelt, sei es nach einem Studium, einer Lehre oder einer späteren Fortbildung. Doch die alten Rollenbilder veränderten sich langsamer als die äußeren Bedingungen. Und das betraf nicht nur die Männer. Manchen Frauen fiel es schwer, Kompetenzen abzugeben.

Nach ihrem Jurastudium und der Promotion begann Erika Pincus[29] eine Tätigkeit als wissenschaftliche Mitarbeiterin an der Akademie. Ihr Traumberuf Rechtsanwältin war in der DDR kaum zu erreichen. Als Forscherin konnte sie zu Hause arbeiten und auf diese Weise – ebenso wie ihre Mutter es getan hatte – Kinder und Haushalt gut mit den beruflichen Verpflichtungen vereinbaren, während ihr Mann als Techniker im Rundfunk im unregelmäßigen Schichtdienst arbeitete. Otto habe sich oft beklagt, erinnert sie sich, sie würde die ganze Arbeit an sich reißen, sie würde ihn einfach nicht ranlassen.

> Oder hat er gesaugt, sag ich mal, staubgesaugt, früher. Wat mach ick? Ich finde, das ist noch nicht so *[lacht verlegen]*, nehme noch mal den Staubsauger raus […], kann schon sein, das stimmt. Ich versuch alles zu kontrollieren […]. Er hat eigentlich gleichberechtigt, wenn ick ihn gelassen hab *[lacht]*, mitgemacht.

Marianne Busch wuchs in einer Familie von vier Kindern auf. Weil ihre Eltern beide voll berufstätig waren, übernahm sie als älteste Tochter einen großen Teil der Verantwortung für den Haushalt und ihre drei Geschwister. Wenn sie von der Schule kam, musste sie heizen, einkaufen, abwaschen, Fenster putzen, die Kaninchen füttern usw. Zeit für die Schularbeiten und für ihren Freund, den sie mit sechzehn kennengelernt hatte, blieb kaum. Als sie mit neunzehn auszog, habe sie gedacht, »da bricht die ganze Familie zusammen«. Doch dann sei es auch ohne sie gegangen, fügt sie ein wenig gekränkt hinzu: »Auf einmal, auf einmal wurde die Arbeit verteilt«, was vorher unmöglich schien.

Marianne Busch schloss die Schule mit dem Abitur ab, verzichtete dann aber auf ein Studium in einer anderen Stadt, weil sie nicht

---

29 Vgl. Kapitel 2.1: Biografische Erzählung.

erneut von ihrem Freund getrennt sein wollte, der gerade vom Armeedienst zurückgekehrt war.

Ich konnte mir nicht vorstellen, zum Studium zu gehen und den Gernot wegzulassen, ich war noch so richtig in der Verliebtheitsphase, also das ging nicht. Er war der Schönste, der da rumlief, und der Tollste sowieso, er is ja ooch ein attraktiver Mann, kann man doch nicht anders sagen.

In einem Leipziger Großbetrieb bekam sie eine Stelle als Sachbearbeiterin und machte eine berufsbegleitende Ausbildung zum »Industriekaufmann, so nannte sich das damals noch, da hatten wir's nicht so mit -innen und -frau, und was weeß ich …«

Ehemann Gernot arbeitete als Maschinenschlosser ebenfalls in einem Großbetrieb. Sie war irritiert und verletzt, als er ihr überraschend eröffnete, er habe sich für ein Maschinenbaustudium eingeschrieben. »Er tut zwar jetzt so, als hätte er's mir erzählt, er hat es mir aber erst erzählt, nachdem er eingeschrieben war und nachdem es eigentlich schon angefangen hatte.«

Die eigenen Studienwünsche, die sie seinerzeit beiseitegeschoben hatte, kamen ihr wieder in den Sinn. Doch das sei nun nicht mehr möglich gewesen, sagt Marianne Busch, »da hätten wir ja überhaupt kein Geld gehabt«. Der »tolle Gernot« stellt sich somit als ein ziemlicher Egoist heraus. Sein Stipendium habe er nur für sich verwenden wollen, und auch bei dem Geld, das sie verdiente, habe sie aufpassen müssen, dass genug für Miete, Strom und Lebensmittel blieb, weil er alles in alte Autos, Motorräder und Ersatzteile gesteckt habe, an denen er herumschraubte. Es sei am Anfang »bissl haarig« zugegangen, aber dann habe sie sich durchgesetzt und die Verwaltung des gesamten Familienbudgets übernommen. Damit seien sie »recht gut gefahren«. Allerdings habe es Jahre gedauert, bis sie sich die erste Waschmaschine angeschafft hätten:

Aber man ist selber dran schuld, wenn man seinen Verstand nicht einsetzt. […] hätte ich sagen müssen, na horche mal, jetzt muss es aber sein, dass wir uns mal 'ne Waschmaschine leisten, nicht, dass ich den ganzen Tag da bloß rummatsche. Aber muss man lernen, hatt' ich nicht gelernt, mich durchzusetzen. Ich hab's nicht wirklich gelernt. Ich hab immer gemacht, was notwendig ist, und das ist nicht wirklich immer gut. Jetzt bin ich, denke ich, selbstsüchtig und egoistischer geworden. Nicht sehr, aber ein bisschen schon.

Marianne Busch ist stolz darauf, dass sie gelernt hat, ihre eigenen Interessen durchzusetzen, gleichzeitig jedoch belegt sie diese Haltung mit den abwertenden Begriffen »selbstsüchtig« und »egoistisch«. Ein wenig spricht da wohl noch das Mädchen, das »immer gemacht [hat], was notwendig ist«. »Abkapseln« nennt Brigitte Rösler – ebenfalls ein wenig ambivalent – ihre Entwicklung zu mehr Autonomie:

> In den ersten Jahren, mein Mann ist ja zehn Jahre älter gewesen, da hab ich mich noch viel auf ihn eingelassen. Dieses Abkapseln, dass man mehr sich in Vordergrund stellt, das ist erst gekommen, wo ich dann ein gewisses Alter hatte, wo man sich dann nicht mehr so anlehnt, sondern selber die Persönlichkeit ist. Und ich muss sagen, das hat im Alter immer mehr zugenommen.

Elisabeth Ammer, Jahrgang 1963, musste schon als Kind viele Pflichten übernehmen, während ihre kleineren Brüder spielen durften. Unmittelbar nach Beendigung ihrer Schneiderinnenlehre wurde die junge Frau mit der Leitung einer Abteilung in der Textilfabrik betraut. Sie bewältigte auch diese Herausforderung. Hochschwanger absolvierte sie 1988 sogar noch ihre Meisterprüfung. Von ihrem Ehemann wurde sie oft schlecht behandelt. Sie habe sich das gefallen lassen, sagt sie, weil sie zu Hause so erzogen worden sei. »Meine Brüder waren immer die Paschas. Frauen sollten dem Mann zu Diensten sein. Das saß natürlich tief irgendwo, und diese Muster aufzubrechen ist ja schwierig.« Nachdem die Ehe gescheitert war, tat sie sich mit einem neuen Partner zusammen, einem »Workaholic«, der von ihr erwartet habe, ihre Berufstätigkeit aufzugeben. Nach der erneuten Trennung wollte Frau Ammer sich nicht mehr auf eine Beziehung einlassen. Sie habe jetzt »die Vorteile des Alleinlebens« für sich realisiert, sagt sie, und »dass das gar nicht so schlimm ist«.

Der DDR-Staat förderte die weibliche Berufstätigkeit. Viele soziale Vergünstigungen – wie das bezahlte Babyjahr, die 40-Stunden-Woche für Mütter mit zwei und mehr Kindern und die Einkaufsmöglichkeiten im Betrieb – zielten letztlich darauf ab, die Frauen in die Lage zu versetzen, die doppelte Belastung zu tragen, sei es innerhalb einer Partnerbeziehung oder als Alleinerziehende. Einige der

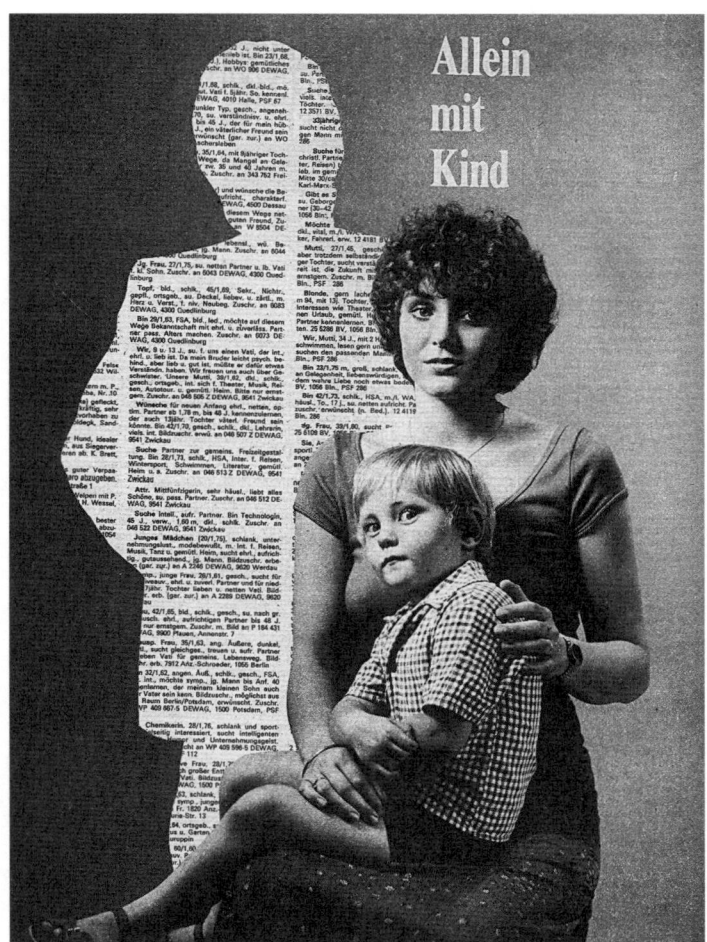

»Deine Gesundheit«, Nr. 9/1983.

von uns befragten Frauen, die sich im Interview selbst als »dominant« in der Beziehung bezeichneten, taten dies übrigens mit der Begründung, dass sie die Zügel im Haushalt und bei der Kindererziehung in der Hand halten würden.

Für Rita Heinke ist die Fähigkeit, Beruf, Kinder und Haushalt in den Griff zu bekommen, ein Kennzeichen der ostdeutschen Frauen. Das sei ihnen quasi »in die Wiege gelegt« worden:

> Aber diese Sachen mit dem Haushalt-Helfen, das hab ich erst im späteren Alter gelernt, dass die Männer da mit eingreifen müssen. Dadurch, dass mein Mann viel weg war, also der ist ja eigentlich nur immer abends nach Hause gekommen – schon immer […], musst ich das allein zum großen Teil auch noch bewältigen.

In den siebziger und achtziger Jahren entwickelten sich weibliches Selbstbewusstsein und das Streben nach gleichwertiger beruflicher Tätigkeit deutlich schneller als die Bereitschaft der Männer, ihre alte Rolle aufzugeben. Die berufstätigen Frauen waren ökonomisch unabhängig und deshalb nicht darauf angewiesen, solche ungleichgewichtigen Beziehungen hinzunehmen. Gleichzeitig aber erwarteten viele von sich, sie müssten die alten und die neuen Pflichten gleichermaßen gut bewältigen. Wie ihre Mütter und Großmütter wollten sie alles »in den Griff bekommen«. So drückt Rita Heinke es aus, die doch als Jugendliche erlebt hatte, dass ihre Mutter unter dieser Last fast zerbrochen wäre und die Ehe ihrer Eltern auseinanderging. Ihr selbst gelang der Balance-Akt deutlich besser, aber nachdem ihr Mann seiner Firma in eine andere Stadt gefolgt und die große Tochter wegen ihrer Ausbildung nach Süddeutschland gezogen war, wurde ihr schmerzlich bewusst, dass sie erst wieder lernen musste, ihre eigenen Bedürfnisse und Interessen wahrzunehmen. Diese waren in den Jahren zuvor auf der Strecke geblieben.

Statistisch liegt die Zahl der Ehescheidungen in der Generation der »Kinder des Aufbaus« und der »BabyboomerInnen« sehr hoch. Unter den von uns befragten Frauen trennten sich aber nur wenige von ihren Männern. Silvia Clemens, Jahrgang 1944, heiratete nach dem tragischen Unfalltod des ersten Ehemanns sehr schnell ihren damaligen Chef, einen Stadtbezirksarzt. Eigentlich sei ihr bald klar gewesen, sagt sie, dass diese Beziehung nicht von Dauer sein würde, aber ihr habe damals der Halt gefehlt, sie habe sich an ihn »geklammert«. Er sei ein »super Liebhaber« gewesen, ein intelligenter, attraktiver Mann, aber egoistisch und egozentrisch. »Wenn ich das geschafft hätte, so das liebe Dummchen zu spielen, dann wäre das wahrscheinlich gut gegangen, aber das lag mir nicht so.« Silvia Clemens gelang es in diesen Jahren, sich von der Krippenerzieherin mittels Fernstudium und späterem Aufbaustudium zur Gesundheitspädagogin weiterzubilden, und schließlich trennte sie sich von Ehemann Nummer zwei. Im Rückblick erkennt sie deutlich, mit welch überzogenen Erwartungen sie in dieser Partnerschaft konfrontiert war:

> Da sollte ich alles machen: Heimchen am Herd am liebsten, aber voll beschäftigte Frau, große Gastgeberin, attraktiv und aber auch ja nicht 'ne eigene Meinung groß durchsetzen wollen, na gut, also so die rundum Super-Frau – und das war ich nicht.

Marianne Kersten arbeitete nach ihrer Übersiedlung nach Berlin als Redakteurin der Frauenzeitschrift *Für Dich*. Sie sei in die Abteilung »Wirtschaft« gegangen, erzählt sie, weil sie sich für »Frauenthemen« nicht interessiert habe, eher für »Männerthemen« bzw. für »Themen, die alle angingen«. Frauenthemen, so antwortet sie auf Nachfrage, waren für sie – Kinder, Haushalt, Häkeln, Stricken und Gesundheit:

> Ich wollte auch nicht so die Trennung Frau und Mann, ich wollte immer, dass die die gleichen Rechte haben, also wie es proklamiert war, und dass es da gar keine großen Unterschiede gab, so war's ja auch, ne. Die Unterschiede, die es gibt, die wurden ja ignoriert offiziell.

Nina Ahrend erzählt, sie habe erst in der Wende-Zeit 1989/90 das »Frauenthema« langsam für sich entdeckt, als sie in der neu gegründeten Frauenzeitschrift »Ypsilon« zusammen mit Westberliner Redakteurinnen gearbeitet und diskutiert habe. Vorher habe sie sich kaum Gedanken über das Geschlechterverhältnis gemacht.

> Ich weiß nicht, ob das typisch Osten ist …, wir lehnen das ja auch ab oder haben zumindest damals abgelehnt, immer die weibliche Form zu nehmen für die … – Ich glaube, das lag daran, weil wir immer dachten, na ja, das haben wir nicht nötig. Wir haben natürlich dadurch ausgeblendet, was wir eigentlich nötig gehabt hätten, so wie die aus dem Westen auch ausgeblendet haben, was sie nötig gehabt hätten.

Aus der Distanz betrachtet, habe sie vieles dann doch befremdlich gefunden, was ihr zuvor normal erschienen sei. In der DEFA, wo sie angestellt war, hätten die Männer die Führungspositionen innegehabt – und zwar »kraft ihres Geschlechts«, während die Frauen immer nur die »Mäuschen« gewesen seien. Auch die Rollenbilder, die in Filmen so ganz beiläufig vermittelt worden seien, das sei ihr erst später bewusst geworden, hätten mit der Idee des Sozialismus und mit Gleichberechtigung eigentlich überhaupt nichts zu tun gehabt:

> Das ist für mich eins der Gebrechen des realen Sozialismus, dass das mit den Frauen da doch nicht so … – Also von dem ökonomischen …, und was ich ganz wichtig finde, dass Frauen integriert waren in alles, was ganz selbstverständlich …, das ist für mich einer der Knackpunkte, weshalb die Frauen im Osten anders sind als im Westen. Das hängt, glaube ich, mit dieser ökonomischen Unabhängigkeit zusammen. Aber da gab es ganz viel, was noch fehlte. In der DDR hieß es immer: das brauchen wir doch alles nicht. Wir sind doch schon gleichberechtigt. Es gibt doch gar keine Probleme. Aber man hat ja als Frau gemerkt, wie man behandelt wurde. Diese Gefühle waren echt. Und da hab ich gemerkt, es gibt ein Missverhältnis zwischen dem, was offiziell gestattet war, was diskutiert wurde, und dem, was meine Gefühle sind.

Es ist bezeichnend, dass Marianne Kersten, die bei der einzigen DDR-Frauenzeitschrift arbeitete, sich mit »Frauenthemen«, jedenfalls so, wie sie dort behandelt wurden, nicht beschäftigen mochte. In diese belanglose Ecke wollte sie nicht abgeschoben werden. Dass jedoch die offiziell ignorierten »Unterschiede« zwischen den Geschlechtern, die sie im letzten Satz des Zitats nur andeutet, ein durchaus interessantes Frauenthema gewesen wären, kam ihr nicht in den Sinn. Auch die Äußerungen der anderen von uns befragten Frauen lassen keine Unzufriedenheit im Zusammenhang mit den Geschlechterverhältnissen bis 1989/90 erkennen. Sie sind im Gegenteil stolz darauf, dass sie im Vergleich zu ihren Schwestern im Westen gut ausgebildet und beruflich integriert waren. Feministische Ideen betrachten sie mit Distanz oder sogar Unverständnis. Nina Ahrend bekam erst nach dem Mauerfall im Verlaufe der Diskussionsrunden in einer Ost-West-Frauenredaktion eine klarere Vorstellung von den Defiziten der staatlich propagierten Gleichberechtigung von Männern und Frauen in der DDR.

Die stillen, undramatischen Veränderungen, die sich in der DDR seit den sechziger Jahren mit der rechtlichen Gleichstellung der Frauen und ihrer wachsenden ökonomischen Unabhängigkeit vollzogen hatten, verschoben die Gewichtung zwischen den Geschlechtern unaufhaltsam, kamen jedoch lange ohne Debatten aus, die das Selbstverständnis der Frauen, das Bewusstsein für ihre besondere Situation und für ihre besonderen Bedürfnisse geschärft hätten. Erst in den achtziger Jahren regte sich in kleinen Gruppen der Bürgerrechtsbewegung und in intellektuellen Kreisen der Wunsch nach einer unabhängigen Frauenbewegung, die eine andere Aufgabe haben sollte, als die »Geschenke« der Politbüro-Greise dankend entgegenzunehmen.[30] Im Herbst 1989 endlich wurde der Unabhängige Frauenverband gegründet, der jedoch bald nach der deutschen Vereinigung an Bedeutung verlor.

6.4 Die friedliche Revolution 1989 und die deutsche Vereinigung

Beim Blick auf die revolutionäre Entwicklung in der Sexualmoral und in den Geschlechterbeziehungen muss im Fall der DDR unbedingt noch eine dritte Umwälzung dazugedacht werden – die friedliche Revolution von 1989/90, in deren Folge die Mauer fiel und die Glocke über dem Biotop der ostdeutschen Gesellschaft zerbrach. Vieles von dem, was sich bis dahin dort entwickelt hatte – bezüglich weiblicher Erwerbstätigkeit sowie der Auflösung traditioneller Familien- und Machtstrukturen –, stand nach der deutschen Vereinigung wieder infrage, wenn es nicht gar rückgängig gemacht wurde. Auf jeden Fall bedeutete die Wende einen tiefen Einschnitt in den Biografien unserer Interviewpartnerinnen. Je nach Alter trafen die Veränderungen sie in einer anderen Lebenssituation mit jeweils anderen Konsequenzen.

Zu Beginn der neunziger Jahre im Chaos von Privatisierung, Abwicklung, Warteschleife und massenhaften Entlassungen waren die Frauen aus der Generation der Kriegskinder etwa Mitte fünfzig – noch zu jung für die Rente und zu alt für einen Neubeginn. Es gab

---

30 Vgl. u. a.: Ingrid Miethe: Frauen in der DDR-Opposition. Lebens- und kollektivgeschichtliche Verläufe in einer Frauenfriedensgruppe, Opladen 1999.

damals das finanziell großzügig bemessene Angebot für Frauen ab fünfundfünfzig, in den Vorruhestand zu gehen. Gerda Ehlers machte davon widerstrebend Gebrauch. Ihr Mann habe sie dazu gedrängt, sagt sie, damit sie Zeit für die Pflege ihrer betagten Eltern haben würde. Helga Brinkmann schied ebenfalls unmittelbar 1990 aus dem Arbeitsleben aus. »Wir sind da im Prinzip in ein tiefes Loch gefallen«, erinnert sie sich, »bloß im Nachhinein war das die beste Lösung«, es wäre doch sehr schwer geworden, sich »auf diesem Arbeitsmarkt bewähren zu müssen«. Die um einige Jahre jüngere Paula Ernst verlor fast zeitgleich mit ihrem Mann die Arbeit, ohne dass sie noch von den Lohnangleichungen profitieren konnten, die erst kurz darauf einsetzten: »Wir haben ja wirklich mit diesen sechzig Prozent, glaube ich …, gab's damals, es war 'ne knallharte Zeit für uns. Und die Preise gleich so sehr hoch, also Miete, Licht und dergleichen.«

Die jüngste Tochter, der Nachkömmling, hatte zu der Zeit gerade die Schule beendet und suchte lange nach einer Lehrstelle. Frau Ernst ging sechs Jahre lang putzen, eine andere Arbeit fand sie nicht mehr. Mit achtundfünfzig wurde sie arbeitslos, und mit sechzig konnte sie in Rente gehen.[31]

Brigitte Rösler, deren Betrieb 1990 »abgewickelt« wurde, erzählt sehr sachlich, scheinbar ohne Schmerz, vom Abbruch ihrer Karriere als leitende Außenhändlerin: Für einige Jahre sei sie in ihren alten Beruf als Buchhalterin zurückgegangen. »Hab ich hier noch so bisschen kleine Sachen, Büro gemacht, aber dann hab ich aufgehört. Gab es Altersübergangsgeld, mit sechzig konnte man ja in Rente gehen.« Dass Frau Rösler diesen Bruch nicht als tragisch empfand, hing wohl auch damit zusammen, dass ihr zehn Jahre älterer Ehemann 1991 ganz regulär in den Ruhestand gegangen war. Endlich hatte das Paar die Möglichkeit, gemeinsam ins Ausland zu reisen, und zudem mehr Zeit für die zahlreichen Enkelkinder.

Gabriele Igel und ihr Mann verloren 1990 beide ihre Stelle in der Zuckerfabrik. Das habe ihr »ganz schön zu schaffen gemacht«, erinnert sie sich. Während er noch für einige Jahre in einem Zweigbetrieb in seinem Beruf Beschäftigung fand, wurde sie arbeitslos.

---

31   In der DDR gingen die Frauen mit sechzig in Rente, die Männer mit fünfundsechzig. Diese Regelung wurde nach der Vereinigung aufgehoben für Frauen ab Geburtsjahrgang 1940.

Und ich hatte auch die Absicht gehabt, wieder irgendwo als Schlosser zu arbeiten, aber wie ick das erste Mal auf's Arbeitsamt war, dann haben die zu mir gesagt: Na, wat bilden Sie sich ein, wir haben nicht mal für die jungen Leute Arbeit, und da werden wir für Ihnen noch als Schlosser 'ne Arbeit finden – als Frau – det werden Sie woll… – Ja, das haben sie mir glatt ins Gesicht gesagt.

Frau Igel ist noch immer empört, als sie diese Geschichte erzählt. Aber auf dem Arbeitsamt empörte sie sich nicht. Sie habe nur gefragt, ob es denn eine andere Arbeit für sie gebe, und wurde an die Ärztin der Gemeinde vermittelt, der sie dann zehn Jahre lang den Haushalt führte. Es ist ihr wichtig zu betonen, dass sie nur ein Vierteljahr lang arbeitslos gewesen sei: »Ich sag ja, ich hatte keine Probleme gehabt, ob es in der Arbeit war, oder ob es nachher im Haushalt bei Frau Doktor war, ick war da…, hab mir angepasst oder untergeordnet, wie man das sagt.« Es verwundert nicht, dass »Frau Doktor« diese Kraft, die putzte, kochte, die Kinder betreute und außerdem noch alles reparieren konnte, nach zehn Jahren, wie Frau Igel erzählt, sehr ungern gehen ließ.

Unsere Interviewpartnerinnen aus der Generation der »Kinder des Aufbaus« waren 1990 Ende dreißig/Anfang vierzig. Etwas mehr als die Hälfte ihres Arbeitslebens lag schon hinter ihnen. Die meisten von ihnen lebten in materiell gesicherten Verhältnissen, sie hatten nach mancherlei Umwegen eine Tätigkeit gefunden, die zu ihnen passte, einige waren in leitende Positionen aufgestiegen. Die Kinder befanden sich schon im Jugendalter. Der Verlust des bis dahin als sicher angesehenen Arbeitsplatzes war häufig ein Schock, doch es boten sich auch Chancen für einen Neubeginn, sogar die Möglichkeit, Träume zu verwirklichen.

Für Gerda Dölling, Leiterin des Studienbereichs Ökonomie einer Fachschule, brach 1990 »eine Welt zusammen«. »Die war so schön klar und eigentlich strukturiert. Ich hätte bis an mein Lebensende in diesem Bereich da arbeiten können, mit den Studenten, eh, und deine Erfahrung, die hätten so zu Buche geschlagen.« Sie und ihr Mann seien in der DDR zufrieden gewesen, sie hätten sich »auch sonst so mit der Staatsform arrangiert« und »als Mensch und als Familie« gut leben können. Ihre Fachschule wurde »abgewickelt«, sie bekam nach längerer Arbeitslosigkeit eine Stelle in einer Bildungsfirma und schulte im Auftrag des Arbeitsamts Frauen »auf Marktwirtschaft« um, die wie sie beruflich aus der Bahn geworfen waren. Als der staatlich geförderte Umschulungsbedarf abnahm, musste sie sich immer wieder andere Lehrtätigkeiten suchen. Zuletzt war sie bei einem Berufsförderwerk beschäftigt, das sich um Jugendliche ohne Schulabschluss kümmerte. Von der Sozialarbeit, die ihr dort vor allem abverlangt wurde, und für die sie nicht ausgebildet war, fühlte sie sich emotional überfordert. Ihr Mann pendelte zwischen Erkner und Leipzig, ihr Sohn bekam derweil Probleme auf der Oberschule. Sie erkrankte an einer Depression. Eine Rückkehr an die Förderschule kam nicht infrage, sie sei »völlig ausgelaugt« gewesen, sagt sie. Wegen Erwerbsunfähigkeit musste sie vorzeitig in Rente gehen.

Erika Pincus beschreibt ihre damalige Arbeitsstelle, die Akademie der Wissenschaften, nach 1990 als »sinkende Titanic«. Im Zuge einer radikalen Umstrukturierung wurden die Wissenschaftler und Wissenschaftlerinnen in die »Warteschleife« geschickt, bis eine Entscheidung über ihre Weiterbeschäftigung fallen würde. Sie habe aber so lange nicht warten wollen: »Und da hab ich mich mit einem Kollegen und Freund – mein längster Studienfreund …, hab ich ihm gesagt: Komm, lass uns doch mal unseren Jugendtraum hier, Anwalt zu werden, nun wahrnehmen. Lass uns einfach Anwälte sein!«

Gemeinsam hätten sie eine Kanzlei für Arbeits- und Familienrecht gegründet. Es sei eine sehr aufregende, anstrengende Zeit gewesen, denn sie hätten alles neu lernen müssen. Vom Rechtssystem der Bundesrepublik hatten sie ebenso wenig Ahnung wie von der Rechtspraxis in der DDR, weil sie immer nur wissenschaftlich gearbeitet hatten: »Das war eine richtige Ackerei von früh bis abends, und dann hast du das Büro aufgebaut, und wir mussten uns reinfinden. Aber da hätte ich keine kleinen Kinder mehr gebrauchen können. Und so konntest du dich wirklich voll einbringen.«

Auch für Ursula Erksen bedeutete der Herbst 1989 einen Startschuss für einen beeindruckenden beruflichen Neubeginn. Mitte der siebziger Jahre hatte sie sich den politischen Zumutungen des Lehrerinnenberufs entzogen und in der traditionellen Hausfrauen- und Mutterrolle ihre fünf Kinder großgezogen. Frau Erksen gehört zu den wenigen Interviewpartnerinnen, die während der friedlichen Revolution aktiv waren und den Zusammenbruch des alten Systems beförderten. Bereits in den achtziger Jahren hatte sie sich in einer Umweltgruppe engagiert, im September 1989 wurde sie Mitglied des

Neuen Forums. Kreativ nutzte sie die neuen Freiräume nach dem Ende der staatlichen Bevormundung:

> Ich hab jedenfalls '89 mit meinem Pappschild, wo drauf stand: »Wir wollen freie Schulen!« auf der Straße schon Gleichgesinnte gefunden, das hat sich ganz schnell ergeben. Arbeitskreise fanden sich dann in den Wohnzimmern zusammen, also, wer das größte Wohnzimmer hatte, der hatte also dann mehrere Arbeitskreise an der Backe. Ich hatte ein Wohnzimmer mit 32 Quadratmetern, und deswegen gab's bei mir mehrere Schulgründungsinitiativen. Ich war dann auch für den DDR ..., da gab's 'ne Vereinigung der freien pädagogischen Initiativen, war ich dann die Sprecherin, also die Vorsitzende, und kam dann gleich mit 'nem Mandat für die evangelischen Schulen in Deutschland auch in die Bundesarbeitsgemeinschaft.

Die Frauen aus der Gruppe der »Babyboomerinnen« waren 1990 erst Mitte zwanzig. Sie hatten bis dahin noch kaum Gelegenheit gehabt, berufliche Erfahrungen zu sammeln, Kompetenzen zu erwerben, Netzwerke zu bilden, und waren überdies im richtigen Alter, um noch einmal neu zu beginnen, sich umzuorientieren, sich den neuen Verhältnissen anzupassen. Im Vergleich zu den älteren Gesprächspartnerinnen fühlten sie sich weniger eng mit dem DDR-System verbunden, viele hatten sich schon als Jugendliche innerlich distanziert und ihren Blick eher gen Westen gerichtet. Es waren vor allem die Angehörigen dieser Generation, die im Sommer 1989 massenhaft die BRD-Botschaften in Prag und Budapest besetzten und über die ungarische Grenze nach Österreich strömten. Aber auch die Daheimgebliebenen erlebten, nicht viel anders als die Fortgegangenen, einen tiefen Einschnitt in ihrem Leben. Die Zeit der Betriebsschließungen und der Unsicherheiten fiel bei ihnen in die Zeit ihrer Familiengründung bzw. Geburtenplanung.

Die verheiratete Kindergärtnerin Kordula Johann hatte 1988 ihr erstes Kind, eine Tochter, bekommen. Nach dem Babyjahr begann sie 1989 wieder zu arbeiten. 1991, erzählt sie, habe sie die Pille abgesetzt, weil sie im gewünschten Abstand von drei/vier Jahren ein zweites Kind plante. Doch dann hätten die Entlassungen im Kindergarten begonnen, zuerst die »Ungelernten«, danach sei den Kolleginnen, die einige Wochen zuvor aus dem Mütterurlaub zurückgekehrt waren, gekündigt worden. Sie sei daraufhin zum Arzt gegangen, um sich erneut die Pille verschreiben zu lassen:

> Und dann hab ich gedacht – nee, muss jetzt nicht sein. Wenn du zwei Kinder hast …, man hat das ja auch so gehört, dass überall diese Arbeitslosigkeit kam, überall wird alles zugemacht – und wenn du dann zwei kleine Kinder hast, wer nimmt dich denn dann? Man wusste, drüben die Frauen sind alle zu Hause, nee, das wollte ich nicht. Also – kein Kind.

Im Jahr 1993 begann Frau Johann ein weiterführendes Studium zur Heilpädagogin. Zum Zeitpunkt des Interviews arbeitete sie als Lehrerin für geistig behinderte Kinder an einer Schule im Eichsfeld.

Auch Ulrike Schmidt und ihr Ehemann schoben 1989/90 den Gedanken an ein zweites Kindes erst einmal auf. Sie hatten gerade ein Haus gekauft, das sie mit großem Aufwand renovierten. Frau Schmidt war mit dem zweijährigen Sohn zu Hause, ihr Mann verdiente in Russland mit dem Bau von elektronischen Hochlagerregalen viel Geld. »Wir hatten dann gesagt, also zweites Kind wär schon gut, aber jetzt für den Augenblick nicht, weil wir sozusagen erst mal Zeit und Kraft und Geld und alles hier rein investieren wollten.«

Nachdem Frau Schmidt 1991 bei einem Unfall ein Bein verloren hatte, stand für sie jedoch fest, dass ein weiteres Kind nicht mehr infrage käme. Ende der neunziger Jahre gründete sie zusammen mit Kollegen ein Institut für Emissionsschutz, dessen Geschäftsführerin sie wurde.

Nina Ahrend war 1990 alleinerziehende Mutter eines kleinen Mädchens, als die DEFA, in der sie seit zwei Jahren als Dramaturgin beschäftigt war, aufgelöst und alle Angestellten entlassen wurden. Für sie begann eine schöne, allerdings sehr kurze Zeit, in der sie als Journalistin bei etlichen neu gegründeten alternativen Zeitschriften arbeitete. Dann jedoch wurde sie arbeitslos, bekam verschiedene ABM-Stellen. 1992 wurde ihr zweites Kind geboren. Da sie mit beiden Kindern allein war, wurde ihr schnell klar, dass sie ihren beruflichen Ehrgeiz erst einmal zurückstellen musste.

> Ich war in dieser Zeit überhaupt nicht »auf Draht« sozusagen mit beruflicher Neuorientierung und hab dann immer mal irgendwas gemacht. Für mich war eigentlich im Vordergrund, dass ich die

Kinder großziehe. Weil ich gemerkt habe, es geht nicht beides. Das schaffst du einfach nicht.

Seitdem ihre Kinder größer sind, arbeitet Nina Ahrend wieder im Kulturbereich und schreibt nebenbei Filmkritiken.

Wanda Haller trat nach einem Ökonomiestudium in Odessa 1988 ihre erste Arbeitsstelle beim Kombinat Robotron in Dresden an. Im Januar 1990 wurde ihr zweites Kind geboren. Im Anschluss an das bezahlte Babyjahr wurde sie gleich arbeitslos. Zunächst warb sie Anzeigen für eine Wochenzeitung ein, dann wechselte sie zu einem Autohaus, wo sie mit großem Engagement und sehr erfolgreich PKW und Transporter verkaufte.

> Ich hab da echt was aufgebaut, die haben dann auch das akzeptiert, dass ich das halt als Frau mache, das war ja eigentlich 'ne Männerdomäne. Vor allem die kleinen LKWs, egal ob das Pritschen oder Busse waren. […]
> Aber damals kam das mit den ganzen Fusionen in den Autohäusern, dann sind Wessis dazu gekommen und mehrere Autohäuser wurden zusammengelegt. Dann fing das schon an: Na ja, Sie als Frau, Sie können noch nicht mal ein Nummernschild anschrauben. Ich hätte am liebsten gesagt, soll ich Ihnen mal meine Handtasche ausschütten? Da, wo 'ne normale Frau ihren Lippenstift und was weiß ich drinne hat, da hab ich 'nen Schraubenzieher, 'ne Zange, Unterlegscheiben und Schrauben drin. Es war wirklich so.

1999 habe sie dort gekündigt. Diese »Ausnutzerei« habe ihr gereicht. Zwischenzeitlich war ihre Ehe in die Brüche gegangen, sie benötigte mehr Zeit für ihre Kinder. Der neue Chef habe aber darauf bestanden, dass sie täglich bis zum Geschäftsschluss anwesend sein und auch am Wochenende arbeiten müsse. Nach der Kündigung sei es beruflich auf und ab gegangen, bis sie eine Stelle bei einer Vermittlungsagentur erhielt, die Ärzte aus Osteuropa anwirbt. Wanda Haller sagt, ohne Arbeit fühle sie sich nicht wohl. Selbst im Urlaub sei sie froh, dass sie danach wieder arbeiten gehen könne.

Renate Diener arbeitete zu Beginn der neunziger Jahre als »Badewart und Kassierer« in der Schwimmhalle von Hoyerswerda. Sie habe sich dort sehr wohl gefühlt, das sei ein »duftes Arbeitskollektiv« gewesen, erzählt sie. Dann wurde die Halle abgerissen, und in der neu gebauten Einrichtung war für Frau Diener keine Stelle mehr vorgesehen:

Die Jahre danach ging's immer nur von einer Maßnahme zur anderen. Die erste Zeit waren es ABM, denn mal über ein Jahr oder zwei Jahre Eins-dreißig-Jobs, immer nur so – also 'ne Festanstellung nicht wieder. Immer bloß nebenbei. Ich hab auch alles gemacht, was ich kriegen konnte in der Zeit. Ich hab Essen ausgegeben in der Schulküche. Ich hab in der Gaststätte ausgeholfen nebenbei, hier bei uns im Verein in der Küche, ich hab auch Tresen gemacht. Eigentlich alles, was man kriegen konnte, um Geld zu verdienen, aber eigentlich mehr, muss ich mal sagen, um raus zu kommen, um unter Leute zu kommen.

Einige Tage vor unserem Gespräch war die letzte Mini-Job-Anstellung im »Verein für die Förderung von Frauen in Sachsen« ausgelaufen. Renate Diener hoffte, dass nach einer kürzeren oder längeren Pause die nächste Maßnahme wieder bewilligt werden würde. Für den Verein, so erzählt sie, habe sie jedes Jahr ein kleines Stück für das Puppentheater geschrieben, das dann in der Weihnachtszeit in den umliegenden Kindergärten aufgeführt wurde.

Therese Hinz war im Wendejahr 1989 mit zwei kleinen Söhnen zu Hause. Ihren Beruf als Rundfunkverkäuferin hatte sie bereits während der ersten Schwangerschaft aufgegeben, weil sie die schweren Geräte nicht mehr tragen konnte. Danach hatte sie einige Zeit in der Aufnahme des Krankenhauses gearbeitet, in dem sie wegen ihrer Risikoschwangerschaften in Behandlung war. 1991 wurde das dritte Kind, eine Tochter, geboren, die Frau Hinz im Interview als »unser Westkind« bezeichnete. Die Umbrüche, die die Eltern durchgemacht hätten, so sagt sie, die würden in diesem Jahrgang »drinstecken«. Seit 1995 versuchte sie, beruflich wieder Fuß zu fassen: stundenweise als Hilfskraft in einem Steuerbüro, später als Verkäuferin in einer Boutique. In der Kirchengemeinde, in der sie all die Jahre ehrenamtlich tätig gewesen war, wurde schließlich die Stelle der Gemeindepädagogin frei und Therese Hinz bekam sie. Kurz darauf begann sie ein berufsbegleitendes Pädagogik-Studium, das sie, wenn auch unter großen Mühen, erfolgreich abschloss. »Und jetzt bin ich Gemeindepädagogin. Das ist total verrückt. Wenn ich so zurückblicke – von vierzig bis fünfzig, das waren meine aufregendsten Jahre.«

Sie sei ein »Stehaufmännchen«, sagt Wanda Haller, mit typisch ostdeutscher Missachtung einer weiblichen Sprachform. »Stehauf-Weibchen« würde allerdings in der Tat befremdlich klingen, wohl auch weil »Weibchen« einen Frauentyp bezeichnet, mit dem sich unsere Interviewpartnerinnen vermutlich nicht identifizieren würden. Ihre Erzählungen bezeugen, dass sie fast ausnahmslos das getan haben und tun, was für die kleine Spielzeugfigur, die dieser Haltung den Namen gab, charakteristisch ist: In einer Situation radikaler Veränderungen, angesichts des Verlustes gewohnter Sicherheiten und zahlreicher Rückschläge nicht aufzugeben, sich immer wieder neu zu orientieren, mit viel Energie Neuanfänge zu wagen und sich vor keiner Tätigkeit zu scheuen. Eine Motivation für diese gewaltigen Anstrengungen war natürlich Existenzangst, die sie vorher so nie erlebt hatten, doch ein weiteres Motiv war zweifellos der Wille, den einmal erworbenen Platz in der Arbeitswelt zu behaupten, das Selbstverständnis als berufstätige Frau nicht einfach aufzugeben. Abhängig vom Lebensalter und vom Bildungsgrad waren die Versuche, erworbene Kompetenzen zu nutzen und auszubauen, unterschiedlich erfolgreich. Während Renate Diener von einer Beschäftigungsmaßnahme in die andere geschickt wurde und Gerda Dölling unter dem ungewohnten Erfolgsdruck psychisch erkrankte, konnte Erika Pincus ihren Traum verwirklichen und eine Praxis als Rechtsanwältin gründen, Kordula Johann studierte ein zweites Mal.

Gerade die Frauen, die in ausgesprochenen Männerdomänen arbeiteten, hatten es schwer, sie waren – ob sie es sich nun so gewünscht hatten oder nicht – in eine andere Gesellschaft geraten, in der andere Regeln herrschten. Einige der jüngeren Frauen verzichteten in dieser Situation auf ein zweites Kind, andere, die zu Beginn der neunziger Jahre trotz aller Unwägbarkeiten Kinder zur Welt brachten, reflektieren im Interview die Konsequenzen. Zweifellos die beeindruckendste Entwicklung gelang Therese Hinz, die nach zehn Jahren als Hausfrau und Mutter beruflich weitgehend ins Abseits geraten war. Für sie bildete die enge Bindung an die kirchliche Gemeinde einen Fixpunkt in dem sich rasant verändernden Leben, an den sie sogar ein Studium und eine anspruchsvolle Tätigkeit knüpfen konnte.

Bemerkenswert erscheint dabei, dass die Grenze zwischen Erfolg und Scheitern gar nicht zwischen jenen Frauen verlief, die zugunsten der Berufstätigkeit auf ein weiteres Kind verzichteten, und denen, die – wie Nina Ahrend und Therese Hinz – es darauf ankommen ließen, sondern dass hier auch andere Faktoren eine Rolle spielten. Entscheidend waren auch der Bildungsgrad und die erworbenen Kompetenzen – mit anderen Worten: das kulturelle Kapital.

Erfolg und Scheitern, Gewinnerinnen oder Verliererinnen – das sind Schubladen, in die die vorgestellten Lebensgeschichten sich alle nicht recht fügen, nicht einmal die von Renate Diener, die zwar in einer prekären sozialen Situation lebt, die aber, wenn sie Theaterstücke schreibt und aufführt, ihren schriftstellerischen und darstellerischen Ambitionen folgen kann.

6.5 EXKURS: Die »Wunschkindpille« auf dem Weltmarkt

Seitdem der VEB Jenapharm begonnen hatte, hormonelle Kontrazeptiva zu produzieren, war er bestrebt, diese auch zu exportieren. Die anfänglich hochgesteckten Erwartungen im Hinblick auf Deviseneinnahmen erfüllten sich jedoch nur in geringem Maße. Die großen Pharmaunternehmen der westlichen Industriestaaten beherrschten den Weltmarkt, und mit deren Preisen konnte Jenapharm nicht konkurrieren. Deshalb boten die Außenhändler nicht nur das fertige Produkt, sondern auch einzelne Hormonsubstanzen, im Fachjargon »Bulkware« genannt, zum Verkauf an. Der Versuch, über eine Schweizer Firma das Gestagen Norgestrel nach Südamerika zu exportieren, brachte dem Jenaer Betrieb 1976 allerdings eine Patentklage des Westberliner Schering-Konzerns ein. Schering warf dem DDR-Konkurrenten vor, Herstellungsverfahren kopiert und damit Patente verletzt zu haben. Ob Jenapharm für die Produktion auf Materialien des MfS-Spions Petras zurückgegriffen hatte, ist nicht mit Sicherheit zu belegen. Schering engagierte den bekannten Ost-Berliner Anwalt Friedrich Karl Kaul zu seiner Vertretung.[32] Der Rechtsstreit, für den das Bezirks- und Patentgericht Leipzig zuständig war, wurde zunächst zur Prüfung der Sachlage durch das Amt für Erfindungs- und Patentwesen (AfEP) ausgesetzt. Erst 1980 kam wieder Bewegung in die Sache, als Schering eine mündliche An-

---

32 Schering hatte den fraglichen Syntheseweg 1966/67 auch in der DDR schützen lassen und reichte 1976 eine Patentklage in Ost-Berlin ein. Siehe dazu: Rechtsabteilung: Notiz Betr. VEB-Jenapharm, 7.2.1980 u. Rechtsabteilung: Betr. RA-Kränzchen vom 7.2.1980, in: SchA (Schering Archiv/Bayer AG), B8-391; Protokoll SL (Spartenleitung) 193 vom 23.3.1976, in: SchA, B9-193; Protokoll SL 205 vom 24.8.1976, in: SchA, B9-205; Protokoll SL 213 vom 23.11.1976 samt Anlage 213/8, in: SchA, B9-213.

hörung vor dem Patentgericht beantragte. Wie aus einem Aktenvermerk des Ministeriums für Staatssicherheit hervorgeht, soll Schering außerdem versucht haben, das geplante Treffen zwischen Bundeskanzler Helmut Schmidt und Staats- und Parteichef Honecker für seine Zwecke zu nutzen und das Bundeskanzleramt über den anhängigen deutsch-deutschen Patentstreit informiert haben, um »die Problematik des Prozesses zum Gegenstand der Beratungen zwischen Schmidt und Genossen Honecker werden zu lassen«.[33] Das gelang offenbar nicht. Ironischerweise fürchteten beide Konfliktparteien eine Niederlage vor Gericht. Den Verantwortlichen bei Jenapharm war klar, dass die offenkundige »Mitbenutzung« des Syntheseverfahrens gegen das Patentrecht verstieß,[34] während man bei Schering den Ausgang des Verfahrens wegen einer möglichen Verjährung skeptisch beurteilte.[35] Beiden Parteien war deshalb daran gelegen – auch mit Blick auf die gegenseitigen Handelsbeziehungen –, eine außergerichtliche Lösung zu finden. Zwar waren nach Einschätzung der Juristen bei Jenapharm im Frühjahr 1980 die Aussichten gestiegen, die Klage abweisen zu können, an einer außergerichtlichen Lösung wurde jedoch festgehalten. Aus Sicht der DDR-Unterhändler befanden sie sich nun aber nicht mehr in der Zwangssituation, »ungerechtfertigte wirtschaftliche und wirtschaftspolitische Zugeständnisse« machen zu müssen.[36] Das weitere Vorgehen wurde zwischen dem Ministerium für Chemie, dem Amt für Erfindungs- und Patentwesen, dem Außenhandelsbetrieb Intermed, dem Kombinat GERMED, Dresden, sowie dem VEB Jenapharm abgestimmt und Kompromissvorschläge für Schering erarbeitet.[37]

33 Information A/3490/24/06/80, Aktivitäten des Schering-Konzerns zum Treffen des Genossen Honecker mit Bundeskanzler Schmidt, 25.6.1980, in: BStU, MfS, HA XVIII/18539, Bl. 5 f.

34 Kreisdienststelle [Jena], Referat XVIII, Tonbandbericht IME »Jochen Walter«, Information über den Patentstreit zwischen der Fa. Schering, AG/Westberlin und dem VEB Jenapharm, Jena, 6.3.1980, in: BStU, MfS, BV Gera 9922/85, Teil I, Bd. I, Bl. 84 ff.

35 Rechtsabteilung: Notiz Betr. VEB-Jenapharm, 7.2.1980, in: SchA, B8-391.

36 Hauptabteilung XVIII/7/5: Konzeption für das weitere Vorgehen gegenüber der Fa. Schering AG/Westberlin/Bergkamen zur außergerichtlichen Beilegung des Rechtsstreites Fa. Schering AG–VEB Jenapharm wegen Verletzung der DDR AP 55014 der Fa. Schering aus Sicht des VEB Jenapharm, Berlin, 25.7.1980, in: BStU, MfS, HA XVIII/18539, Bl. 12-14, hier Bl. 12.

37 Hauptabteilung XVIII/7/5: Bericht, Berlin, 29.7.1980, in: BStU, MfS, HA XVIII/18539, Bl. 15 f.; Hauptabteilung XVIII/1: Stellungnahme zum Patentstreit zwi-

Das Jenaer Angebot, dem mächtigen Konkurrenten sein eigenes Norgestrel zu verkaufen, wurde von Schering abgeschmettert. Der Rechtsstreit endete letztlich mit einem Deal, in dessen Ergebnis beide Unternehmen ihre jeweiligen Interessensphären in West und Ost besser gegeneinander abgrenzten. Das entsprach übrigens einem Kompromissangebot, das Schering bereits 1976 vorgelegt hatte, wonach der VEB-Jenapharm im Ostblock tätig sein sollte, während Schering die westlichen Länder beliefere. In den außergerichtlichen Verhandlungen im Frühjahr 1980 kam dieser Vorschlag erneut auf den Tisch. In einer Protokoll-Notiz des Schering-Unterhändlers heißt es, VEB Jenapharm habe den Vorschlag gemacht, in kaufmännischen Gesprächen Abstimmungen über den Preis und den Absatz von Überkapazitäten zu treffen, sowie eine Aufteilung von Interessensphären vorzunehmen. Jenapharm beanspruchte die Märkte der »Dritten Welt«, während Schering sich auf die westlichen Industrieländer konzentrieren solle. Diese »Aufteilung der Welt« sei von Schering »zurechtgerückt« worden, so das Protokoll – schließlich wolle auch Schering die Märkte der Entwicklungsländer nicht aufgeben.[38]

Diese Übereinkunft stützte einerseits Scherings Marktposition, andererseits konnte der VEB Jenapharm den führenden Pillenwirkstoff jener Zeit nun mit Billigung Scherings nutzen. Umgehend baute der VEB Jenapharm sein Pillensortiment auf der Basis des Hormonwirkstoffs Norgestrel aus und orientierte sich an den internationalen Fortschritten der hormonellen Kontrazeption. 1981 wurde mit Minisiston eine Pille mit besonders geringer Hormondosierung zugelassen. 1985 folgte mit Trisiston ein Dreiphasenkontrazeptivum, das den Hormonzyklus der Frau adäquat nachbilden sollte. Sequostat löste 1984 die in die Jahre gekommene Zweiphasenpille Sequenz-Ovosiston ab. Daneben forcierte der Jenaer Pharma-Hersteller aller-

schen Schering AG Westberlin und dem VEB Jenapharm, Berlin 31.7.1980, in: BStU MfS HA XVIII/18539, Bl. 21 f.
38 Gewerblicher Rechtsschutz: Betr. Gespräch mit Herrn N., 31.1.1980, in: SchA, B8-391; Protokoll SL 293 vom 5.5.1980 samt Anlage 293/4, 21.3.1980, in: SchA, B9-293. Die konkreten Vereinbarungen der Prozessparteien konnten nicht geklärt werden, da entsprechende Akten noch einer archivarischen Schutzfrist unterliegen. Nach Aussage von Dr. Onken, Steroidchemiker bei Jenapharm, habe man das fragliche Herstellungsverfahren selbst entwickelt und dies auch mittels des Labortagebuchs nachweisen können. Letztlich habe auch die Drohung von GERMED, den Kauf von Schering-Produkten zu überdenken, zu einem Einlenken von Schering geführt. Interview Onken, 15.2.2012, 1:17:13.

dings auch eigene Forschungen zur Synthese neuer Steroide. Am ebenfalls in der thüringischen Stadt ansässigen Zentralinstitut für Mikrobiologie und experimentelle Therapie (ZIMET), einer Außenstelle der DDR-Akademie der Wissenschaften, war auf Drängen von Jenapharm die Abteilung »Steroidsynthesen« unter Leitung von Kurt Ponsold eingerichtet worden, die hunderte Steroid-Test-Substanzen (STS) synthetisierte. In pharmakologischen und tierexperimentellen Screeningverfahren wurden diese auf ihre potenzielle Verwendung als Arzneiwirkstoffe getestet.[39] Ziel war es, eine Substanz zu finden, die Norgestrel künftig – auch auf dem Weltmarkt – ersetzen könnte. Dafür sollten möglichst Ausgangsstoffe verwendet werden, für die keine Devisen benötigt würden.[40] Dem aus Kurt Ponsold, Michael Hübner und dem jungen, ehrgeizigen Tierarzt Michael Oettel[41] bestehenden Team gelang in den 1970er Jahren die Synthese und der erfolgreiche Test eines neuen Steroids mit der Codierung STS 557. Diese als »Dienogest« bezeichnete Substanz lieferte im Tierversuch an Kaninchen auch im Vergleich mit bekannten Gestagenen vielversprechende Ergebnisse, sodass verschiedene therapeutische und kontrazeptive Anwendungsmöglichkeiten denkbar schienen.[42] Im Jahr 1978, ein Jahr nach der Patentanmeldung, wurde Michael Oettel, Leiter der Abteilung Experimentelle Endokrinologie des ZIMET, zum Mitglied der Task Force »Post-coital and Once-a-Month-Drug« des »Human Reproduction Program« der Weltgesundheitsorganisation berufen. Durch die Beteiligung an diesem WHO-Programm konnte das ZIMET einerseits durch Auftragsarbeiten für die WHO Devisen zur Anschaffung benötigter Technik und Chemikalien bekommen und auch den neuentwickelten Wirkstoff Dienogest u. a. in den USA zur potenziellen Anwendung als »Pille danach« tierexpe-

39 Die vom ZIMET synthetisierten Steroide erhielten einen STS-Code mit Nummer; die beim VEB Jenapharm synthetisierten Steroide erhielten einen J-Code mit Nummer.

40 Interview Oettel, 20.2.2012, Datei 1, 1:55:58.

41 Seit 1968 war Oettel Mitarbeiter des VEB Jenapharm, Abt. Pharmakologie (Prof. Chemnitius). Von Jenapharm wurde er zum ZIMET in die Arbeitsgruppe Endokrinologie des Bereichs Steroidforschung (Prof. Kurt Schubert) delegiert. Zum 1.9.1979 wechselte Oettel als Direktor für Forschung und Entwicklung zum VEB Jenapharm und stieg ab 1982 zum Forschungsdirektor des Kombinates GERMED in Dresden auf.

42 Deutsches Patentamt DE 2718872 C2, Gona4,9(10)-diene und Verfahren zu ihrer Herstellung, Anmeldedatum: 28.4.1977.

rimentell testen lassen. Als IM »Martinsohn« befürwortete Oettel den Abschluss solcher Prüfverträge ausdrücklich auch gegenüber dem MfS, da die DDR so die Möglichkeit erhielt, Kenntnis von neu entwickelten Steroiden westlicher Firmen zu erlangen und über deren Struktur Rückschlüsse auf Synthesewege ziehen zu können, die dem DDR-eigenen Forschungsprogramm zugutekommen würden.[43] In den Berichten über seine Reisen zur Weltgesundheitsorganisation nach Genf widmete sich IM »Martinsohn« besonders ausführlich seinen Kontakten zu den chinesischen Vertretern in der WHO. Anlässlich einer Reise nach China konnte sich Oettel selbst ein Bild von den administrativ – und repressiv – exekutierten »drastischen Maßnahmen« der Geburtenbeschränkung im bevölkerungsreichsten Land der Erde machen. Im Interview beschreibt Oettel mehr als dreißig Jahre später den Besuch in einer Landwirtschaftskommune: Dort habe öffentlich eine Liste aller weiblichen Mitglieder ausgehangen, die auswies, welche Form der Verhütung die betreffenden Frauen anwendeten.[44] Neben dieser brutalen Form der Geburtenkontrolle beschäftigte Oettel aber vor allem die Sorge, dass China über das Human Reproduction Program der WHO an das neue Produkt der DDR herankommen könnte und es in der Folge ohne Rücksicht auf geistiges Eigentum einfach nachsynthetisiert und – zum Nachteil der DDR – auf den Markt gebracht werde. Schädliche Nebenwirkungen für die Gesundheit spielten in den chinesischen Überlegungen keine Rolle, so Oettel, noch vor dem Ergebnis tierexperimenteller Untersuchungen würden Präparate am Menschen erprobt.[45]

Auch Gunther Göretzlehner, der inzwischen an der Greifswalder Universität den Lehrstuhl für Gynäkologie innehatte, war in den 1980er Jahren im »Human Reproduction Program« der WHO aktiv. In der speziellen Arbeitsgemeinschaft für hormonelle Kontrazeptiva berichtete er über die DDR-Pillen. Insbesondere die chlormadinonhaltigen Kontrazeptiva Ovosiston und Sequenz-Ovosiston weckten

43 Interview Oettel, 20.2.2012, Datei 1, 1:56:53; siehe auch: MfS, BV Gera, Abt. XVIII/4: Mündl. Mitteilung des IMV »Martinsohn« beim Treff am 15.8.1979, Gera, den 20.8.1979, in: BStU, MfS, BV Gera X 747/78, Teil II, Bd. I, Bl. 11-13, hier Bl. 12; MfS, BV Gera, Abt. XVIII: Tonbandabschrift IMV »Martinsohn«, Gera, 12.9.1979, in: BStU, MfS, BV Gera X/747/78, Teil II, Bd. I, Bl. 23-26, hier Bl. 24.
44 Interview Oettel, 20.2.2012, Datei 1, 0:40:46.
45 MfS, BV Gera, Abt. XVIII: Besuch bei der WHO vom 3. bis 7. Februar 1980 in Genf des IMV »Martinsohn«, Gera, 20./21.2.1980, in: BStU, MfS, BV Gera X/747/78, Teil II, Bd. I, Bl. 73-76, hier Bl. 75.

das Interesse der WHO. Chlormadinon war Anfang der 1970er Jahre wegen des Verdachts eines erhöhten Krebsrisikos von den Kontrazeptiva-Herstellern weltweit aus dem Handel genommen worden – allein die DDR hatte sich damals entschieden, die Produktion nicht einzustellen, und war nunmehr das einzige Land, welches über Langzeiterfahrungen mit diesen Präparaten verfügte.[46] Zwei Wissenschaftler des Zentralinstituts für Krebsforschung präsentierten in Genf Anfang der 1980er Jahre ihre Auswertung des Krebsregisters der DDR hinsichtlich eines möglichen Zusammenhangs zwischen Pille und Krebsrisiko. Sie kamen zu dem Schluss, dass, statistisch betrachtet, kein solcher Zusammenhang bestehe: »[O]ur investigation shows that the introduction of O[ral] C[ontraceptives] containing chlormadinone acetate had, at least, no dramatic effects on the incidence of breast, endometrial, and ovarian cancer that would have appeared in subsequent years.«[47] Die Forscher bestätigten damit nachträglich die 1970 getroffene medizinische Entscheidung, Chlormadinonacetat weiterhin zur Kontrazeption einzusetzen.[48] Allerdings war die schwammige Formulierung der abschließenden Bewertung wenig geeignet, die Bedenken hinsichtlich des Krebsrisikos restlos auszuräumen, zumal die Zahlen des Krebsregisters seit 1961 einen generellen Anstieg des Brustkrebsrisikos in der DDR belegten.

Der Greifswalder Gynäkologe Gunther Göretzlehner vermerkte 1981 in seinem Reisebericht an die Leitung der Ernst-Moritz-Arndt-Universität, dass die WHO auch Interesse an der von Jenapharm entwickelten, weltweit einzigen Wochenpille Deposiston gezeigt habe. Die Weltgesundheitsorganisation erwäge, klinische Prüfungen des Präparats in Indien, Thailand und Mexiko durchzuführen.[49] Göretzlehner sprach sich dafür aus, die Kontakte mit der WHO auszubauen und durch die Vorstellung fundierter Untersuchungen »in der Task Force Fuß [zu] fassen«.[50] Die Beteiligung an Projekten der WHO könnte, so lautete seine Argumentation, nicht nur Geld-

46 Vgl. Kapitel 3.4: Exkurs: Ost-West-Verwicklungen.
47 Peter Nischan/K. Ebeling: Oral Contraceptives Containing Chlormadinone Acetate and Cancer Incidence at Selected Sites In the German Democratic Republic – A Correlation Analysis, in: Int. J. Cancer 34 (1984), S. 671-674, hier S. 673.
48 Ovosiston blieb bis 2003 im Handel.
49 Gunther Göretzlehner: [Reisebericht, Ernst-Moritz-Arndt-Universität,] Frauenklinik, Bereich Medizin, Greifswald, 22.7.1981, in: BStU, MfS, KD Greifswald, ZMA 3094, Teil II, Bl. 297 f. u. 301-311, hier Bl. 297 u. 308.
50 Göretzlehner: [Reisebericht], a. a. O., Bl. 304.

quellen für die Forschungsarbeit in der DDR erschließen, es gehe auch um internationales Ansehen und die Bekanntmachung der DDR-Kontrazeptiva auf dem Weltmarkt.[51]

Trotz all dieser Bemühungen blieb dem neuen DDR-Wirkstoff Dienogest der schnelle Durchbruch verwehrt. Da die Exportaussichten für das Präparat vom Bereich Ökonomie des VEB Jenapharm Mitte der 1980er Jahre skeptisch eingeschätzt und eine Produktion allein für die DDR als nicht rentabel angesehen wurde, beschloss die Forschungsabteilung des Werkes, die laufenden klinischen Prüfungen zum Abschluss zu bringen, aber die weiteren Arbeiten an Dienogest auf Eis zu legen.[52] In der Begründung für diesen Beschluss hieß es auch, dass die Produktion eine Reihe von Umweltproblemen nach sich ziehe, zu deren Lösung erhebliche Investitionen getätigt werden müssten. Darüber hinaus müsste aus Kapazitätsgründen für die Produktion von Dienogest die Herstellung anderer Steroidprodukte eingeschränkt werden, was zu Erlösausfällen führen würde, die durch das neue Produkt nicht aufgefangen werden könnten.[53]

Letztlich führte das ausländische Interesse an Dienogest dennoch zur Weiterentwicklung des Wirkstoffs bis hin zur Marktreife. Eine dänische Firma war auf das neue Gestagen aufmerksam geworden, woraufhin bei Jenapharm die Arbeiten daran wieder aufgenommen wurden.[54] Mit Bescheid des Instituts für Arzneimittelwesen der DDR wurde kurz vor der deutschen Vereinigung am 1. Oktober 1990 die letzte DDR-Wunschkindpille mit dem Namen Certostat zugelassen.[55] Damit verfügte der VEB Jenapharm über ein Sortiment von neun verschiedenen Ovulationshemmern.

Die Position, die sich Jenapharm als Hormonspezialist im Ostblock und faktischer Monopolist für die Versorgung mit Kontrazeptiva in der DDR erarbeitet hatte, der hohe Bekanntheitsgrad, die hohe Anwendungsquote sowie vor allem das neuartige Gestagen Dienogest waren ausschlaggebend für das Überleben von Jenapharm

---

51 Göretzlehner: [Reisebericht], a. a. O., Bl. 310.
52 Protokoll über die am 6.8.1986 durchgeführte Pflichtenheftverteidigung vor dem Forschungsdirektor, Jena, den 19.8.1986, Privatarchiv Oettel.
53 Pflichtenheftverteidigung, Privatarchiv Oettel.
54 Interview Oettel, 20.2.2012, Datei 1, 0:45:33.
55 BfArM, ONGNR: 38604; zur Entwicklung von Dienogest siehe auch: Mit Valette zum Marktführer bei der »Pille«, in: Jenapharm GmbH: 50 Jahre Jenapharm, S. 133 ff. Die Vorgeschichte der Pillenzulassung als Certostat in der DDR wird hier allerdings unterschlagen.

nach der deutschen Vereinigung.[56] Die rechtlichen Regelungen des Einigungsvertrages erlaubten eine Übernahme bestehender DDR-Arzneimittelzulassungen in bundesdeutsches Recht, schrieben allerdings eine Nachzulassung der Präparate vor – die der Jenaer Pharmahersteller, seit Mitte 1990 Jenapharm GmbH, für seine Kontrazeptiva beim zuständigen Bundesgesundheitsamt (BGA) erwirkte. In der Marktwirtschaft boten sich Jenapharm nun ganz andere Möglichkeiten des Marketings. Mit dem Slogan »Im Westen was Neues« wurde für die Pillen des »Newcomers mit über 25 Jahren Erfahrung« geworben.[57] Mit dem neu entwickelten Gestagen Dienogest hatte Jenapharm ein Produkt, das ab Mitte der 1990er Jahre sehr erfolgreich werden sollte. 1995 erhielt die als Certostat eingeführte Mikropille mit »Valette« einen zeitgemäßen Namen und trat ihren Siegeszug an, und nur zwei Jahre später war Jenapharm mit Valette zum Marktführer der hormonellen Kontrazeption in Deutschland aufgestiegen.[58] Der Erfolg der Jenapharm-Pillen bedeutete aber nicht im gleichen Maße einen Erfolg für das Unternehmen: Seit 1996 war die Schering AG zunächst Mehrheitseigner, 2001 wurde die Jenapharm GmbH vollständig übernommen. Fünf Jahre später wiederum ging Jenapharm gemeinsam mit Schering in der Bayer AG auf. Von dem breit aufgestellten Pharmaproduzenten der DDR blieb nur die Hormonsparte erhalten. Die Produktion wurde von Jena nach Weimar verlagert und die erfolgreiche Forschungs- und Entwicklungsabteilung aufgelöst.

Die Pille als das sicherste Verhütungsmittel war bereits bis 1989 in der DDR weit verbreitet und erlebte in den 1990er Jahre nochmals einen Aufschwung. Das geschah nicht zuletzt im Zusammenhang mit dem »Geburtenknick«, der aufgrund der politischen Brüche und sozialen Unwägbarkeiten nach der deutschen Vereinigung die Kinderzahl im Osten Deutschlands innerhalb kürzester Zeit auf Westniveau sinken ließ.[59] Das ursprüngliche Konzept der »Wunsch-

56 Verschiedene westdeutsche Firmen zeigten Interesse an einer Übernahme von Jenapharm – mit durchaus jeweils unterschiedlichen Motiven und Zielstellungen. 1991 erhielt die GEHE AG von der Treuhandanstalt den Zuschlag für die Übernahme von Jenapharm.

57 Jenapharm GmbH: 50 Jahre Jenapharm, S. 124.

58 Mit Valette zum Marktführer bei der »Pille«, in: Jenapharm GmbH: 50 Jahre Jenapharm, S. 133-136, hier S. 135.

59 Von 1990 bis 1994 sank die jährliche Zahl der Geburten in den neuen Bundesländern von 178.000 auf 79.000. Vgl. Geburten in Deutschland, 2012, URL: https://

kindpille« wurde damit auf den Kopf gestellt. In der neuen gesellschaftlichen Situation bezweifelten viele Frauen, dass Beruf und Familie weiterhin miteinander vereinbar sein würden. Viele Paare und alleinerziehende Mütter schoben die Entscheidung über ein erstes, zweites oder gar drittes Kind erst einmal auf, weil sie sich um ihre berufliche Existenz sorgten. So wurde die »Wunschkindpille«, wie Gieslinde Schwarz es ausdrückte, zur »Antibaby-Pille«.[60]

Auch in der Frage des Schwangerschaftsabbruchs trafen im Zuge der Vereinigung Anfang der neunziger Jahre zwei gegensätzliche Konzeptionen aufeinander. Die letztlich nach harschen Diskussionen gefundene Kompromissregelung einer Fristenlösung mit Beratungspflicht und Indikationen versuchte das Dilemma zwischen weiblicher Selbstbestimmung einerseits und Schutz des ungeborenen Lebens andererseits zu überbrücken.[61] Die in den Jahren der deutschen Teilung gewachsenen Unterschiede und (gesundheits- wie wirtschafts-)politisch präferierten Modelle der Familienplanung blieben im Verhütungsverhalten West und Ost auch in den 1990er Jahren sichtbar. Eine vom Bundesministerium für Familie und Frauen in Auftrag gegebene Untersuchung konstatierte 1999 ein unterschiedliches Verhütungsverhalten in Ost und West. Beim Blick auf die gesamtdeutsche Situation firmierte das Kondom für die ersten sexuellen Kontakte unter Jugendlichen als das Verhütungsmittel der Wahl. Doch werde das Präservativ relativ rasch durch die Pille abge-

---

www.destatis.de/DE/Publikationen/Thematisch/Bevoelkerung/Bevoelkerungsbewegung/BroschuereGeburtenDeutschland0120007129004.pdf;jsessionid=C-6C3568300B3A14AD7F0786B6B8DB9DC.cae3?__blob=publicationFile [14.12.2014].

60 Gislinde Schwarz: Von der Antibaby- zur Wunschkindpille und zurück, in: Gisela Staupe/Lisa Vieth (Hg.): Die Pille. Von der Lust und von der Liebe, Berlin 1996, S. 149 ff.

61 Dazu: Kirsten Thietz (Hg.): Ende der Selbstverständlichkeit? Die Abschaffung des § 218 in der DDR. Dokumente, Berlin 1992; Edith Ockel: Die unendliche Geschichte des Paragraphen 218. Erinnerungen und Erlebnisse, mit einem Geleitwort von Petra Bläss, Berlin 2000; Michael Schwartz: »Liberaler als bei uns?« Zwei Fristenregelungen und die Folgen. Reformen des Abtreibungsstrafrechts in Deutschland, in: Udo Wengst/Hermann Wentker (Hg.): Das doppelte Deutschland. 40 Jahre Systemkonkurrenz (Schriftenreihe der BpB, Bd. 720), Bonn 2008, S. 183-212; Sabine Berghahn: Weichenstellungen in Karlsruhe – Die deutsche Reform des Abtreibungsrechts, in: Ulrike Busch/Daphne Hahn (Hg.): Abtreibung. Diskurse und Tendenzen, Bielefeld 2015.

löst.[62] In der nach West und Ost getrennten Betrachtung zeigte sich, dass Frauen in den neuen Bundesländern bereits als Jugendliche signifikant häufiger die Pille nutzten als ihre Altersgenossinnen in Westdeutschland – dieser Unterschied ließ sich auch für ältere Jahrgänge belegen.[63] Der Arzneimittelreport einer Krankenkasse weist noch für das Jahr 2011 eine höhere Verordnungsprävalenz für die Pille unter ostdeutschen Jugendlichen aus.[64] Verschiedene Untersuchungen konnten feststellen, was auch in unseren Interviews deutlich wurde: Das Verhalten der Heranwachsenden ist in hohem Maße abhängig von der Einstellung ihrer Eltern zu Fragen der Sexualität und Verhütung. Ein offenes Gesprächsklima in der Familie fördert auch den späteren Austausch über Sexualität und Geburtenplanung zwischen den Partnern.[65] Dabei wird die Frage nach dem Einfluss des Bildungsstandes auf die Wahl der Verhütungsmethode in Ost und West geradezu konträr beantwortet: Während Frauen aller Altersgruppen in den neuen Bundesländern mit steigendem Bildungsgrad häufiger die Pille nahmen, sank bei Frauen in den alten Bundesländern in dieser Gruppe die Präferenz für die Pille aufgrund steigender Skepsis gegenüber den gesundheitlichen Nebenwirkungen hormoneller Kontrazeptiva.[66] In diesen, auch Jahre nach der deutschen Vereinigung feststellbaren Unterschieden zwischen West und Ost zeigen sich bis heute fortwirkende Prägungen in Fragen der Verhütung. Die einstigen DDR-»Wunschkinder« gaben und geben ihr vorgelebtes und erlerntes Verhütungswissen und -verhalten an die nachfolgenden Generationen weiter.

---

62 Vgl. Bericht zur gesundheitlichen Situation von Frauen in Deutschland. Eine Bestandsaufnahme unter Berücksichtigung der unterschiedlichen Entwicklung in West- und Ostdeutschland, im Auftrag des Bundesministeriums für Jugend, Familie, Senioren und Frauen (Schriftenreihe, Bd. 209), Berlin 1999, S. 37.

63 Vgl. Bericht zur gesundheitlichen Situation, S. 284.

64 BARMER GEK: Arzneimittelreport 2011, S. 103 ff.

65 Vgl. Bericht zur gesundheitlichen Situation, S. 285 f.

66 Vgl. Bericht zur gesundheitlichen Situation, S. 290.

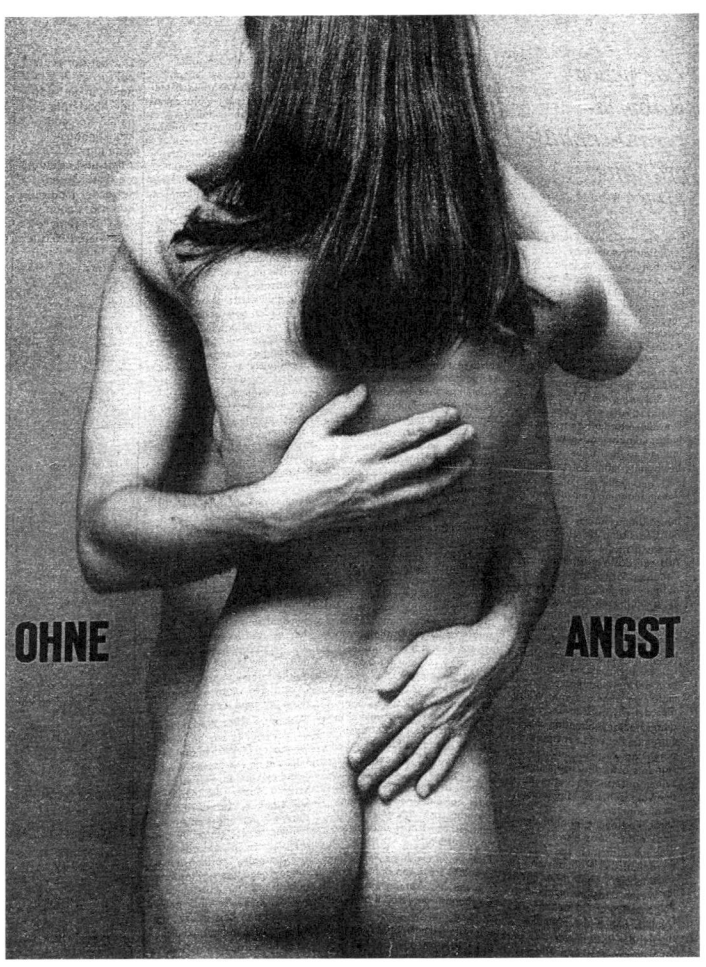

OHNE ANGST

Propaganda für die Pille war auch Legitimation für die Publikation erotischer Fotos. Illustration aus: »Deine Gesundheit«, Nr. 9/1980.

Schlusskapitel: Gewinn und Verlust

Mit der Einführung der Pille in den 1960er Jahren gelang der DDR der Anschluss an die innovative Form der Geburtenregelung und Familienplanung, die ihren Ausgangspunkt in den USA hatte. Das ansonsten starre Gefüge der DDR erwies sich auf dem Gebiet der Familienplanung als durchaus »modern«. Den Niedergang der DDR konnte die Pille nicht verhindern, wenngleich sie dem Unternehmen Jenapharm 1990 den Übergang in die Marktwirtschaft ermöglichte.

Jeweils am Ende der Interviews baten wir die Frauen um eine persönliche abschließende Bewertung. Entsprechend den unterschiedlichen Reaktionen unserer Interviewpartnerinnen auf das Angebot, hormonell zu verhüten, das sie in jeweils anderen Lebensphasen und -verhältnissen erreichte, und analog zu den zum Teil konträren Erfahrungen, die sie damit gemacht hatten, fallen auch ihre Schlussfolgerungen aus. Die Bilanzen beziehen sich sowohl auf den Einfluss der Pille auf das eigene Leben wie auf eine allgemeine Situation und schließen häufig spätere Beobachtungen und nachträgliche Fragen, Zweifel zum Gegenstand mit ein.

Margot Harms, die die Pille »durchweg« genommen hat, sieht insgesamt einen »Gewinn«. Zwar »tickt es ja immer noch im Hinterkopf [...], eventuell könntest du mit Brustkrebs oder so...«, andererseits jedoch sage sie sich: »Das ist mein Leben, das ich gelebt habe und das hab ich unbeschwert [gelebt] und insofern würde ich sagen, das war nicht verkehrt.«

Paula Ernst betont vor allem den pragmatischen Vorteil der Pille: »Denn wiederum wollten ja alle Frauen arbeiten gehen und wollten mit Geld verdienen, um die Familie mehr stabil zu machen.« Zweifellos in Anspielung auf die Nebenwirkungen der Hormone, die sie um dieser Vorteile willen erduldete, fallen ihr aber auch die Nachteile ein: »Freilich es ist immer die Frau, die die Pille nehmen muss, für den Mann, der kriegt immer die Sahne, wo die Frau nur die Molke kriegt, da brauchen wir uns nischt vorzumachen.«

Die fünffache Mutter Henriette Elvers, die die Hormone nicht vertrug, sagt, die Männer seien »verwöhnt worden durch die Pille. Sie konnten ja kommen, wann sie wollten, sie brauchten keine Rücksicht zu nehmen«. Auch das »Fremdgehen« – der Männer – sei dadurch begünstigt worden, denn es konnte ja nichts mehr »passieren«.

Anders Silvia Clemens, die von einer Stärkung der weiblichen Position spricht:

> Diese Sicherheit, also dass man nicht immer aufpassen musste, nicht immer die Angst, dass man schwanger wird, das hat viel ooch dazu beigetragen, dass man 'ne Partnerschaft eher, eher sich drauf einlässt vielleicht und ooch, ooch freier entscheidet, wie das da drin läuft. Also die Vorrangstellung des Mannes, die Machtstellung des Mannes die hat darunter sehr gelitten, denke ich mir.

Gerda Dölling schreibt der Pille eine »beruhigende und befreiende Wirkung« auf ihr Leben zu. Peggy Sandersson betont die »Planungssicherheit« und »Autonomie«, die sie dadurch gewonnen habe. Kordula Johann meint: »das ist 'ne tolle Erfindung, echt!« Wenn die Hebamme Karin Albert davon spricht, dass die Pille die Frauen »schön und weich« mache, so meint sie damit nicht eine kosmetische Wirkung der Hormone, sondern die Ausstrahlung, die selbstbewusste und beruflich erfolgreiche Frauen besitzen – im Vergleich zu den frustrierten und verhärmten Hausfrauen ihrer Großmütter-Generation.

Wanda Haller findet die Pille »einfach genial«, weil die Mädchen und Frauen selbst über ihr Leben entscheiden könnten. »Sollen die jungen Leute doch ihre Erfahrung machen, sie müssen doch nicht mit dem ersten Freund, den sie kennenlernen, ein Leben lang zusammenbleiben.« Frau Haller, die mit sechzehn nach ihrem ersten Sexualkontakt schwanger geworden war und auf Druck ihrer Eltern das Kind abtreiben ließ, war von dem Gedanken geradezu besessen, ihren Töchtern eine solche Erfahrung zu ersparen:

> Ich sag mal, für mich war das damals 'ne große Lehre, in Bezug auf das, was jetzt ist, ich bin wirklich …, ich hab meine Kinder genommen ohne riesen Aufklärungsgespräch, als die vierzehn waren, ich glaub bei der Kleinen sogar noch eher, bin ich mit denen zum Arzt und hab gesagt, so und ihr lasst euch jetzt die Pille verschreiben […]. Die waren zwar damals bissl geschockt alle beide, aber ich denk mal, die haben das nicht übel genommen. Ich hab denen ooch erklärt, warum, hab auch mit denen offen darüber geredet, dass ich das halt durch hab, und dass so was nicht sein muss.

Ein etwas seltsam anmutender Verhütungs-Crashkurs. Bleibt zu hoffen, dass die dreizehn- und vierzehnjährigen Mädchen die Pille nicht auch sofort einnehmen mussten.

Renate Brauer, die aus dem Blickwinkel der »Natürlichen Familienplanung« auf die hormonelle Verhütung schaut, ist bis heute stolz darauf, die Pille nie genommen zu haben:

> Ich denke mal, eh, die Pille hat irgendwo was Negatives, weil sie doch den Menschen so einen gewissen Freiraum eröffnet, so, der..., wie soll ich sagen..., luschig ist das falsche Wort, der halt doch bissl gedankenlos werden lässt, dem Thema gegenüber – ach Gott, schlaf ich heute mit dem, morgen mit dem, mir kann ja nichts passieren.

Demgegenüber äußert die ebenfalls NFP-praktizierende Therese Hinz Verständnis für Frauen, die die Pille nehmen: »Ich selber wollte das eben so nicht und wir haben uns damals so entschieden. Aber ich kann ich kann das gut verstehen, wenn die Frauen sagen, die Pille ist für mich 'ne Alternative, und ich komm damit gut zurecht.« Die Toleranz von Frau Hinz war bereits einige Jahre vor unserem Gespräch auf die Probe gestellt worden, als ihre damals siebzehnjährige Tochter den ersten festen Freund hatte und sich die Pille besorgen wollte. Sie habe dem Mädchen damals ausführlich ihre Haltung dazu, ihre Erfahrungen mit der »Natürlichen Familienplanung« dargelegt und erklärt, wie wichtig es sei, genau zu überlegen, mit wem sie beim ersten Mal ins Bett gehen würde:

> Ich hab da nun ein bissl rumgestottert, so wie ich das jetzt hier auch mache, und sie gab mir nur eine Antwort: Es kann ja sein, dass du das so siehst, aber ich sehe das anders, und das war ihr Satz dazu, und ich sag, gut okay, das ist ihre Entscheidung, das muss ich jetzt so akzeptieren.

Hinzuzufügen wäre noch, dass viele der befragten Frauen – ob sie nun skeptisch gegenüber dem hormonellen Kontrazeptivum waren oder seine befreiende Wirkung lobten – den entscheidenden Einfluss auf den Wandel in den Geschlechterbeziehungen mehr der weiblichen Berufstätigkeit zuschrieben. Die Pille habe das nicht allein bewirkt, so Henriette Elvers, »das war einfach, weil wir gleichberechtigt waren, von der Verfassung her schon, und weil wir auch, sagen wir mal, genauso viel verdient haben, also zumindest bei den Ärzten war's so.«

Auch Marianne Busch misst der ökonomischen Unabhängigkeit in dieser Hinsicht eine entscheidende Bedeutung zu:

> Das ist viel wichtiger als die Pille. Dass ich arbeiten kann, dass ich Geld verdienen kann, selbst wenn ich ein Kind gekriegt hätte, und der Gernot wäre nicht bei mir geblieben, ich hätte trotzdem existieren können, denn ich hatte Arbeit, und irgendwie hätte ich das Kind ooch davon ernähren können.

Als »Fluch und Segen«, beschreibt Yvonne Sandmann die Ambivalenz, die der hormonellen Steuerung innewohnt. Sie selbst nutzte das Verhütungsmittel nur für kurze Zeit, weil sich bald herausstellte, dass es für sie problematisch werden würde, überhaupt Kinder zu bekommen. Einerseits findet sie es gut, dass es eine Möglichkeit gibt, das eigene Leben zu planen, andererseits jedoch »geht so ein bissel die Spontaneität weg«. Dass gegenwärtig viele Frauen erst mit Mitte/Ende dreißig ein Kind möchten, was dann oftmals nicht mehr realisierbar sei, ist für sie »die Kehrseite der Medaille«. Auch Katharina Merker, katholisch und Mutter von vier Kindern, denkt, es liege an der Pille, dass die »Frauen die Kinder heute so spät kriegen«. Henriette Elvers ärgert sich darüber, »dass alle, die jetzt hoch studiert sind, keine Kinder mehr kriegen. Ist das nötig?« Karin Herz würde dem Zufall lieber eine größere Chance einräumen: »Durch diese Verhüterei ist es natürlich …, wie gesagt, es ist viel leichter, sich dafür zu entscheiden, wenn es passiert. So hab ich das jedenfalls empfunden.«

Hilde Schuster bringt noch einen anderen Aspekt in die Debatte ein: »Du bist einfach nicht mehr von deiner Biologie, von deiner Natur abhängig, das ist aber auch 'ne große Gefahr, also du hörst schon nicht mehr auf deine innere Uhr […]. Frauen büßen in gewisser Weise durch die Pille den Instinkt ein.«

Bei der Frage, ob eher die Frauen oder die Männer von der Pille profitieren, gehen die Meinungen unserer Interviewpartnerinnen und -partner auseinander. Es fällt auf, dass die positiven Bilanzen sehr arbeits- und leistungsbezogen ausfallen, und vor allem von den Erfahrungen beruflicher Chancen für die Frauen in der DDR geprägt sind. Demgegenüber scheinen die skeptischen Befunde im Hinblick auf die sinkenden Geburtenzahlen und das steigende Alter der Mütter eher ein Produkt der Nachwende-Zeit zu sein.

»Fluch und Segen« – »Gewinn und Verlust« – die »Kehrseite der Medaille« – alle diese Formeln bezeichnen letztlich den Preis, den das Stück Unabhängigkeit vom Kreislauf der Natur bedeutet, und die Konsequenzen, die erst im größeren zeitlichen Abstand deutlich werden. So stehen Planbarkeit des Lebens, individuelle Freiräume, angstfreier Sex, Autonomie und Selbstbewusstsein auf der einen Seite versus gesundheitliche Probleme, Nebenwirkungen, Verlust von Spontaneität und Zufall, Abkopplung vom natürlichen biologischen Rhythmus auf der anderen. Die Frage danach, welche Seite schwerer wiegt, wird immer wieder neu beantwortet werden müssen.

Die staatssozialistische Politik, die mit der Pille einst ehrgeizige Modernisierungsbestrebungen und gesellschaftliche Heilsversprechen verband, gehört der Vergangenheit an. Geblieben sind die Frauen und Männer, die 1990 eine etwas andere lebensgeschichtliche Erfahrung als ihre westdeutschen AltersgenossInnen in das vereinigte Deutschland brachten. Davon, dass sie sich darauf einließen, diese Erfahrungen – die sie nicht missen möchten – kritisch zu betrachten, erzählt dieses Buch.

Danksagung

Zuallererst danken wir Lutz Niethammer, auf dessen Idee und Initiative das Forschungsprojekt »Die Wunschkindpille in der DDR« zustande kam, und der zusammen mit Silke Satjukow die Forschungsgruppe geleitet und die Arbeit begleitet hat. Ein großer Dank gilt auch der Deutschen Forschungsgemeinschaft für die großzügige finanzielle Unterstützung unseres Projekts.

Dieses Buch hätte nicht geschrieben werden können ohne die Bereitschaft der vielen ZeitzeugInnen und ExpertInnen, die uns ihre Lebensgeschichten erzählt bzw. uns ihre professionellen Erfahrungen übermittelt haben. Den Frauen und Männern, die uns an ihren sehr unterschiedlichen Begegnungen mit der Pille teilhaben ließen, können wir an dieser Stelle nur ganz allgemein und »anonym« danken, da wir auf ihren Wunsch fast alle Namen verändert haben.

Demgegenüber möchten wir die ExpertInnen aus Medizin, Wissenschaft, Sexualberatung und Familienpolitik sowie die »Jenapharmer«, die sich für uns Zeit genommen haben, hier namentlich nennen. Auch wenn manche von ihnen im Text nicht direkt zitiert werden, haben ihre Auskünfte uns doch sehr geholfen, das vielschichtige und komplexe Thema zu verstehen: Lykke Aresin (†), Gunther Göretzlehner, Wolfgang Carol und Gottwalt Klinger, Herta Kuhrig, Edith Ockel und Helga Rayner, Hedda Reinhardt, Lieselotte Hinze, Lieselotte Nitzschmann, Annemarie Rauer, Kurt Starke, Hans-Sieghard Petras, Jörg Auweiler, Dörte Hamann, Jürgen Keiner, Michael Oettel, das Ehepaar Onken sowie das Ehepaar Schumann.

Ebenso gebührt den ArchivmitarbeiterInnen, die uns auf der Suche nach Quellen tatkräftig unterstützt haben unser Dank. Stellvertretend seien hier Frau Haker und Herr Schneidereit vom Bundesarchiv Berlin-Lichterfelde, Herr Hergenhan von der BStU-Außenstelle Gera, Herr Grimm vom Bayer-Schering-Archiv Berlin, Herr Fischer vom Deutschen Rundfunkarchiv Potsdam-Babelsberg sowie die MitarbeiterInnen des Evangelischen Zentralarchivs Berlin und des Thüringischen Staatsarchivs Rudolstadt genannt.

Unser Dank gilt auch Kathleen Butz, die im Rahmen des Projekts für uns Zeitschriften ausgewertet und ein Interview geführt hat, sowie Gerulf Hirt, der ebenfalls nur für kurze Zeit mit uns zusammengearbeitet, und zwei Interviews geführt und statistische Daten ausgewertet hat.

Annette Leo und Christian König

Die Interviewpartner/innen

Die Kriegskinder

Helga Brinkmann, geboren 1934 in Ostpreußen, verwitwet, zwei Söhne, Sekretärin/Abteilungsleiterin, lebt heute in Berlin. Pilleneinnahme 1975/76 wegen Zyklusstörungen.
Interview: Annette Leo (AL)

Gerda Ehlers, geboren 1935 in Czernowitz, verheiratet, zwei Kinder, Schneiderin/Sonderschulpädagogin, lebt heute im Oderbruch. Verhütung mit Kondomen.
Interview: AL

Henriette Elvers, geboren 1938 in einem Ort bei Jena, geschieden, fünf Kinder, evangelisch, Physiotherapeutin/Medizinerin, lebt heute mit Lebenspartner in Worbis. Wegen Unverträglichkeit nur drei Monate die Pille genommen.
Interview: Kathrin Pöge-Alder (KPA)

Ursula Erksen, geboren 1950 in Grimma, verheiratet, fünf Kinder, Lehrerin/Museumsleiterin. Lebt mit Ehemann in Leipzig. Pille nach sechs Monaten wegen Unverträglichkeit abgesetzt.
Interview: KPA

Paula Ernst, geboren 1940 in Römhild/Thüringen, verwitwet, drei Kinder, Textilreinigerin/Putzfrau, lebt heute in Hoyerswerda. Pilleneinnahme nach Geburt des dritten Kindes bis zur Menopause.
Interview: AL

Gudrun Gerstner, geboren 1938 in Ermland/Ostpreußen, verheiratet, drei Kinder, Hebamme/Sozialfürsorgerin, lebt heute in Rostock. Pille nach einem Jahr wegen Unverträglichkeit abgesetzt.
Interview: AL

Johanna Gries, geboren 1935 in Zittau, verwitwet, drei Kinder, Krankenschwester/Krippenleiterin/Altenpflegerin, lebt heute in Hoyerswerda. Pille nach Geburt des dritten Kindes bis zur Menopause.
Interview: AL

Margot Harms, geboren 1941 in Leipzig, verwitwet, ein Sohn, Lehrerin für Musik und Deutsch, lebt mit Lebenspartner in Leipzig. Pille nach Geburt des Sohnes mit kurzer Unterbrechung bis zur Menopause.
Interview: KPA

Rose Herrmann, geboren 1938 in Leipzig, verheiratet, ein Sohn, Handelskauffrau/Ingenieurökonomin, lebt heute in Gera. Pilleneinnahme von 1974 bis zur Menopause.
Interview: KPA

Gabriele Igel, geboren 1938 in Letschin/Oderbruch, verheiratet, ein Sohn (das zweite Kind starb im Babyalter), Schlosserin/Hauswirtschafterin, lebt mit ihrem Ehemann in Letschin. Verhütung mit Kondomen.
Interview: AL

Sigrid Ihme, geboren 1940 in Coswig, verheiratet, sechs Kinder, katholisch, Röntgenassistentin, später Beraterin für »Natürliche Familienplanung« (NFP), lebt heute in Leipzig. Pilleneinnahme vier Jahre lang mit Unterbrechungen, danach NFP.
Interview: KPA

Katharina Merker, geboren 1935 in Breslau, katholisch, verwitwet, vier Kinder, Kinderkrankenschwester/Bürohelferin in der Firma des Ehemannes, lebt heute mit einer ihrer Töchter in Berlin. Verhütung mit Kalendermethode/*coitus interruptus*.
Interview: AL

Mechtild Rolle, geboren 1938 in Leipzig, verheiratet, zwei Kinder, Juristin/Ökonomin, lebt mit Ehemann in Leipzig. Verhütung mit Kalendermethode/*coitus interruptus*.
Interview: KPA

Brigitte Rösler, geboren 1935 in Forst/Lausitz, verwitwet, drei Kinder, Kontoristin/Außenhändlerin, lebt heute in Berlin. Pilleneinnahme nach der Geburt des dritten Kindes.
Interview: AL

Petra Urs, geboren 1943 in Naumburg, verheiratet, ein Sohn, Erzieherin, lebt heute in Gera. Verhütung mit NFP, Pilleneinnahme nur während der Menopause.
Interview: KPA

Die Kinder des Aufbaus

Monika Augustin, geboren 1952 in Mildenau/Erzgebirge, verheiratet, zwei Kinder, Textilarbeiterin/Kulturreferentin, lebt heute mit Ehemann in Hoyerswerda. Abbruch Pilleneinnahme wegen Unverträglichkeit nach wenigen Monaten, vier Abtreibungen.
Interview: AL

Waleri Bartmann, geboren 1952 in Erfurt, verheiratet, drei Kinder, Köchin/Küchenleiterin, lebt heute mit ihrem Ehemann in Gernrode. Pilleneinnahme nach Geburt des dritten Kindes.
Interview: KPA

Renate Brauer, geboren 1951 in Wittichenau/Lausitz, katholisch, verheiratet, eine Tochter, Außenhandelskauffrau, lebt heute mit ihrem Ehemann in Leipzig. Verhütung mit »Natürlicher Familienplanung« (NFP).
Interview: KPA

Marianne Busch, geboren 1947 in Leipzig, verheiratet, zwei Kinder, Sekretärin/Sachbearbeiterin, lebt mit ihrem Ehemann in Leipzig. Pilleneinnahme erst nach Geburt der zweiten Tochter. Nebenwirkungen.
Interview: KPA

Silvia Clemens, geboren 1951 in Neustadt/Orla, verwitwet, vom zweiten Ehemann geschieden, eine Tochter, Krippenerzieherin/Gesundheitsberaterin, lebt heute mit Partner in Leipzig. Pille seit 1979, später Spirale.
Interview: KPA

Gerda Dölling, geboren 1948 in Magdeburg, verheiratet, ein Sohn, Fachschuldozentin/arbeitslos. Lebt mit ihrem Mann in Leipzig. Pille seit 1968, später Spirale.
Interview: KPA

Birgit Herfurt, geboren 1947 in Mahlow/Mecklenburg, verheiratet, zwei Kinder, Schnittmeisterin. Lebt mit Ehemann heute in Warnemünde. Pille nach der Geburt des ersten Kindes.
Interview: AL

Hella Karsch, geboren 1947 in Gera, verheiratet, ein Sohn, Verwaltungsleiterin/Teamleiterin beim Arbeitsamt, lebt mit Ehemann in

Gera. Pilleneinnahme nach Schwangerschaftsabbruch durchgehend bis zur Menopause.

Interview: KPA

Steffi Kramer, geboren 1944 in Leipzig, verheiratet, zwei Kinder, Krankenschwester, lebt mit Ehemann in Leipzig. Hat über einen Zeitraum von fünf Jahren die Pille genommen, danach Spirale.

Interview: KPA

Marianne Kersten, geboren 1950 in Freital/Sachsen, in zweiter Ehe verheiratet, zwei Kinder, Journalistin, lebt mit Ehemann in Berlin. Pilleneinnahme seit 1974 durchgehend bis zur Menopause.

Interview: AL

Erika Pincus, geboren 1950 in Berlin, verheiratet, zwei Kinder, wissenschaftliche Mitarbeiterin/Rechtsanwältin. Lebt mit ihrem Ehemann in Berlin. Pille seit 1968, später Spirale.

Interview: AL

Margit Unger, geboren 1947 in Oelsnitz/Erzgebirge, verheiratet, zwei Kinder, Biologielaborantin/Tierarzthelferin, lebt mit Ehemann in Neubrandenburg.

Interview: AL

Sabine Uskoreit, geboren 1943 in Halle, verheiratet, eine Tochter, Apotheken-Assistentin, lebt mit ihrem Ehemann in Rostock. Verhütung mit Kondomen, *coitus interruptus*.

Interview: AL

Die Babyboomerinnen

Nina Ahrend, geboren 1961 in Berlin, alleinerziehende Mutter zweier Kinder, mehrere Partnerschaften, Filmdramaturgin/Biofachverkäuferin, lebt mit ihrem Sohn in Berlin. Pilleneinnahme seit dem 16. Lebensjahr bis zur Geburt des ersten Kindes 1988, seit 1993 Spirale.
Interview: AL

Karin Albert, geboren 1961 in Bautzen, verheiratet, zwei Kinder, Hebamme, lebt mit ihrem Ehemann in Bautzen. Pilleneinnahme seit dem 18. Lebensjahr, nur durch die Schwangerschaften unterbrochen.
Interview: KPA

Elisabeth Ammer, geboren 1963 in Neustrelitz, geschieden, mehrere Partnerschaften, zwei Kinder, Schneidermeisterin/Verkäuferin. Lebt allein in Neustrelitz. Pille seit dem 17. Lebensjahr, Unterbrechung wegen Schwangerschaften und Trennungen.
Interview: AL

Birgit Cramer, geboren 1963 in Chemnitz, verheiratet, zwei Kinder, Krankenschwester/Ärztin, lebt heute mit Ehemann in Leipzig. Pille seit dem 16. Lebensjahr, nur durch die Schwangerschaften unterbrochen.
Interview: KPA

Renate Diener, geboren 1962 in Haldensleben, geschieden, mehrere Partnerschaften, zwei Kinder, Materialdisponentin/Schwimmhallenwart/Langzeitarbeitslose, lebt allein in Hoyerswerda. Pilleneinnahme 1979, nach Geburt des ersten Kindes bis 1990 wegen Nebenwirkungen, Angst vor gesundheitlichen Schäden.
Interview: AL

Hella Emmerich, geboren 1960 in Dresden, verheiratet, drei Kinder, Hebamme/Beraterin für die »Natürliche Familienplanung«. Keine Pilleneinnahme. Wurde zusammen mit dem Ehemann befragt.
Interview: KPA

Christel Groß, geboren 1964 in Elbingerode/Harz, geschieden, zwei Kinder, Zugbegleiterin/Gastwirtin/Langzeitarbeitslose, lebt mit ihrem Partner in Hoyerswerda. Pilleneinnahme nach der Geburt des ersten Kindes bis zur Scheidung 1997.
Interview: AL

Wanda Haller, geboren 1965 in Weida, in zweiter Ehe verheiratet, zwei Kinder, Ökonomin/Autoverkäuferin/Mitarbeiterin in einer Vermittlungsagentur für Ärzte aus Osteuropa. Lebt mit zweitem Ehemann in Gera. Pilleneinnahme nach Abtreibung von 1981 bis 1990.
Interview: KPA

Rita Heinke, geboren 1964 in Terpe, verheiratet zwei Kinder, Gärtnerin/Floristin, lebt mit Ehemann in Spremberg. Pilleneinnahme von 1982 bis 1985, gesundheitliche Probleme, später Hormonspirale.
Interview: AL

Karin Herz, geboren 1961 in Magdeburg, zweimal geschieden, ein Sohn, Buchhändlerin/Schauspielerin, lebt heute in Prenzlau. Ein Jahr Pilleneinnahme nach Abtreibung, später Kalendermethode, Spirale.
Interview: AL

Therese Hinz, geboren 1963 in Leipzig, verheiratet, evangelisch, drei Kinder, Rundfunkverkäuferin/Gemeindepädagogin, lebt mit ihrem Ehemann in Leipzig. 1988 für ein halbes Jahr Pilleneinnahme, ansonsten NFP und Kondome.
Interview: KPA

Kordula Johann, geboren 1965 bei Halle, in zweiter Ehe verheiratet, ein Kind, Vorschulerzieherin/Heilpädagogin. Lebt mit zweitem Ehemann in Leinefelde. Pille seit dem 17. Lebensjahr.
Interview: KPA

Paula Kelling, geboren 1962 in Schwerin, verheiratet, zwei Kinder, Buchhändlerin/Sozialarbeiterin, lebt mit Ehemann in Leipzig. Pilleneinnahme seit dem 17. Lebensjahr, nach fünf Jahren Wechsel zu NFP, später Kondome.
Interview: KPA

Karen Reimann, geboren 1961 bei Halle, in zweiter Ehe verheiratet, keine Kinder, Friseuse, lebt heute mit zweitem Ehemann in Leinefelde. Sechs Jahre Pilleneinnahme, später Kondome.
Interview KPA

Peggy Sandersson, geboren 1964 in Döbeln, seit 1990 lesbische Partnerschaften, keine Kinder, Sozialpädagogin/Kommunalpolitikerin/Bewährungshelferin, lebt allein in Gera. Pilleneinnahme einige Jahre bis zum Coming Out.
Interview: KPA

Yvonne Sandmann, geboren 1964 in Annaberg, ein Sohn, Trennung vom Lebenspartner, Gärtnerin/Sozialpädagogin, lebt heute allein in Neustrelitz. Pilleneinnahme von 1983 bis 1985, gesundheitliche Probleme.
Interview: AL

Friederike Schmidt, geboren 1962 in Taucha, verheiratet, ein Sohn, Wirtschaftskauffrau/Geschäftsführerin eines Umweltvereins, lebt mit Ehemann in Leipzig. Pilleneinnahme von 1984-91, nach schwerem Unfall wegen Nebenwirkungen der Pille Wechsel zu anderen Verhütungsmethoden.
Interview: KPA

Hilde Schuster, geboren 1962 in Bautzen, verheiratet, zwei Kinder, Philologin/wissenschaftliche Mitarbeiterin, lebt mit ihrem Ehemann in Bautzen. Pille seit dem 18. Lebensjahr, nur unterbrochen durch Schwangerschaften.
Interview: KPA

Christina Ullmann, geboren 1965 in Berlin, alleinerziehende Mutter einer Tochter, Grafikdesignerin/Fotografin. Pilleneinnahme von 1983 bis 1990, danach NFP.
Interview: AL

Hanka Urmert, geboren 1967 in Bautzen, verheiratet, vier Kinder, Sekretärin, lebt mit Ehemann und den jüngeren Kindern in Jeßnitz. Verhütung mit NFP.
Interview: KPA

Männer

Friedrich Eckert, geboren 1949 in Klein Ammersleben, verheiratet, zwei Kinder, Geschichtslehrer/wissenschaftlicher Mitarbeiter, lebt mit Ehefrau in Magdeburg.
Interview: Gerulf Hirt (GH)

Bernd Jansen, geboren 1953 in Penkuhn, verheiratet, vier Kinder, Technologe/Produktionsleiter, lebt mit seiner Ehefrau in Neulewin.
Interview: Kathleen Butz (KB).

Konstantin Merz, geboren 1955 in Erfurt, ledig, keine Kinder, Hochschullehrer in Berlin und New York, lebt in New York mit einer Partnerin und deren Sohn.
Interview: AL

Alexander Thieme, geboren 1958 in einem Dorf bei Halle, verheiratet, keine eigenen Kinder, freiberuflicher Soziologe, lebt mit seiner Ehefrau und deren Tochter in Leipzig.
Interview: GH

Clemens Trawert, geboren 1963 in Jena, zwei Kinder, verheiratet, Fensterputzer/Hausmeister/freier Videoproduzent, lebt mit dritter Ehefrau und deren Kindern in Jena.
Interview: KPA

Bernd-Lutz Weber, geboren 1956 in Wriezen, verheiratet, zwei Kinder, Elektromechaniker, lebt mit seiner Ehefrau in Berlin.
Interview: AL

Literatur (Auswahl)

Günther Agde (Hg.): Kahlschlag. Das 11. Plenum des ZK der SED 1965. Studien und Dokumente, 2. erw. Aufl., Berlin 2000 [zuerst 1991].

Thomas Ahbe/Rainer Gries: Geschichte der Generationen in der DDR und in Ostdeutschland. Ein Panorama, Erfurt 2007.

Lykke Aresin: Ehe- und Sexualberatungsstellen und Familienplanung in der DDR, in: Joachim S. Hohmann (Hg.): Sexuologie in der DDR, Berlin 1991, S. 71-94.

Lykke Aresin: Sprechstunde des Vertrauens. Fragen der Sexual-, Ehe- und Familienberatung, Rudolstadt 1967.

Lykke Aresin/Annelies Müller-Hegemann (Hg.): Jugendlexikon: Jugend zu zweit, Leipzig 31982 [zuerst 1978].

Bernard Asbell: Die Pille und wie sie die Welt veränderte, Frankfurt/M. 1998.

Kurt Richard Bach: Geschlechterziehung in der sozialistischen Oberschule. Entwicklung und Realisierung eines Programms zur systematischen Geschlechterziehung in den Klassen 1 bis 10 der Oberschule der DDR – ein Beitrag zur Vorbereitung der Heranwachsenden auf Ehe und Familie, Berlin 1973.

Kurt Richard Bach: Grundpositionen und Ziele der Sexualerziehung in der DDR, in: Joachim S. Hohmann (Hg.): Sexuologie in der DDR, Berlin 1991, S. 239-261.

Kurt Richard Bach: Zur Entwicklung der Sexualpädagogik in der DDR, in: Joachim S. Hohmann (Hg.): Sexuologie in der DDR, Berlin 1991, S. 228-238.

Sabine Berghahn: Weichenstellungen in Karlsruhe – Die deutsche Reform des Abtreibungsrechts, in: Ulrike Busch/Daphne Hahn (Hg.): Abtreibung. Diskurse und Tendenzen, Bielefeld 2015, S. 163-192.

Bericht zur gesundheitlichen Situation von Frauen in Deutschland. Eine Bestandsaufnahme unter Berücksichtigung der unterschiedlichen Entwicklung in West- und Ostdeutschland, im Auftrag des Bundesministeriums für Jugend, Familie, Senioren und Frauen (Schriftenreihe, Bd. 209), Berlin 1999.

Barbara Bertram/Walter Friedrich/Otmar Kabat vel Job: Adam und Eva heute, unter Mitarbeit von Arnold Pinther und Gisela Ulrich, Leipzig 1988.

Richard Bessel/Ralph Jessen (Hg.): Die Grenzen der Diktatur. Staat und Gesellschaft in der DDR, Göttingen 1996.

Betriebsparteiorganisation der SED: Drei Jahrzehnte VEB Jena-pharm, Berlin 1981.

Rolf Borrmann: Jugend und Liebe. Die Beziehungen der Jugendlichen zum anderen Geschlecht, Leipzig/Jena/Berlin 1966.

Rolf Borrmann/Hans-Joachim Schille: Eltern als Sexualerzieher. Zur Vorbereitung Jugendlicher auf Ehe und Familie, Berlin 1974.

Barbara Bronnen/Franz Henny: Liebe, Ehe, Sexualität in der DDR. Interviews und Dokumente (Serie Piper, Bd. 132), München 1975.

Uta Bruhm-Schlegel/Otmar Kabat vel Job: Junge Frauen heute. Wie sie sind – Was sie wollen, unter Mitarbeit von Barbara Bertram und Monika Reißig, 2., erg. Aufl., Leipzig 1981.

Gunilla-Friederike Budde: Die emanzipierte Gesellschaft. Gleichstellung von Mann und Frau, in: Thomas Großbölting (Hg.): Friedensstaat, Leseland, Sportnation? DDR-Legenden auf dem Prüfstand, Berlin 2009, S. 92-112.

Gunilla-Friederike Budde: Frauen arbeiten. Weibliche Erwerbsarbeit in Ost- und Westdeutschland nach 1945, Göttingen 1997.

Gunilla-Friederike Budde: Frauen der Intelligenz. Akademikerinnen in der DDR 1945-1975 (Kritische Studien zur Geschichtswissenschaft, Bd. 162), Göttingen 2003.

Ulrike Busch/Daphne Hahn (Hg.): Abtreibung. Diskurse und Tendenzen, Bielefeld 2015.

Henry P. David (ed.): From Abortion to Contraception. A Resource to Public Policies and Reproductive Behavior in Central and Eastern Europe from 1917 to the Present, with the assistance of Joanna Skilogianis, Foreword by Anastasia Posadskaya-Vanderbeck, Westport/London 1999.

Helga Dietrich/Birgitt Hellmann (Hg.): Vom Nimbaum bis zur Pille. Zur kulturgeschichtlichen Vielfalt der Verhütungsmethoden, Weimar/Jena 2006.

Klaus Dietz: Die Pille. Wirkungen und Nebenwirkungen. Geburtenplanung, Schwangerschaftsunterbrechung oder Schwangerschaftsverhütung?, 4., überarb. Aufl., Berlin 1978 [zuerst 1973].

Klaus Dietz: Kinderwunsch: Schwangerschaftsverhütung, Schwangerschaftsunterbrechung, Schwangerschaft und Geburt, die kinderlose Ehe, Störungen bei der Frau, Störungen beim Mann, Berlin 1981.

Ralf Dose: Die Durchsetzung der chemisch-hormonellen Kontrazeption in der Bundesrepublik Deutschland, Wissenschaftszentrum für Sozialforschung, Berlin 1989.

Anne-Marie Durand-Wever: Bewußte Mutterschaft durch Geburtenregelung (Das aktuelle Traktat. Schriften zum geistigen Fortschritt, H. 3), mit 12 Abbildungen, Rudolstadt 1948.

Manfred Falkenau (Hg.): Kundgebungen. Worte, Erklärungen und Dokumente des Bundes der Evangelischen Kirchen in der DDR, Bd. 1, Hannover 1995.

Shereen el Feki: Sex und die Zitadelle. Liebesleben in der sich wandelnden arabischen Welt, Berlin 2013.

Frau und Mann in Kirche und Gesellschaft. Arbeitsergebnisse des Facharbeitskreises für die Zusammenarbeit von Mann und Frau in Kirche, Familie und Gesellschaft aus den Jahren 1972-1985, hg. v. Bund der Evangelischen Kirchen in der DDR, bearb. v. Hansjürgen Schulz und Christa Lewek, Berlin 1987.

Walter Friedrich (Hg.): Das Zentralinstitut für Jugendforschung Leipzig 1966-1990. Geschichte, Methoden, Erkenntnisse, Berlin 1999.

Ines Geipel: Generation Mauer. Ein Porträt, Stuttgart 2014.

Rolf Gerlach: Der Frauenarzt hat das Wort (Passat-Bücherei, Bd. 67), 5., überarb. Aufl., Berlin 1972 [zuerst 1966].

Gesellschaftliche Entwicklung der Frau – Vereinbarkeit von Berufstätigkeit und Mutterschaft – Demographische Prozesse – Frauenforschung – Information und Dokumentation. III. Internationales Demographie-Seminar, 2. bis 4. November 1987 in Linowsee bei Rheinsberg, DDR, hg. v. Institut für Soziologie und Sozialpolitik der Akademie der Wissenschaften der DDR, als Manuskript gedruckt, Berlin 1988.

Gunther Göretzlehner/Wolfgang Carol: Hormonale Kontrazeption. Wirkungen auf Funktionssysteme und Organe, unter Mitarbeit von Eckhard Hempel und Ulrich Retzke, Leipzig 1986.

Goldmedaille – eine Verpflichtung, in: Jenapharm-Spiegel 14 (1965), H. 24, S. 4-5.

Heinz Grassel: Jugend, Sexualität, Erziehung. Zur psychologischen Problematik der Geschlechtserziehung (Ergebnisse und Probleme der Jugendforschung der DDR), hg. v. Wissenschaftlichen Beirat für Jugendforschung des Amtes für Jugendfragen beim Ministerrat der DDR, Berlin 1967.

Atina Grossmann: »Sich auf ihr Kindchen freuen«. Frauen und Behörden in Auseinandersetzungen um Abtreibungen Mitte der 1960er Jahre, in: Alf Lüdtke/Peter Becker (Hg.): Akten. Eingaben. Schaufenster. Die DDR und ihre Texte. Erkundungen zu Herrschaft und Alltag, Berlin 1997, S. 241-257.

Reinhard Grütz: Katholizismus in der DDR-Gesellschaft 1960-1990. Kirchliche Leitbilder, theologische Deutungen und lebensweltliche Praxis im Wandel (Veröffentlichungen der Kommission für Zeitgeschichte, Reihe B: Forschungen, Bd. 99), Paderborn u. a. 2004 (zugleich: Diss. Univ. Erfurt 2002).

Dieter Hannes: Führt die Pille zum Kind auf Wunsch?, in: Neues Deutschland, 13. Juli 1968, S. 10.

Donna Harsch: Revenge of the Domestic. Women, the Family, and Communism in the German Democratic Republic, Princeton/Oxford 2007.

Ulrike Heider: Vögeln ist schön. Die Sexrevolte von 1968 und was von ihr bleibt, Berlin 2014.

Monika Helmecke: Klopfzeichen. Erzählungen und Kurzgeschichten, Berlin 1979.

Gisela Helwig/Hildegard Maria Nickel (Hg.): Frauen in Deutschland 1945-1992, Berlin 1993.

Werner Hennig/Walter Friedrich (Hg.): Jugend in der DDR. Daten und Ergebnisse der Jugendforschung vor der Wende, hg. im Auftrag des Zentrums für Kindheits- und Jugendforschung der Fakultät für Pädagogik der Universität Bielefeld, Weinheim/München 1991.

Gert Henning: Kinderwunsch = Wunschkind? Weltanschaulich-ethische Aspekte der Geburtenregelung in der DDR (Grundfragen der marxistisch-leninistischen Philosophie), Berlin 1984.

Gert Henning/Elly Uslar: Wir wünschen uns ein Baby. Möglichkeiten der Geburtenregelung, hg. im Auftrag des Bundesvorstands des DFD, Leipzig/Berlin 1982.

Florence Hervé (Hg.): Geschichte der deutschen Frauenbewegung, 7., verb. u. überarb. Aufl., Köln 2001.

Dagmar Herzog: Die Politisierung der Lust. Sexualität in der Geschichte des 20. Jahrhunderts, München 2005.

Dagmar Herzog: Sexuality in Europe. A Twentieth-Century History (New approaches to European history, Bd. 45), Cambridge 2011.

Peter G. Hesse: Empfängnis und Empfängnisverhütung, hg. v. Deutschen Hygiene-Museum in der DDR, Berlin 1967.

Hans Günter Hockerts (Hg.): Drei Wege deutscher Sozialstaatlichkeit. NS-Diktatur, Bundesrepublik und DDR im Vergleich (Schriftenreihe der Vierteljahrshefte für Zeitgeschichte, Bd. 76), München 1998.

Jenapharm GmbH & Co. KG: 50 Jahre Jenapharm 1950-2000. Kompetenz schafft Vertrauen, Jena 2000.

Robert Jütte: Lust ohne Last. Geschichte der Empfängnisverhütung, München 2003.

Beate Barbara Keldenich: Die Geschichte der Antibabypille von 1960 bis 2000. Ihre Entwicklung, Verwendung und Bedeutung im Spiegel zweier medizinischer Fachzeitschriften: »Zentralblatt der Gynäkologie« und »Lancet«, Aachen 2002 (zugl. Diss. RWTH Aachen 2001).

Herta Kuhrig: »Mit den Frauen« – »Für die Frauen«. Frauenpolitik und Frauenbewegung in der DDR, in: Florence Hervé (Hg.): Geschichte der deutschen Frauenbewegung, 7., verb. und überarb. Aufl., Köln 2001, S. 201-248.

Kundschafter des Friedens, Bd. 1, Leipzig 1989.

Ruth Kuntz-Brunner/Horst Kwast (Hg.): Sexualität BRD/DDR im Vergleich, hg. v. Pro Familia Landesverband Niedersachsen, Braunschweig 1991.

Christine Lambrecht: Männerbekanntschaften. Freimütige Protokolle, Halle/Leipzig 1986.

Gerhard Lange/Ursula Pruß/Franz Schrader/Siegfried Seifert (Hg.): Katholische Kirche – sozialistischer Staat DDR. Dokumente und öffentliche Äußerungen 1945-1990, 2. durchges. u. erw. Aufl., Leipzig 1993.

Marianne Mall-Haefeli (Hg.): Hormonale Kontrazeption: Eine Standortbestimmung. Internationales Symposium des Sozialmedizinischen Dienstes der Universitäts-Frauenklinik Basel über hormonale Kontrazeption und ihre Auswirkungen, Basel 1983, Basel u. a. 1983.

Günter Manz/Ekkehard Sachse/Gunnar Winkler: (Hg.): Sozialpolitik in der DDR – Ziele und Wirklichkeit, Berlin 2001.

Lara V. Marks: Sexual Chemistry. A History of the Contraceptive Pill, New Haven/London 2001.

Josie McLellan: Love in the Time of Communism. Intimacy and Sexuality in the GDR, Cambridge 2011.

Karl-Heinz Mehlan: Die Familienplanung aus gesellschaftlicher Sicht, in: Dt. Gesundheitswesen 19 (1964), H. 16, S. 740-746.

Karl-Heinz Mehlan: Die Problematik der Schwangerschaftsunterbrechung auf Grund der sozialen Indikation, Statistische Auswertung des Materials der Schwangerschaftsunterbrechungs-Kommissionen aus den Jahren 1949/1950, Habil. HU Berlin 1956.

Karl-Heinz Mehlan: Legalisierung der Schwangerschaftsunterbrechungen – Ja oder nein, in: Dt. Gesundheitswesen 15 (1960), H. 23, S. 1206-1213.

Karl-Heinz Mehlan: Wunschkinder? Familienplanung, Antikonzeption und Abortbekämpfung in unserer Zeit, Rudolstadt 1969.

Karl-Heinz Mehlan: (Hg.): Arzt und Familienplanung. Tagungsbericht der 3. Rostocker Fortbildungstage über Probleme der Ehe- und Sexualberatung vom 23. bis 25. Oktober 1967 in Rostock-Warnemünde, Berlin 1968.

Karl-Heinz Mehlan (Hg.): Internationale Abortsituation, Abortbekämpfung, Antikonzeption. Tagungsbericht der Internationalen Arbeitstagung über Abortprobleme und Abortbekämpfung vom 5. bis 7. Mai 1960 in Rostock-Warnemünde, Leipzig 1961.

Karl-Heinz Mehlan (Hg.): Probleme der Ehe- und Sexualberatung. Tagungsbericht der 1. Rostocker Fortbildungstage über Probleme der Ehe- und Sexualberatung vom 22. bis 24. Oktober 1965 in Rostock-Warnemünde, Berlin 1966.

Friedrich Merzyn/Joachim E. Christoph (Hg.): Kundgebungen. Worte, Erklärungen und Dokumente der Evangelischen Kirche in Deutschland, Bd. 1, unveränderter Nachdruck, Hannover 1993.

Marita Metz-Becker (Hg.): Wenn Liebe ohne Folgen bliebe … Zur Kulturgeschichte der Verhütung, Marburg 2006.

Ingrid Miethe: Frauen in der DDR-Opposition. Lebens- und kollektivgeschichtliche Verläufe in einer Frauenfriedensgruppe, Opladen 1999.

Christine Müller: Männerprotokolle, Berlin 1985.

Rudolf Neubert: Das neue Ehebuch. Die Ehe als Aufgabe der Gegenwart und Zukunft, mit 82 Abbildungen und einem Anhang »Kleines sexuologisches Wörterbuch«, neue, verb. Aufl., Rudolstadt 1959.

Rudolf Neubert: Die Geschlechterfrage. Ein Buch für junge Menschen, Rudolstadt 1956.

Rudolf Neubert: Fragen und Antworten zum »Neuen Ehebuch« und zur »Geschlechterfrage«, Rudolstadt 1960.

Peter Nischan/K. Ebeling: Oral Contraceptives Containing Chlormadinone Acetate and Cancer Incidence at Selected Sites In the German Democratic Republic – A Correlation Analysis, in: Int. J. Cancer 34 (1984), S. 671-674.

Edith Ockel: Die unendliche Geschichte des Paragraphen 218. Erinnerungen und Erlebnisse, mit einem Geleitwort von Petra Bläss, Berlin 2000.

Michael Oettel: Zur Geschichte der hormonellen Familienplanung und der Jenaer Kontrazeptiva, in: Helga Dietrich/Birgitt Hellmann (Hg.): Vom Nimbaum bis zur Pille. Zur kulturgeschichtlichen Vielfalt der Verhütungsmethoden, Weimar/Jena 2006, S. 81-92.

Michael Oettel/Gottwalt Klinger/Jens Schröder: Gestagene/Antiandrogene: Präklinik und Klinik des Gestagens Dienogest, in: Gynäko-Endokrinologie 2 (1993), S. 17-29.

Marc-Dietrich Ohse: Jugend nach dem Mauerbau, Berlin 2003.

Dieter Onken: Steroidforschung und -produktion aus Jena (1). Von der Schweinegalle zur Wunschkindpille, in: Jenapharm-Spiegel 55 (2006), H. 3, S. 9.

Dieter Onken: Steroidforschung und -produktion aus Jena (2). Von der Schweinegalle zur Wunschkindpille, in: Jenapharm-Spiegel 55 (2006), H. 5, S. 6-7.

Dieter Onken: Steroidforschung und -produktion aus Jena (3). Von der Schweinegalle zur Wunschkindpille, in: Jenapharm-Spiegel 56 (2007), H. 1, S. 13.

Dieter Onken: Zur Entwicklung der Steroidchemie bei Jenapharm unter besonderer Berücksichtigung der hormonalen Kontrazeptiva, in: Klaus Krug/Hans-Wilhelm Marquart (Hg.): Zeitzeugenberichte Chemische Industrie. Tagung »Industriekreis« der GDCh-Fachgruppe Geschichte der Chemie, 20. bis 22. November 1996 in Merseburg (GDCh-Monographie, Bd. 10), Frankfurt/M. 1998, S. 105-114.

Arnold Pinther/Siglinde Rentzsch: Junge Ehe heute, unter Mitarbeit von Otmar Kabat vel Job und Monika Reißig, Leipzig 1976.

Kirsten Poutrus: Von den Massenvergewaltigungen zum Mutterschutzgesetz. Abtreibungspolitik und Abtreibungspraxis in Ostdeutschland 1945-1950, in: Richard Bessel/Ralph Jessen (Hg.): Die Grenzen der Diktatur. Staat und Gesellschaft in der DDR, Göttingen 1996, S. 170-198.

Jutta Resch-Treuwerth: Leben zu zweit. Briefe unter 4 Augen, 2., überarb. u. erg. Aufl., Berlin 1985 [zuerst 1982].

Jutta Resch-Treuwerth: Verliebt, verlobt, verheiratet. Briefe unter 4 Augen, 3., überarb. u. erg. Aufl., Berlin 1986 [zuerst 1978].

Kurt Rothe: Methoden der Empfängnisverhütung, Jena 1973.

Schering Aktiengesellschaft (Hg.): Aus Berlin in alle Welt. Die Schering AG 1949-1971 (Schriftenreihe Scheringianum), Berlin 1998.

Schering Aktiengesellschaft (Hg.): Aus einem Jahrhundert Schering-Forschung: Pharma (Schriftenreihe Scheringianum), Berlin 1991.

Schering Aktiengesellschaft (Hg.): Meilensteine der Unternehmensgeschichte. Von der Grünen Apotheke zum globalen Pharmaunternehmen (Schriftenreihe Scheringianum), Berlin [10]2005.

Schering Aktiengesellschaft (Hg.): Schering 1971-1993. Ein Unternehmen im strategischen Wandel (Schriftenreihe Scheringianum), Berlin 2005.

Heike Schmidt: Frauenpolitik in der DDR. Gestaltungsspielräume und -grenzen in der Diktatur, Berlin 2007 (zugl. Diss. Univ. Rostock 2007).

Siegfried Schnabl: Intimverhalten – Sexualstörungen – Persönlichkeit, Leipzig 1972.

Siegfried Schnabl: Mann und Frau intim. Fragen des gesunden und des gestörten Geschlechtslebens, Rudolstadt 1969.

Bruno Schönecker: Die Entwicklung der Steroidchemie in Jena, in: Peter Hallpap (Hg.): Geschichte der Chemie in Jena im 20. Jahrhundert, Jena 2005.

Annegret Schüle: »Die Spinne«. Die Erfahrungsgeschichte weiblicher Industriearbeit im VEB Baumwollspinnerei Leipzig, Leipzig 2001 (zugl. Diss. Univ. Jena 2000).

Annegret Schüle/Thomas Ahbe/Rainer Gries (Hg.): Die DDR aus generationengeschichtlicher Perspektive. Eine Inventur, Leipzig 2006.

Michael Schwartz: »Liberaler als bei uns?« Zwei Fristenregelungen und die Folgen. Reformen des Abtreibungsstrafrechts in Deutschland, in: Udo Wengst/Hermann Wentker (Hg.): Das doppelte Deutschland. Vierzig Jahre Systemkonkurrenz, Berlin 2008, S. 183-212.

Gislinde Schwarz: Von der Antibaby- zur Wunschkindpille und zurück, in: Gisela Staupe/Lisa Vieth (Hg.): Die Pille. Von der Lust und von der Liebe, Berlin 1996, S. 149-163.

Eva-Maria Silies: Liebe, Lust und Last. Die Pille als weibliche Generationserfahrung in der Bundesrepublik 1960-1980, Göttingen 2010.

Albert Stachowiak: Geburtenkontrolle durch Ovulationshemmer, in: Jenapharm-Spiegel 13 (1964), H. 31, S. 4-6.

Kurt Starke: Junge Partner. Tatsachen über Liebesbeziehungen im Jugendalter, Leipzig/Jena/Berlin 1980.

Kurt Starke/Walter Friedrich: Liebe und Sexualität bis 30, unter Mitarbeit von Lykke Aresin, Kurt R. Bach, Gustav-Wilhelm Bathke, Barbara Bertram, Heinz Grassel, Monika Reißig, Siegfried Schnabl, Uta Starke, Peter Voß, Konrad Weller, Berlin 1984.

Gisela Staupe/Lisa Vieth (Hg.): Die Pille. Von der Lust und von der Liebe, Berlin 1996.

Sybille Steinbacher: Wie der Sex nach Deutschland kam. Der Kampf um Sittlichkeit und Anstand in der frühen Bundesrepublik, München 2011.

Eva Strittmatter: Interruptio, in: Zwiegespräch, Berlin/Weimar 1980, S. 40.

Erich Strohbach/Reinhard Liebscher: Bevölkerungspolitik in der DDR, in: Günter Manz/Ekkehard Sachse/Gunnar Winkler (Hg.): Sozialpolitik in der DDR – Ziele und Wirklichkeit, Berlin 2001, S. 123-137.

Harald Stumpe: Familienplanung und Sexualpädagogik in den neuen Bundesländern (Forschung und Praxis der Sexualaufklärung und Familienplanung, Bd. 2), eine Expertise im Auftrag der BZgA von Harald Stumpe und Konrad Weller, unter Mitarbeit von Lykke Aresin, Kurt R. Bach, Jutta Resch-Treuwerth, Eduard Stapel, Köln 1995.

Hans Szewczyk (Hg.): Sexualität und Partnerschaft, Berlin 1982.

Kirsten Thietz (Hg.): Ende der Selbstverständlichkeit? Die Abschaffung des § 218 in der DDR. Dokumente, Berlin 1992.

Heike Trappe: Emanzipation oder Zwang? Frauen in der DDR zwischen Beruf, Familie und Sozialpolitik, Berlin 1995.

Irene Uhlmann: Kleine Enzyklopädie: Die Frau, 9., neubearb. Aufl., Leipzig 1973.

Heike Walter: Abgebrochen. Frauen aus der DDR berichten, mit einem Vorwort von Kurt Starke, Berlin 2010.

Maxie Wander: Guten Morgen, du Schöne. Protokolle nach Tonband, Berlin 1977.

Was Sie über Ovosiston wissen sollten, hg. v. Karl-Heinz Mehlan in Zusammenarbeit mit der Sektion Ehe und Familie in der Gesellschaft für Sozialhygiene, Rostock o. J.

Elizabeth Siegel Watkins: On the Pill. A Social History of Oral Contraceptives 1950-1970, Baltimore/London 1998.

WHO: Natural Family Planning. A Guide to Provision of Services, Genf 1988.

Stefan Wolle: Die heile Welt der Diktatur. Alltag und Herrschaft in der DDR 1949-1989, 3. Bde., Berlin 2013.

Charlotte Worgitzky: Meine ungeborenen Kinder, Berlin 1982.

Zur gesellschaftlichen Stellung der Frau in der DDR, hg. v. Wissenschaftlichen Beirat »Die Frau in der sozialistischen Gesellschaft« bei der Akademie der Wissenschaften der DDR unter Leitung von Prof. Dr. Herta Kuhrig und Dr. sc. Wulfram Speigner, Leipzig 1978.

»Wenn die Chemie stimmt ...«

Geschlechterbeziehungen und Geburtenkontrolle im Zeitalter der »Pille« / Gender Relations and Birth Control in the Age of the »Pill«

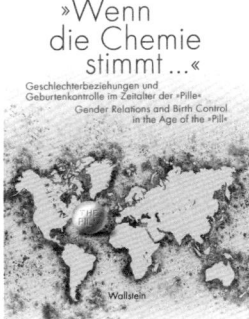

Hg. von Lutz Niethammer und Silke Satjukow

ca. 400 S., geb., Schutzumschlag
ISBN 978-3-8353-1741-3

Die »Pille« veränderte die Welt. Im Osten wie im Westen entwickelte sie sich zum zentralen Symbol einer »sexuellen Revolution«, stellte die überkommenen Normengefüge in Frage und die Machtverhältnisse der Geschlechter auf den Kopf – mit weitreichenden Folgen. Ihre Markteinführung Anfang der sechziger Jahre geriet zu einer fundamentalen Herausforderung: nicht nur für die Frauen und Männer auf allen Kontinenten, für ihr Sexualleben und für ihre Familienplanung. Herausgefordert fühlten sich auch die Hüter traditioneller Werte in Politik, Religion und Kultur. Manche Gesellschaften hießen das Pharmazeutikum der Moderne willkommen, andere verweigerten sich strikt.

www.wallstein-verlag.de

Detlef Siegfried
Moderne Lüste

Ernest Borneman – Jazzkritiker, Filmemacher, Sexforscher

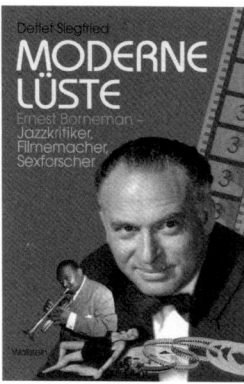

455 S., 46 Abb., geb.,
Schutzumschlag
ISBN 978-3-8353-1673-7

Seit den späten 60er Jahren wurde Borneman zu einem der promi-
nentesten Sexualwissenschaftler im deutschen Sprachraum, der
die Idee der »Sexuellen Revolution« propagierte und damit Zustimmung ebenso wie Widerspruch erntete. Einer breiten Öffentlichkeit bekannt wurde er durch seine Bücher (»Das Patriarchat«
1975), Sex-Ratgeberkolumnen in der »Neuen Revue« und zahlreiche Auftritte im deutschen und österreichischen Fernsehen.

Mit seinen Themen Jazz, Film und Sex bewegte sich Ernest
Borneman auf Feldern, an denen die spezifischen Sinneswahrneh-
mungen der Moderne des 20. Jahrhunderts und die um sie entste-
henden Deutungskonflikte deutlich sichtbar werden. Detlef
Siegfried zeichnet Bornemans bewegtes Leben nach und stellt sein
Wirken aus sinnesgeschichtlicher Perspektive dar.

www.wallstein-verlag.de

.